Johannes Schön
Bewährte Präparate und Heilmittel in der Naturheilkunde

Johannes Schön

BEWÄHRTE PRÄPARATE UND HEILMITTEL
in der Naturheilkunde

maudrich

Dr. Johannes Schön
Medizinstudium in Freiburg i. Breisgau; Dozent und Verfasser von homöopathischen und medizinischen Fern-Lehrgängen sowie allgemeinmedizinische Tätigkeiten; seit 2007 niedergelassen in Wien als Arzt für Homöopathie und Naturheilverfahren.

Wichtiger Hinweis
Die Erkenntnisse der Medizin unterliegen laufendem Wandel durch Forschung und klinische Erfahrungen. Der Autor dieses Werks hat große Sorgfalt darauf verwendet, dass die gemachten Angaben dem derzeitigen Wissensstand entsprechen. Das entbindet den Benutzer aber nicht von der Verpflichtung, anhand der Beipackzettel der beschriebenen Präparate zu überprüfen, ob die dort gemachten Angaben von denen in diesem Buch abweichen, und seine Verordnung in eigener Verantwortung zu machen.

Bibliografische Information der Deutschen Nationalbibliothek
Die Deutsche Nationalbibliothek verzeichnet diese Publikation in der Deutschen Nationalbibliografie; detaillierte bibliografische Daten sind im Internet über http://dnb.d-nb.de abrufbar.

Copyright © 2011 Wilhelm Maudrich Verlag,
Eine Abteilung der Facultas Verlags- und Buchhandels AG, Berggasse 5, 1090 Wien, Austria
Alle Rechte, insbesondere das Recht der Vervielfältigung und der Verbreitung sowie der Übersetzung in fremde Sprachen sind vorbehalten.
Satz: Norbert Novak, www.media-n.at
Umschlagbild: © Jozsef Szasz-Fabian – istockphoto.com
Druck: Druckerei Berger Horn
Printed in Austria
ISBN 978-3-85175-929-7

VORWORT

In diesem Buch finden Sie vielfältige Vorschläge zu naturheilkundlichen Präparaten und Anwendungen. Diese können bei leichteren Erkrankungen und Störungen gut weiterhelfen und der Einsatz chemischer Arzneimittel kann damit oft vermieden werden. Wenn Sie sich bezüglich der Diagnose nicht sicher sind, bzw. wenn sich die Erkrankung verschlechtern sollte, zögern Sie nicht, Ihren Haus- oder Facharzt zu konsultieren. Im Sinne einer ganzheitlich integrativen Medizin haben sowohl die naturheilkundlichen als auch die schulmedizinischen Therapien ihren Stellenwert.

INHALTSVERZEICHNIS

EINLEITUNG 9

ATEMWEGE UND ERKÄLTUNGSKRANKHEITEN 17
    1 Fieber 19
    2 Schnupfen und Nasennebenhöhlenentzündung 25
    3 Ohrenschmerzen und Mittelohrentzündung 35
    4 Halsschmerzen und Mandelentzündung 41
    5 Husten und Heiserkeit 48
    6 Asthma bronchiale 60

VERDAUUNG 67
    1 Erkrankungen der Mundschleimhaut und des Zahnfleisches ... 68
    2 Verdauungsbeschwerden, Reizdarm und Blähungen 76
    3 Magenschleimhautentzündung und Ulkuskrankheit 88
    4 Leber und Galle 96
    5 Durchfall 106
    6 Verstopfung 115
    7 Hämorrhoiden 123

NIEREN UND HARNWEGE 129
    1 Infekte der ableitenden Harnwege 129
    2 Nierensteine und Nierengrieß 140

GESCHLECHTSORGANE 147
    1 Menstruationsbeschwerden 147
    2 Scheideninfektionen 158
    3 Klimakterium 163
    4 Prostataentzündung und -vergrößerung 169

BLUT UND IMMUNSYSTEM 177
1 Anämie 177
2 Abwehrschwäche 181
3 Allergien 190

HERZ-KREISLAUF-SYSTEM UND GEFÄSSE 199
1 Funktionelle Herz-Kreislauf-Störungen und Herzmuskelschwäche ... 199
2 Bluthochdruck 208
3 Zu niedriger Blutdruck 214
4 Arteriosklerose 219
5 Venenerkrankungen 227

HAUT 235
1 Akne 235
2 Ekzem 242
3 Herpeserkrankungen 255
4 Warzen 261

BEWEGUNGSAPPARAT 267
1 Verletzungen: Prellung, Verstauchung, Verrenkung 267
2 Rückenschmerzen und Ischias 275
3 Arthrosen, rheumatische Beschwerden und Gicht 282

NERVEN UND PSYCHE 299
1 Kopfschmerzen 299
2 Schwindel, Tinnitus, Reisekrankheit 308
3 Depressive Verstimmungen 314
4 Schlafstörungen und innere Unruhe 322

LITERATUR 332
ABKÜRZUNGEN 333
SACHREGISTER 334

EINLEITUNG

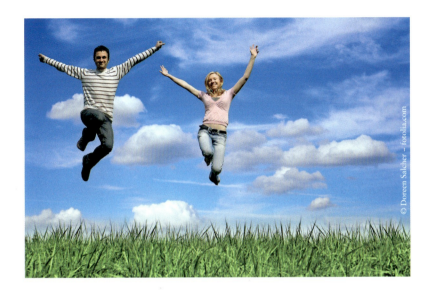

Naturheilkunde kann als Weg der sanften Anstöße verstanden werden bzw. als Anregung für den menschlichen Organismus, wieder auf seinen individuellen Weg zurück zur Gesundheit zu finden.

Symptome wie z. B. Fieber sind demnach keine zu bekämpfenden Krankheitserscheinungen, sondern sie drücken das Bestreben des Organismus aus, mit einer Störung wie z. B. einem Infekt konstruktiv umzugehen, um danach wieder ins Gleichgewicht zurückzufinden. Diese Selbstheilungsbestrebungen wollen wir mit Naturheilkunde unterstützen. Die in der Schulmedizin üblicherweise verordneten Antibiotika und fiebersenkenden Arzneien dagegen bremsen das Immunsystem quasi aus und es kommt daraufhin zu chronisch wiederkehrenden Infekten aufgrund einer geschwächten Immunabwehr.

Dieses Buch gibt Anregungen zu bewährten Präparaten, die die Selbstheilungstendenzen des Organismus unterstützen und kräftigen.

In jedem Kapitel werden zunächst die Diagnosen und zugehörigen Symptome aus schulmedizinischer Sicht erläutert.

Es folgen Vorschläge aus dem Bereich der Hausmittel mit Hinweisen zu Ernährung, Teezubereitungen, äußerlichen Anwendungen und zur Lebensgestaltung allgemein, also all das, was die Betroffenen zu ihrer Heilung selbst beitragen können.

Im nächsten Abschnitt werden Heilpflanzen, deren Inhaltsstoffe und Wirkungsweisen beschrieben und auch manche historisch interessanten Zusammenhänge aufgezeigt.

Darauf folgt der Präparate-Teil mit bewährten pflanzlichen Fertigpräparaten. Hier habe ich insbesondere solche Präparate aufgenommen, die mir im Laufe meiner 20-jährigen praktischen und homöopathischen Tätigkeit in verschiedenen Praxen und Naturheilkunde-Kliniken häufig begegnet sind, die von Kollegen und Apothekern empfohlen bzw. von Patienten als hilfreich empfunden wurden.

Es folgen die Schüssler-Salze, die einerseits homöopathisch potenzierte Mineralstoffe sind, andererseits entsprechend physiologischen Aspekten und nicht nach homöopathischen Gesichtspunkten eingesetzt werden.

Daraufhin werden einige homöopathische Komplexmittel genannt, d.h. Mischungen aus homöopathischen Einzelmitteln, die ähnlich wie schulmedizinische Mittel entsprechend der Erkrankung bzw. Diagnose verwendet werden können. Dadurch wird die Verordnung natürlich weitaus einfacher, sie kann sich aber auch als weniger tief und anhaltend wirksam herausstellen.

Die im Kapitel Homöopathische Einzelmittel genannten Substanzen stellen nur eine kleine Auswahl dar. Entsprechend der klassischen Homöopathie nach Hahnemann werden die Mittel anhand der Ähnlichkeit der Arzneimittelbilder und der individuell zu beobachtenden Symptomatik ausgewählt. Mit homöopathischen Einzelmitteln können anhaltende und tiefgehende Heilungen angeregt werden, allerdings erfordert es eine langjährige Ausbildung und gute Arzneikenntnisse, gerade mit höheren homöopathischen Potenzen erfolgreich und verantwortlich umzugehen.

So eröffnet sich in jedem Kapitel eine sich immer weiter verfeinernde Welt der Naturheilkunde. Von Abschnitt zu Abschnitt – Hausmittel, Phytotherapie, Schüssler-Salze, homöopathische Komplexmittel, homöopathische Einzelmittel – werden die Informationen sozusagen immer feiner und differenzierter. Das macht die jeweilige Arzneimittel-Wahl nicht gerade leichter, das Resultat aber ist bei einer richtigen Auswahl der Arznei dafür umso besser – ein Zusammenhang, der aus der Informationstechnologie und Biokybernetik bekannt ist: je kleiner und spezifischer die Arzneiinformation, desto besser und effektiver ist die Reaktion des biologischen Systems.

Die konstitutionellen Therapien wie Ayurveda, die traditionelle chinesische Medizin und die konstitutionelle Homöopathie wurden in diesem Buch nicht berücksichtigt, da diese ganzheitlichen Systeme eine eigene, umfassende Ausbildung erfordern. Zur Einführung in die großen konstitutionellen und die vielen kleineren komplementären Naturheilweisen sei hier auf mein Buch „Naturheilkunde kompakt – Orientierung in den alternativen Heilmethoden" verwiesen.

Ein gänzlich anderes Thema ist die Gesundheitspolitik: Leider ist im derzeitigen Gesundheitswesen ein Zusammenspiel von Pharmalobby und Politik nicht von der Hand zu weisen und die Kosten der meisten naturheilkundlichen Präparate werden von den Krankenkassen nicht übernommen. Deswegen nehmen viele Menschen erst einmal die vom Kassenarzt verordneten günstigen schulmedizinischen Medikamente, die von den Krankenkassen übernommen werden. Erst wenn sie irgendwann merken, dass hiermit nur eine fortwährende Symptombekämpfung und keine Heilung erreicht werden kann, bzw. wenn sie Kinder haben und ihnen keine starken Medikamente zumuten wollen, gehen sie zum Homöopathen oder Arzt für Naturheilverfahren.

Der sinnvollere Weg wäre doch eigentlich ein umgekehrter: zuerst mit sanften Naturheilmethoden die Selbstheilung anregen und erst dann, wenn die körpereigenen Selbstordnungskräfte tatsächlich einmal nicht mit einer schweren Erkrankung fertigwerden, können die teuren schulmedizinische Arzneimittel zur Anwendung kommen. Bei diesem Konzept würden zwar die Pharma-Konzerne weniger verdienen, aber das Gesundheitssystem wäre entlastet, es würden weniger chronische Erkrankungen entstehen und die Beiträge könnten gesenkt werden.

Die gängige Argumentation dagegen lautet, die Wirksamkeit von Naturheilkunde sei nicht bewiesen. Zur Bestätigung werden sogenannte Doppelblindstudien zitiert, bei denen weder der verordnende Arzt noch der Patient wissen, ob sie das wirkliche Medikament oder nur ein Placebo (Scheinmedikament) erhalten haben. Doch Naturheilkunde und insbesondere die Homöopathie ist mit statistisch ausgewerteten Doppelblindstudien und Patientenkollektiven kaum zu vereinbaren, weil in der Naturheilkunde die Individualität der Verordnung im Vordergrund steht. Die schulmedizinischen Doppelblindstudien berücksichtigen nur sogenannte harte Fakten (z. B. Auftreten eines Herzinfarkts, die Anzahl der Todesfälle in einer gewissen Zeitspanne), dagegen sind sie im wahrsten Sinne blind in Bezug auf das Wohlbefinden und die Lebensqualität! In der Naturheilkunde und insbesondere in der klassischen Homöopathie dagegen interessiert uns vielmehr die Frage: geht es dem einzelnen Menschen insgesamt besser, kann die Lebensenergie wieder frei fließen, ist wieder mehr Freude im Leben eingetreten, hat es wieder mehr Sinn bekommen?

Hinweise zur praktischen Anwendung

Homöopathische Mittel können miteinander kombiniert werden, da sie, wie oben erläutert, verschiedenen energetischen Ebenen zugehören. Die Kombination homöopathischer Einzelmittel mit homöopathischen Komplexmitteln dagegen sollte möglichst vermieden werden. Insgesamt gilt: Je weniger gezielte Reize Sie anwenden, desto besser kann der Organismus reagieren. Wenn Sie sich dagegen unsicher sind, welches Mittel das Beste ist, kann eine Kombination aus einfachen Hausmitteln, Heilpflanzenpräparaten und einem homöopathischen Mittel auch ein guter und gangbarer Weg sein. Bedenken Sie auch, dass die Präparate mancherorts im deutschsprachigen Raum nicht verfügbar sind bzw. langfristig im Ausland bestellt werden müssen. Deswegen wurden mehrere Produkte mit ähnlichen Inhaltsstoffen in den Präparate-Teil aufgenommen, um gegebenenfalls auf ein anderes Präparat ausweichen zu können.

Hausmittel und unterstützende Maßnahmen
Hier finden Sie bei den jeweiligen Erkrankungen hilfreiche Hinweise und Tipps zur Ernährung, zu äußerlichen Anwendungen, zur Lebensführung sowie einige Teemischungen.

Heilpflanzen
Einige wichtige Heilpflanzen mit ihren Inhaltsstoffen und Wirkungen werden erläutert, um die Inhaltsstoffe im Präparate-Teil besser verstehen zu können. Eine ausführlichere Zusammenstellung von Heilpflanzen, Inhaltsstoffen und deren Wirkweise finden Sie in „Naturheilkunde kompakt".

Präparate
Vorschläge und Anregungen zu Heilpflanzen-Präparaten und -Mischungen sind in diesem Kapitel zu finden. Zur Dosierung, Anwendung in der Schwangerschaft, bei Kindern sowie zu möglichen Nebenwirkungen wurden zugunsten einer besseren Übersichtlichkeit keine weiteren Angaben gemacht und es sei hiermit auf den Beipackzettel verwiesen (bzw. fragen Sie Ihren Arzt oder Apotheker ...)
Bewährte naturheilkundliche Präparate, die nicht auf Heilpflanzen beruhen, werden in einem eigenen Unterkapitel erwähnt.

Schüssler-Salze
Schüssler-Salze eignen sich zur Selbstbehandlung sowie als Unterstützung anderer Therapieformen. Bei leichteren Beschwerden sind 3 x täglich 2 Tabletten einzunehmen, bei Kindern unter 12 Jahren die halbe Dosis. Bei akuten Beschwerden kann die Einnahme sogar stündlich wiederholt werden. Sobald sich die Symptome bessern (bei akuten Beschwerden oft schon nach einigen Tagen, bei chronischen Beschwerden nach mehreren Wochen), wird die Einnahme beendet.

Die „heiße Sieben" ist eine besondere Einnahmeform und hat sich insbesondere bei der Nr. 7 (Magnesium phosphoricum) bewährt. Etwa 10 Tabletten werden in einem Glas kochend heißem

Wasser aufgelöst und dann schluckweise so warm wie möglich getrunken bzw. gelöffelt, was ihre Wirkung intensiviert.

Homöopathische Komplexmittel
Homöopathische Komplexmittel sollten möglichst nicht gemeinsam mit homöopathischen Einzelmitteln (Konstitutionsmitteln) verabreicht werden, weil sie den spezifischen Einzelreiz einer Hochpotenz überdecken bzw. abschwächen könnten. Komplexmittel sind einfach und diagnosebezogen einsetzbar und helfen bei vielen Beschwerden, die Symptome sollten aber möglichst nicht allzu langfristig damit unterdrückt werden. Die Dosierung ist entsprechend der Packungsbeilage einzuhalten.

Homöopathische Einzelmittel
Die genannten homöopathischen Einzelmittel stellen nur eine kleine Auswahl dar. Das am besten zu den Symptomen passende Arzneimittel ist auszuwählen. Wichtig bei der Auswahl sind oft die Modalitäten (wann wird es besser, wann schlechter?) und insbesondere die Auslöser der Beschwerden (wodurch wurden die Beschwerden hervorgerufen?).

Zur Wahl der Potenz empfehlen wir in diesem Rahmen eher die Anwendung von niedrigen Potenzen (D6, D12, C6, C12), die bei akuten Beschwerden entweder dreimal täglich eingenommen werden können oder bei heftigeren Beschwerden mittels der Wasserglas-Methode: 5 Globuli im Mund zergehen lassen und dann 10 Globuli in Wasser auflösen und gut mit einem Plastiklöffel verrühren. Von dieser Mischung stündlich oder auch je nach Beschwerden noch öfter einen Teelöffel voll einnehmen (jedes Mal gut verrühren), bis die Symptome sich bessern. Homöopathische Mittel können als Globuli (Zucker-Kügelchen), in Form von Tabletten und auch als Tropfen (Alkohol-Wasser-Gemisch) eingenommen werden. 5 Globuli entsprechen einer Tablette oder 5 Tropfen.

Manchmal werden durch homöopathische Mittel Erstverschlimmerungen hervorgerufen, was anzeigt, dass der Organismus positiv darauf reagiert. Dann ist die Einnahme zu beenden und die Erkrankung sollte sich daraufhin bald bessern. Bei akuten Erkrankungen sind Erstreaktionen kaum zu erwarten und es kommt (bei richtig gewähltem Mittel) meist gleich zu einer Besserung. Auch dann ist die Einnahme zu beenden.

Wenn keine Erstverschlimmerung und keine Besserung eingetreten ist (bei akuten Erkrankungen spätestens innerhalb eines Tages, bei chronischen Beschwerden nach spätestens 1–2 Wochen), sollte die Arzneimittelwahl nochmals überdacht werden.

Die Wirkung der feinen energetischen Informationen homöopathischer Mittel wird möglicherweise durch Kaffee, starke Minzöle, campherhaltige Erkältungssalben und andere starke ätherische Öle aufgehoben bzw. gestört. Daher sollten diese während einer homöopathischen Behandlung vermieden werden. Manche Homöopathen empfehlen auch eine spezielle homöopathische Zahncreme, zumindest sollte die Einnahme (Kügelchen im Mund zergehen lassen) nicht unmittelbar vor oder nach dem Zähneputzen stattfinden.

Komplexe chronische Erkrankungen wie Neurodermitis, Asthma, ADHS, Autoimmunerkrankungen usw. sollten niemals selbst behandelt werden, sondern nur von homöopathischen Experten! Ausführlichere Informationen zur Wirkungsweise und Anwendung der Homöopathie finden Sie in „Naturheilkunde kompakt".

ATEMWEGE UND ERKÄLTUNGSKRANKHEITEN

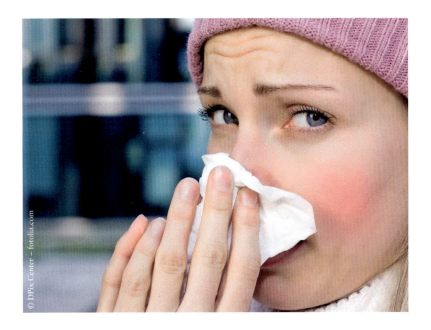

Erkältungskrankheiten werden auch als grippale Infekte bezeichnet. Bisher konnten Hunderte verschiedener „Schnupfenviren" identifiziert werden, die durch kleinste Tröpfchen beim Husten und Niesen bzw. durch direkten Kontakt übertragen werden. Die Schleimhaut wird durch die Viren geschädigt und in der Folge siedeln sich Bakterien an, die zu weiteren Infektionen wie z. B. Nasennebenhöhlenentzündung oder Mittelohrentzündung führen.

Nach einer Ansteckungszeit (Inkubationszeit) von 1–3 Tagen bekommen die Betroffenen Fieber, fühlen sich sehr krank und haben Kopf-, Glieder- und Rückenschmerzen. Hinzu kommen Schnupfen, Husten, Halsschmerzen und Heiserkeit.

Vom üblichen grippalen Infekt ist die „echte Grippe" (Influenza) abzugrenzen. Diese geht mit einer akuten Infektion der Atemwege einher und ist oft mit hohem Fieber und starkem Krankheitsgefühl verbunden. Bei komplikationslosem Verlauf klingen die Krankheitserscheinungen nach knapp einer Woche ab. Besonders älteren Menschen sowie Patienten mit Abwehrschwäche oder Erkrankungen der Atemwege drohen dagegen Herz-Kreislauf-Komplikationen, Lungenentzündungen, Nasennebenhöhlenentzündungen sowie bei Kindern Mittelohrentzündungen, Pseudokrupp und schwere Atemnot.

Die Influenzaviren ändern immer wieder ihre Oberflächenstruktur, wodurch die im Organismus vorhandenen Antikörper keinen Schutz mehr bieten. So erklären sich das Auftreten immer neuer Grippeepidemien und die Sorge der Gesundheitsbehörden vor weltweiten Epidemien (Pandemien). Der große Gewinner dabei war die Pharma-Industrie, die mit dem Verkauf von Grippeimpfstoffen und retroviralen Medikamenten Milliarden verdiente. Dennoch wurde durch Grippeimpfstoffe die Krankheit bei Weitem nicht zum Verschwinden gebracht, da das Virus auch weiterhin seine Struktur verändert. Immer wieder wurde mir berichtet, dass nach Grippe-Impfungen monatelang leichtere grippeartige Symptome auftraten, was die Wirkung von Grippeimpfungen stark in Frage stellt.

Antibiotika sind gegen Viren unwirksam und können allenfalls als „Notbremse" bei schweren bakteriellen Sekundärinfektionen eingesetzt werden. Durch Antibiotika wird der Organismus bzw. das Immunsystem geschwächt und in seinen Abwehrmaßnahmen blockiert. Antibiotika zerstören die Darmflora – dabei sind immerhin 70 % des Immunsystems im Darm lokalisiert! Eine intakte Bakterienflora ist für die Gesundheit äußerst wichtig, und diese gesunde Bakterien-Zusammensetzung wird von Antibiotika nicht nur im Darm empfindlich gestört, sondern auch in der Scheide, was häufig zu Scheidenpilz führt. Selbstverständlich haben Antibiotika z.B. bei schweren Infekten oder fiebersenkende Mittel z.B. bei einer Neigung zu Fieberkrämpfen einen großen Nutzen. Wenn sie allerdings bei jedem kleinsten grippalen Infekt eingesetzt werden, verlieren sie zum einen ihre Wirksamkeit, weil die Bakterien dagegen immer resistenter werden, und zum anderen werden die Menschen dadurch nicht gesünder, sondern eher geschwächt und krankheitsanfälliger.

Mittels Naturheilkunde wird der Organismus in seiner Immunabwehr bzw. seinen Selbstheilungskräften unterstützt, anstatt gegen die Grippesymptome zu kämpfen, wie es schulmedizinisch mit Schmerz-/Fiebermitteln und Antibiotika gehandhabt wird. Die geeigneten Mittel hierzu finden Sie in den folgenden Kapiteln.

1 Fieber

Das Fieber ist bei grippalen Infekten eine wichtige und effektive Maßnahme des Organismus, um das Immunsystem zu aktivieren. Durch den Temperaturanstieg verlaufen die biochemischen Abwehrprozesse schneller und wirksamer. Selbst schulmedizinische Studien haben bewiesen, dass die Behandlung von leichtem Fieber widersinnig ist. Ausgenommen davon sind die äußerst seltenen Fälle von Fieberkrämpfen, die aber nicht zur Folge haben sollten, dass auch bei allen anderen Kindern jedes Fieber sofort medikamentös unterdrückt werden muss!

Erst wenn das Fieber 40 °C erreicht (bei alten Menschen 39 °C) können notfalls fiebersenkende Mittel (z.B. Paracetamol bei Kindern, Aspirin nur bei Erwachsenen) eingesetzt werden.

Mittels Naturheilkunde werden dagegen die körpereigenen Abwehrmaßnahmen nicht unterlaufen, sondern unterstützt und das Immunsystem wird gestärkt (vgl. Kap. Abwehrschwäche).

Hausmittel und unterstützende Maßnahmen

- Für Ruhe und Schonung sorgen. Ein grippaler Infekt bessert sich oft merklich, wenn wir uns rechtzeitig eine „Auszeit" und Bettruhe gönnen.
- Viel Flüssigkeit trinken. Lindenblütentee oder Holunderblütentee sind schweißtreibend und damit fiebersenkend. Bei gleichzeitigen Halsschmerzen ist Salbeitee mit Honig hilfreich. Himbeersirup mit Wasser verdünnt ist bei Kindern beliebt und senkt ebenfalls die Körpertemperatur.
- Vitamin C hochdosiert einnehmen. Reines Vitamin-C-Pulver aus der

Apotheke verwenden, dreimal täglich einen halben Teelöffel drei Tage lang (nicht länger!) einnehmen und viel Flüssigkeit nachtrinken.
- Alternativ fertige Präparate bzw. Kombinationen mit den Vitaminen A, D, C, E und Zink
- Bei Fieber mit warmen Händen und Füßen können Wadenwickel gemacht werden. Zwei Handtücher werden mit kaltem Wasser getränkt, gut ausgewrungen und um die Unterschenkel gelegt. Darüber werden trockene Handtücher gewickelt. Diese Packung bleibt etwa 20–30 Minuten liegen, bzw. bis sie sich vollständig erwärmt hat, und wird dann abgenommen.
- Fiebersenkend wirken auch Essigstrümpfe („Essigpatscherl"). Die Füße müssen dazu warm sein. Ein Teil Essig wird mit fünf Teilen zimmerwarmem Wasser gemischt, Baumwolltücher oder Baumwollkniestrümpfe werden hineingetaucht, ausgewrungen und angelegt, dann werden größere Wollsocken darüber gezogen. Die Essigpatscherl etwa eine Stunde lang anbehalten, bzw. bis die inneren Tücher oder Socken fast trocken sind. Die Anwendung kann 2- bis 3-mal täglich durchgeführt werden.

Tees bei Fieber und beginnender Erkältung
- 1 TL getrocknete Lindenblüten mit ¼ l kochendem Wasser übergießen und nach 10 Minuten abseihen. Mit etwas Honig süßen und den Tee mäßig warm trinken.
- 1 gehäuften TL Holunderblüten mit ¼ l kochendem Wasser übergießen und nach 10 Minuten abseihen. Je nach Geschmack mit Honig süßen und alle 3–4 Stunden eine Tasse trinken.
- 1 TL Melissengeist mit einem Glas heißem Wasser übergießen, mit 1 TL Honig süßen und 2 x täglich trinken.

Heilpflanzen

Pflanzliche Immunstimulanzien aktivieren die unspezifische Immunabwehr des Organismus. Sie erhöhen die Aktivität der körpereigenen Fresszellen (Makrophagen) und die Bildung körpereigener Abwehrstoffe (Interleukine).

Der **Sonnenhut** (Echinacea) wurde bereits von den Indianern Nordamerikas zur Wundheilung eingesetzt und ist heutzutage wissenschaftlich sehr gut untersucht. Er enthält ätherische Öle und langkettige Zuckermoleküle (Polysaccharide), die das Immunsystem anregen.

Der **Wasserdost** (wilder Indigo) und die Blätter des amerikanischen Lebensbaums (**Thuja**) sollen ähnliche Wirkungen aufweisen und werden oft in Kombination mit Sonnenhutextrakten eingesetzt.

In **Arnikablüten, Kamillenblüten** und **Ringelblumenblüten** wurden Polysaccharide entdeckt, die in Reagenzglasversuchen (in vitro) ebenfalls die Immunzellen zu stimulieren vermögen.

Die Wirkungen der **Taigawurzel** (Eleutherokokk) gehen eher in Richtung eines Tonikums (Stärkungsmittel) während der Genesungsphase.

Pelargonienwurzelextrakt (Pelargonium sidoides) wird aus der südafrikanischen Kapland-Pelargonie, einer Geranienart, gewonnen. Er hemmt die Bakterienvermehrung, verstärkt die Virenabwehr, schützt die Schleimhäute und verflüssigt den Schleim.

Präparate

Angocin® Anti-Infekt N
1 Filmtbl. enth.: Kapuzinerkressenkraut 200 mg, Meerrettichwurzel 80 mg
Anwendung bei grippalen Infekten, Infektionen der Harnwege; Sinusitis, Tonsillitis; katarrhalischen Erkrankungen der Atemwege

Contramutan® Tropfen
100 g enth.: Echinacea Urtink. 10 g, Aconitum Urtink. 10 mg, Belladonna Urtink. 10 mg, Eupatorium perfol. Urtink. 10 mg
Anwendung bei fieberhaften grippalen Infekten mit Entzündungen der oberen Luftwege

Echinacin® Saft Madaus
100 g enth.: Getrockneter Presssaft aus frischem blühendem Purpursonnenhutkraut 2,34 g
Anwendung zur Stimulierung der Abwehrkräfte, vorbeugend gegen Infekte

Esberitox® Tabletten
1 Tbl. enth.: 3,2 mg Trockenextrakt aus einer Mischung von Färberhülsenwurzelstock, Purpursonnenhutwurzel, blassfarbener Sonnenhutwurzel, Lebensbaumspitzen und -blättern
Anwendung bei viralen Erkältungskrankheiten

Kaloba-Tropfen
10 g Flüssigkeit enth.: 8,0 g Auszug aus Pelargonium-sidoides-Wurzeln
Anwendung: Akute und chronische Infektionen, insbesondere Infektionen der Atemwege und des Hals-Nasen-Ohren-Bereichs

Umckaloabo® Lösung
100 g enth.: Auszug aus den Wurzeln von Pelargonium reniforme/sidoides 80 g
Anwendung: Akute und chronische Infektionen, insbesondere Infektionen der Atemwege und des Hals-Nasen-Ohren-Bereichs

Weitere nichtpflanzliche Präparate

Cetebe® Kapseln
1 Kps. enth.: Ascorbinsäure (Vitamin C) 500 mg mit Retard-Wirkung
Vorbeugung von Infektionskrankheiten wie Erkältungen und grippalen Infekten

Wobenzym® N magensaftresistente Tabletten
1 Drg. enth.: Enzyme aus Pankreas, Ananas comosus, Carica papaya 230 mg
Anwendung bei entzündlichen Erkrankungen verschiedenster Art

Zinkorotat 20/POS® magensaftresistente Tabletten
1 Tbl. enth.: Orotsäure, Zinksalz $2H_2O$ 20 mg/40 mg (entspr. 3,2 mg/6,3 mg Zink)
Aktivierung des Immunsystems bei Abwehrschwäche; bei Abwehrschwäche bedingt durch langdauernde Infekte

Schüssler-Salze

Nr. 3 Ferrum phosphoricum
bei den ersten Grippe-Symptomen wie Kopf- und Gliederschmerzen, Fieber

Nr. 4 Kalium chloratum
bei anhaltenden Hals-Nasen-Ohren-Beschwerden

Nr. 6 Kalium sulfuricum
bei gelblichem Nasen- oder Bronchialschleim

Nr. 12 Calcium sulfuricum
bei hartnäckigen Erkältungssymptomen mit gelblichen Absonderungen

Homöopathische Komplexmittel

Engystol® Tabletten
1 Tbl. enth.: Vincetoxicum hirundinaria D6 75 mg, Vincetoxicum hirundinaria D10 75 mg, Vincetoxicum hirundinaria D30 75 mg, Sulfur D4 37,5 mg, Sulfur D10 37,5 mg
Anwendung bei Erkältungskrankheiten und grippalen Infekten

Gripp-Heel® Tabletten
1 Tbl. enth.: Aconitum D4 120 mg, Bryonia D4 60 mg, Lachesis D12 60 mg, Eupatorium perfol. D3 30 mg, Phosphor D5 30 mg
Anwendung bei grippalen Infekten

Eupatorium N Oligoplex® Mischung
10 g (= 10,9 ml) enth.: Eupatorium perfoliatum D3 2 g, Aconitum D4 2 g, Bryonia D3 2 g, Echinacea angustifolia D2 2 g, Tartarus stibiatus D4 2 g
Anwendung bei Erkältungskrankheiten

Ferrum phosphoricum comp. Streukügelchen
10 g enth.: Aconitum napellus D1 0,01 g, Bryonia D1 0,06 g, Eucalyptus Urtink. 0,05 g, Eupatorium perfoliatum D1 0,04 g, Ferrum phosphoricum D6 0,1 g, Sabadilla Urtink. 0,01 g
Anwendung bei grippalen Infekten, fieberhaften Erkältungskrankheiten

Infludo® Mischung
10 g enth.: Aconitum napellus D3 1 g, Bryonia D2 0,6 g, Eucalyptus D2 0,5 g, Eupatorium perfoliatum D2 0,4 g, Phosphorus D4 1 g, Sabadilla D3 1 g
Anwendung bei grippalen Infekten, fieberhaften Erkältungskrankheiten

Lymphozil® forte E Tabletten
1 Tbl. enth.: Trockenextrakt aus Echinacea pallida-Wurzel 4 mg, Calc. carbonic. Hahn. D3 20 mg, Lachesis D6 10 mg, 2,5 mg
Anwendung bei Infektanfälligkeit und Abwehrschwäche, Erkrankungen der Atemwege, grippalen Infekten

metavirulent® Tropfen
1 g enth.: Influenzinum D30 100 mg, Acid. sarcolact. D15 30 mg, Aconitum D4 20 mg, Ferrum phosph. D8 500 mg, Gelsemium D4 30 mg, Luffa D12 100 mg, Veratrum alb. D4 200 mg, gelber Enzian 20 mg
Anwendung bei grippalen Infekten

toxi-loges® Tropfen
10 g enth.: Echinacea Urtink. 2 g, Eupatorium perfoliatum Urtink. 1 g, Baptisia Urtink. 1 g, China Urtink. 0,4 g, Bryonia D4 vinos. 1,85 g, Aconitum D4 vinos. 1,85 g, Ipecacuanha D4 vinos. 1,85 g
Anwendung bei grippalen Infekten der oberen Atemwege

Viburcol® N Zäpfchen
1 Supp. enth.: Chamomilla D1 1,1 mg, Belladonna D2 1,1 mg, Plantago major D3 1,1 mg, Pulsatilla D2 2,2 mg, Calcium carbonic. Hahnem. D8 4,4 mg
Anwendung bei krankheitsbedingten Unruhezuständen bei Säuglingen und Kleinkindern. Zur Besserung der Beschwerden bei Erkältungskrankheiten im Säuglings- und Kindesalter

Homöopathische Einzelmittel

Aconitum napellus
Das Fieber beginnt sehr plötzlich und heftig. Das Gesicht ist dunkelrot, heiß und trocken und wird bei Aufsetzen blass. Vermehrter Durst. Große Unruhe und Angst. Das Fieber tritt nach kaltem, trockenem Wind oder Zugluft bzw. infolge von Schreck oder Schock auf. Herzklopfen, enge Pupillen. Verschlimmerung abends und nachts, Besserung an der frischen Luft
Aconitum, der Sturmhut, ist ein wichtiges Mittel für den beginnenden grippalen Infekt, der sich oft in einem inneren Frösteln bemerkbar macht.

Belladonna
Plötzlich auftretendes hohes Fieber. Das Gesicht ist gerötet und glühend heiß. Pulsierende, pochende Kopfschmerzen. Schwitzen am ganzen Körper und am Kopf mit oftmals kalten Händen und Füßen. Erregung, Delir oder Halluzinationen. Pupillen sind geweitet. Empfindlichkeit auf helles Licht, Geräusche und Berührung. Hals und Mund sind trocken, trotzdem besteht wenig Durst. Die Erkältung wurde durch kaltes feuchtes Wetter verursacht. Verschlimmerung nachmittags bis in die Nacht. Verschlimmerung durch Licht, Geräusche, Berührung.
Belladonna, die Tollkirsche, folgt oft nach Aconitum, wenn der Patient zu schwitzen beginnt. Bei Aconitum dagegen sind heiße, trockene Fieber ohne Schweiße typisch.

Bryonia alba
Heftige Muskel- und Gelenkschmerzen, die sich bei jeder Bewegung oder Erschütterung verschlimmern. Der Kranke liegt völlig reglos da, um jede Bewegung zu vermeiden. Das Fieber entwickelt sich langsam über Tage hinweg. Großer Durst mit Verlangen nach großen Mengen Wasser, das gewöhnlich in größeren Abstän-

den getrunken wird. Die Zunge ist weiß oder gelblich-braun belegt. Durch Ärger hervorgerufene Beschwerden. Verschlimmerung durch jede kleinste Bewegung. Verschlimmerung durch Ärger, Zorn oder Aufregung.
Typisch für die Bryonia alba (Zaunrübe) sind die Verschlimmerung durch jede Art von Bewegung und Unruhe sowie der große Durst.

Eupatorium perfoliatum
Grippale Infekte mit heftigen Gliederschmerzen. Schmerzen in den Knochen, als seien die Knochen gebrochen. Großer Durst nach kalten Getränken, trotz starken Frierens. Manchmal wird das Getrunkene wenig später erbrochen. Verschlimmerung des Fiebers vormittags.
Vorherrschend bei Eupatorium (nordamerikanischem Wasserhanf) sind die starken Gliederschmerzen.

Ferrum phosphoricum
Hohes Fieber (höher als 39 °C), das mit auffallend wenig allgemeiner Beeinträchtigung einhergeht. Keine charakteristischen Beschwerden außer dem Fieber, der Kranke fühlt sich erstaunlich wenig krank. Das Gesicht erscheint blass oder fleckig rot. Verschlimmerung abends nach einer tagsüber fieberfreien Periode.
Ferrum phosphoricum (Eisenoxydphosphat) sollte 2–3 Tage lang (z.B. auch als Schüssler-Salz) gegeben werden, weil es langsamer reagiert als z.B. Belladonna oder Aconitum. Angezeigt bei Fieber mit auffallend wenigen Symptomen.

Gelsemium
Der Infekt beginnt mit Frieren, Schwäche, Zittrigkeit und Schüttelfrost. Rotes Gesicht, Kopfschmerzen im Hinterkopf, schläfriges Aussehen. Der Infekt verläuft schleppend und ist von großer Erschöpfung und Schwäche geprägt. Fieber nach feucht-warmer Witterung, oder als Folge von Schreck oder Aufregung. Verschlimmerung durch Anstrengung.
Typisch für Gelsemium, den wilden Jasmin, ist weicher, voller und kaum beschleunigter Puls, anders als bei den obengenannten Mitteln. Selten steigt das Fieber über 38 °C.

2 Schnupfen und Nasennebenhöhlenentzündung

Schnupfen
Der akute Schnupfen wird meist durch Viren (Rhino-, Corona-, Influenza-, Adenoviren) durch Tröpfcheninfektion übertragen. Die

Ansteckungszeit beträgt meist 3–7 Tage. Bei virusbedingtem Erkältungsschnupfen haben die Betroffenen eine „laufende Nase", wobei das Sekret anfangs wässrig, später durch die hinzukommenden bakteriellen Infektionen auch gelblich-grün und blutig sein kann. Die Nasenatmung ist behindert. Allgemeine Krankheitszeichen wie Abgeschlagenheit, Kopfschmerzen und leichtes Fieber kommen hinzu.

Nasennebenhöhlenentzündung
Bei entsprechender Veranlagung besteht die Gefahr einer Nasennebenhöhlenentzündung (Sinusitis), einer meist bakteriellen Entzündung der Nasennebenhöhlenschleimhaut. Die Ausführungsgänge der Nasennebenhöhlen werden durch zu kräftiges Schnäuzen und eine entzündliche Schwellung verstopft. In der Folge bilden sich eitrig entzündliche Sekrete in den Nasennebenhöhlen. Die Beschwerden des Patienten sind abhängig davon, welche Nebenhöhlen von der Erkrankung betroffen sind:

Bei der **Kieferhöhlenentzündung** (Sinusitis maxillaris) treten starke, pochende Schmerzen im Bereich der Kieferhöhle, im angrenzenden Mittelgesicht und in der Schläfenregion auf. Diese Schmerzen verstärken sich typischerweise beim Bücken. Die Nasenatmung ist behindert.

Eine **Stirnhöhlenentzündung** (Sinusitis frontalis) führt zu Schmerzen in der Stirnregion, die in den inneren Augenwinkel ausstrahlen.

Bei einer Entzündung der **Siebbeinzellen** (Sinusitis ethmoidalis) ist der Druck im Bereich der Nasenwurzel und des inneren Augenwinkels am größten.

Dagegen ist das Beschwerdebild bei einer Entzündung der **Keilbeinhöhlen** (Sinusitis sphenoidalis) eher uncharakteristisch: z.B. Kopfschmerzen in der Mitte des Kopfes mit Ausstrahlung zum Hinterkopf.

Hausmittel und unterstützende Maßnahmen

- Auf zu heftiges Schnäuzen verzichten, weil dadurch der Infekt nur von der Nasenschleimhaut in die Nebenhöhlen verschleppt wird

- Etwas jap. Heilpflanzenöl unter dem Naseneingang auftragen, dieses wird dann mit jedem Atemzug inhaliert. (Nicht bei Säuglingen und Kleinkindern!)
- Vermehrt Vitamin C (bis zu 3 g/Tag) einnehmen
- Zur Schleimverflüssigung ausreichend Flüssigkeit, d.h. mindestens 2 l täglich (Wasser und Kräutertees) trinken und Milchprodukte meiden, da sie evtl. eine Verschleimung begünstigen
- Tägliche Bewegung an der frischen Luft, Wechselduschen und Armgüsse (nicht bei Fieber)
- Abschwellende Nasentropfen allenfalls kurzfristig verwenden, weil diese gefäßverengende Substanzen enthalten, welche die Schleimhaut austrocknen und längerfristig angewandt schädigen
- Besonders für Säuglinge und Kleinkinder ist zur Behandlung des Schnupfens eine physiologische Kochsalzlösung (0,9% NaCl) geeignet, weil sie keine Nebenwirkungen aufweist und die Nasengänge gut von Krusten und Borken befreit. Besser noch ist sterilisiertes Meerwasser, weil darin neben dem NaCl noch eine Vielzahl an Mineralien und Spurenelementen enthalten sind, die sich positiv auf die Schleimsekretion und die Aktivität der Flimmerhärchen auswirken
- Eine Nasenspülung durchführen: lauwarmes mit etwas Salz versetztes Wasser aus der hohlen Hand abwechselnd durch eine Nasenloch aufsaugen, das andere dabei zuhalten. Den Kopf leicht nach hinten legen, damit die Flüssigkeit in den Rachenraum gelangt, und anschließend ausspucken
- Auf warme Füße und insgesamt auf angemessene Kleidung achten

Teemischungen und Inhalationen
- 25 g Kamille, 20 g Veilchenwurzel, 25 g Salbei und 10 g Leucea mischen. 2 TL in einer großen Tasse mit kochendem Wasser überbrühen und 10 Minuten ziehen lassen. 2 Tassen täglich trinken.
- 30 g Kamille, 25 g Frauenmantel, 15 g Caryophyllata-Blüten, 25 g Salbei mischen. 2 TL mit ¼ l kochendem Wasser überbrühen und 10 Minuten ziehen lassen. 2 Tassen täglich trinken.
- Zwei EL Kamillenblüten mit ½ l kochendem Wasser übergießen und den Dampf einatmen, bzw. einen Teelöffel Kamillenflüssigextrakt auf ½ l heißes Wasser geben und anschließend inhalieren.

- Inhalationen mit Kochsalz oder Emser Sole. Mit kochendem Wasser in eine Schüssel geben, ein großes Handtuch über den Kopf legen und so heiß wie möglich inhalieren. Danach den Körper warm halten, am besten im Bett.

Heilpflanzen

Die ätherischen Öle der **Kamille** wirken entzündungshemmend und greifen im Gegensatz zu vielen anderen ätherischen Ölen die Nasenschleimhaut nicht an.

Pfefferminzöl wirkt schleimlösend und stabilisiert die Schleimhäute gegen Infektionen.

Bei Säuglingen und Kleinkindern Pfefferminzöl, Campher, Menthol, Minzöl und andere stark riechende ätherische Öle *nicht* im Bereich der Nase bzw. großflächig auf Brust und Rücken anwenden. Es besteht die Gefahr eines Erstickungsanfalls durch einen Kehlkopf- oder Bronchialkrampf.

Kapuzinerkresse wirkt schleimlösend und antibiotisch aufgrund der in ihr enthaltenen Senföl-Glykoside. Sie kann gegen Erkältungskrankheiten aller Art, gegen Sinusitis, Bronchitis und Harnwegsinfekte eingesetzt werden. Die Kapuzinerkresse enthält viel Vitamin C und stärkt somit das Immunsystem. Sie wächst in vielen heimischen Gärten und kann auch als Küchenkraut Verwendung finden.

Präparate

Angocin® Anti-Infekt N (Tabletten)
1 Filmtbl. enthält: Kapuzinerkressenkraut 200 mg, Meerrettichwurzel 80 mg
Anwendung bei Sinusitis, katarrhalischen Erkrankungen der Atemwege, grippalen Infekten, Infektionen der Harnwege, Tonsillitis

Babix®-Inhalat N
100 g ätherisches Öl enthält: Eucalyptusöl 28,6 g, Fichtennadelöl 71,4 g
Anwendung bei Erkrankungen der oberen Luftwege, Bronchitis und grippalen Infekten. Zur Inhalation bei Erkrankungen der Atemwege bei Säuglingen. Nicht im Bereich der Nase auftragen, nicht zur innerlichen Anwendung geeignet

Bronchoforton® Kinderbalsam Salbe
100 g enth.: Eucalyptusöl 7,45 g, Kiefernnadelöl 8,65 g
Anwendung bei Erkältungskrankheiten der Atemwege mit zähflüssigem Schleim. Zur Inhalation und äußerlichen Anwendung

Coldastop® Nasen-Öl (Tropfen)
1 ml Nasentropfen enth. u. a.: 8,25 mg Retinol-Palmitat (entsprechend 15.000 I.E. Vitamin A-Palmitat), 20 mg α-Tocopherolacetat (Vitamin E-Acetat), Citronenöl, Orangenschalenöl
Anwendung bei trockenen Nasenkatarrhen mit Krusten- und Borkenbildung

GeloMyrtol® forte (Kapseln)
1 Kps. enth.: Myrtol standardisiert (300 mg) auf mind. 75 mg Limonen, 75 mg Cineol und 20 mg α-Pinen
Anwendung bei akuter und chronischer Sinusitis und Bronchitis

JHP® Rödler Flüssigkeit
100 g enth.: Minzöl 95 g
Anwendung zur Inhalation bei Erkältungskrankheiten; äußerlich bei Nervenschmerzen im Kopfbereich

Sinuforton® Kapseln
1 Kps. enth.: Anisöl 30 mg, Primelwurzeltrockenextrakt 36 mg, Thymiankrauttrockenextrakt 70 mg
Anwendung zur Besserung der Beschwerden bei Erkältungskrankheiten und der Atemwege mit zähflüssigem Schleim

Sinupret® forte (Dragees)
1 Drg. enth.: Eisenkraut, gepulvert 36 mg; Enzianwurzel, gepulvert 12 mg; Gartensauerampferkraut, gepulvert 36 mg; Holunderblüten, gepulvert 36 mg; Schlüsselblumenblüten mit Kelch, gepulvert 36 mg
Anwendung bei akuten und chronischen Entzündungen der Nasennebenhöhlen

Soledum® Kapseln 100 mg/forte 200 mg Weichkapseln
1 Weichkps. enth: Cineol 100 mg/200 mg
Anwendung bei Bronchitis und Erkältungskrankheiten der Atemwege, bei entzündlichen Erkrankungen der Nasennebenhöhlen

Nichtpflanzliche Präparate

Bromelain-POS® magensaftresistente Tabletten
1 Tbl. enthält: Bromelain 56,25–95 mg (Enzym)
Anwendung bei Entzündungen der Nase und Nebenhöhlen

Emser® Inhalationslösung
100 ml enth.: natürliches Emser Salz 1,175 g
Anwendung zur Befeuchtung der Atemwege bei trockener Schleimhaut, Unterstützung der natürlichen Reinigungsmechanismen der Atemwege

Minerasol Mineralische Nasensalbe (Salbe)
1 g enth.: künstliches Emser Salz 100 mg
Anwendung zur Befeuchtung trockener Nasenschleimhaut, bei trockener Zimmerluft und nach längerer Anwendung schleimhautabschwellender Nasentropfen

Nisita® Nasensalbe (Salbe)
100 g enth.: 2,8 g Natriumchlorid; 7,2 g Natriumhydrogencarbonat
Anwendung bei trockener Nasenschleimhaut, zur unterstützenden Behandlung bei verstopfter Nase, z.B. bei Schnupfen; zur Reinigung und Befeuchtung der Nasenschleimhaut, z.B. bei trockener Zimmerluft; zum Lösen von Borken und Krusten.

Phlogenzym® magensaftresistente Filmtabletten
1 Filmtbl. enth.: Bromelain 90 mg, Trypsin 48 mg, Rutosid 3 H_2O 100 mg
Anwendung bei entzündlichen Erkrankungen aller Art

Rhinomer® Nasenspray Lösung
Wirkstoff: Meerwasser
Anwendung zur unterstützenden Behandlung bei verstopfter Nase und zur Reinigung und Befeuchtung der Nasenschleimhaut

Wick® Inhalierstift N (Stift)
1 g Flüssigkeit enth.: 0,415 g Menthol, 0,415 g Campher. Hilfsstoffe: Sib. Fichtennadelöl, Methylsalicylat
Anwendung als schnell wirksame Atemhilfe bei verstopfter Nase, kann aber die Wirkung homöopathischer Mittel wegen des darin enthaltenen Camphers stören

Schüssler-Salze

Nr. 8 Natrium chloratum
bei klarem und wässrigem Sekret

Nr. 4 Kalium chloratum
bei zugeschwollener Nase und weißlichem Sekret

Nr. 6 Kalium sulfuricum
bei Schnupfen mit gelblichem Sekret

Nr. 10 Natrium sulfuricum
bei Schnupfen mit grünlich-gelbem Sekret

Homöopathische Komplexmittel

Euphorbium comp. Nasentropfen SN
10 g enth.: Arzneilich wirksame Bestandteile: Euphorbium Dil. D4, Pulsatilla pratensis Dil. D2, Luffa operculata Dil. D2, Hydrargyrum bijodatum Dil. D8, Hepar sulfuris Dil. D10, Argentum nitricum Dil. D10 jeweils 0,1 g
Anwendung bei Schnupfen und Nasennebenhöhlenentzündung

Hewenasal SL (Tabletten)
1 Tbl. enth.: Allium cepa D2 40 mg, Kalium bichromicum D4 55 mg, Kalium jodatum D12 50 mg, Luffa operculata D3 25 mg
Anwendung bei Entzündungen der oberen Atemwege wie z.B. Schnupfen, Nasennebenhöhlenentzündung

Luffa comp.-Heel Nasentropfen
10 g enth.: Luffa operculata D4 1 g, Luffa operculata D12 1 g, Luffa operculata D30 1 g, Thryallis glauca D4 1 g, Thryallis glauca D12 1 g, Thryallis glauca D30 1 g, Histaminum D12 0,5 g, Histaminum D30 0,5 g, Histaminum D200 0,5 g, Sulfur D12 0,5 g, Sulfur D30 0,5 g, Sulfur D200 0,5 g
Anwendung bei allergischem Schnupfen mit vorwiegend verstopfter Nase

Rhino-Gastreu® N R49 Tropfen
100 ml enth.: Arsenicum album D12 10 ml, Calcium carbonicum Hahnemanni D30 10 ml, Cinnabaris D12 10 ml, Kalium bichromicum D12 10 ml, Mercurius solubilis Hahnemanni D30 10 ml, Pulsatilla D12 10 ml, Sulfur D30 10 ml
Anwendung bei akuten und chronischen Nasennebenhöhlenkatarrhen, Stirnhöhlen- und Kieferhöhlenkatarrhen

Sinfrontal® 400 Tabletten
1 Tbl. enth.: Chininum arsenicosum D12 60 mg, Cinnabaris D4 20 mg, Ferrum phosphoricum D3 60 mg, Mercurius solub. Hahnemanni D5 260 mg
Anwendung bei akuten und chronischen Nasennebenhöhlenentzündungen

Sinuselect® Tropfen
100 g enth.: Cinnabaris D8 15 g, Carbo vegetab. D8 10 g, Silicea D8 10 g, Mercur. solub. D8 15 g, Kalium bichromic. D4 15 g, Calcium sulf. D4 10 g, Hydrastis D4 10 g, Thuja D8 15 g
Anwendung bei Sinusitis; allen Formen von Nebenhöhlenentzündungen chronischer Art mit Eiterung, Dauerkopfschmerz und Schwindel

Sinusitis Hevert® SL (Tabletten)
1 Tbl. enth.: Echinacea D2 30 mg, Luffa D4 60 mg, Apis D4 10 mg, Baptisia D4 5 mg, Cinnabaris D3 5 mg, Hepar sulf. D3 10 mg, Kalium bichrom. D8 30 mg, Lachesis D8 10 mg, Mercurius bijod. D9 70 mg, Silicea D2 5 mg, Spongia D6 10 mg
Anwendung bei Entzündungen des Hals-Nasen-Rachenraumes und der Nasennebenhöhlen (Sinusitis)

Homöopathische Einzelmittel

Zur homöopathischen Behandlung des Schnupfens kommen theoretisch sehr viele homöopathische Arzneimittel in Frage. In homöopathischen Nachschlagewerken (Repertorien) sind über 300 Mittel unter Schnupfen aufgelistet! Man kann jedoch mit einer kleinen Anzahl bewährter Arzneimittel einen Großteil der Fälle behandeln, allerdings sollten die Symptome ausgeprägt sein, ansonsten sind eher die oben erwähnten pflanzlichen Präparate und Hausmittel zu bevorzugen. Heuschnupfen ist wie alle anderen allergischen Erkrankungen konstitutionell bei homöopathisch ausgebildeten Ärzten/Heilpraktikern zu behandeln.

Allium cepa
Reichlicher Tränenfluss, der gewöhnlich mild ist. Das Nasensekret dagegen ist scharf und wund machend. Die Nasenabsonderungen können so scharf sein, dass die Nasenlöcher bis hin zu den Oberlippen wund und gerötet werden. Niesattacken und Verschlimmerung des Schnupfens beim Betreten eines warmen Zimmers, Besserung an der frischen Luft. Heftige Kopfschmerzen, die sich bessern, sobald die Nase läuft.
Allium cepa, die Küchenzwiebel, ist auch ein wichtiges Mittel für den Heuschnupfen.

Euphrasia officinalis
Milder Schnupfen mit brennendem und juckendem Tränenfluss. Die Augen brennen und sind gereizt. Entzündete Augenlider. Heftiger Niesreiz. Der Schnupfen

kann von Husten begleitet sein. Quälender Hustenreiz, der tagsüber schlimmer ist. Die Beschwerden verschlechtern sich tagsüber und bessern sich nachts. Die Symptomatik „milder Schnupfen und scharfe Tränen" beim Augentrost ist genau umgekehrt von Allium cepa.

Hydrastis canadensis
Sinusitis mit dicken fadenziehenden Absonderungen aus den Nebenhöhlen. Der zähe gelbe Schleim läuft meist von der Nase hinten den Rachen hinab. Geschwollene Zunge mit seitlichen Zahneindrücken. Ständiges, erfolgloses Verlangen, die Nase zu schnäuzen. Die Nasenschmerzen verschlimmern sich beim Einatmen kalter Luft.
Hydrastis, das kanadische Wasserkraut, ist für langanhaltenden Schnupfen und Nasennebenhöhlenentzündungen eine gute Option, wenn Kalium bichromicum nicht hilft.

Kalium bichromicum
Zäher, fadenziehender und eitrig-gelber Nasenschleim. Druckschmerz an der Nasenwurzel. Die Stimme klingt nasal, die Nase ist völlig verstopft. Dicke Krusten und Borken in der Nase, welche beim Entfernen bluten. Die Symptome werden durch Kälte verschlechtert.
Kaliumbichromat ist ein gelbes mineralisches Salz und häufig gebrauchtes Mittel für die Nasennebenhöhlen mit deutlichen Symptomen bezüglich der Absonderungen.

Luffa operculata
Die Nase juckt und ist trocken. Häufiges Niesen. Nasennebenhöhlenentzündung, weißes oder gelbliches Sekret. Dumpfer Stirnkopfschmerz. Die Beschwerden sind besser an der kalten Luft und schlimmer im warmen Zimmer.
Kann bei Säuglingen als Nasentropfen bei verstopfter Nase eingesetzt werden und allgemein bei Schnupfen, wenn ansonsten keine deutlichen Merkmale zu finden sind.

Luffa Nasentropfen DHU Lösung
10 g enth.: Luffa operculata D4 1 g
Anwendung bei akutem oder chronischem Schnupfen

Mercurius solubilis
Sinusitis mit grüngelben flüssigen Absonderungen, besonders geeignet bei Stirnhöhlenentzündungen. Keine Widerstandskraft, jede Verkühlung führt zu einer Sinusitis. Unangenehmer Nachtschweiß, übelriechender Atem, reichlicher Speichelfluss, besonders nachts im Bett. Allgemeine Verschlimmerung sowohl durch Kälte als auch durch Wärme. Verschlimmerung nachts.

Schwarzes Quecksilberoxydul hat wie kein anderes Mittel eine so deutliche Temperaturempfindlichkeit sowohl gegen Wärme als auch gegen Kälte. (Auch das „temperaturempfindliche" Thermometer ist mit Quecksilber gefüllt!)

Nux vomica
Niesen und Schnupfen morgens beim Erwachen oder beim Aufstehen. Nachts ist die Nase verstopft. Fließschnupfen morgens und tagsüber. Stockschnupfen nachts und im Bett. Große Geruchsempfindlichkeit. Die Erkältungen werden durch Einwirkung trockener kalter Luft oder Zugluft verursacht. Allgemeine Verschlechterung morgens.

Nux vomica, die Brechnuss, passt konstitutionell insbesondere für allgemein reizbare, ungeduldige und verfrorene Patienten.

Pulsatilla pratensis
Milde, gelblich-grüne Absonderungen aus der Nase. Chronische Nasenverstopfung. Weinerliche und wechselhafte Stimmung, Verlangen nach Zuwendung. Die Symptome wechseln ständig. Trockener Mund, aber kein Durst. Warme Zimmerluft verschlechtert, allgemeine Besserung der Beschwerden draußen an der frischen Luft.

Die weinerliche, anhängliche und wechselhafte emotionale Verfassung ist Hinweis für die Wiesenküchenschelle.

Sabadilla
Heftiges, anfallsartiges, schwächendes Niesen. Rote Augenlider. Dünne, reichliche Absonderungen aus der Nase. Verlangen nach warmen Getränken. Allgemein großer Mangel an Lebenswärme. Niesanfälle, die durch Kälte oder im Freien schlimmer werden.

Sabadilla ist der mexikanische Läusesamen, was auf die Niesanfälle hinweist. Die Augen- und Nasenabsonderungen sind wund machend, im Unterschied zu Allium Cepa und Euphrasia.

Silicea
Stirn- oder Nebenhöhlenentzündung mit dicken eitrigen Absonderungen. Trockene chronische Nasenverstopfung. Starke Verfrorenheit. Kopfschweiße am ganzen Kopf, die vor allem nachts auftreten. Häufige Erkältungen. Körperliche Schwäche und Erschöpfung. Zarte, nachgiebige Patienten mit einem Mangel an Selbstvertrauen. Folge von unterdrückten Absonderungen, wie z. B. Schweiß. Allgemeine Verschlimmerung durch Zugluft oder durch Abdecken. Besserung durch warme Kopfbedeckung.

Hinweisend ist der ausgeprägte Mangel an Lebenswärme und die allgemeine Besserung durch Wärme. Chronische, sich lange Zeit hinziehende Infektionen. Die Wirkung von Kieselerde ist langsam, lang anhaltend und sehr tiefgreifend. Sie kann auch als Schüssler-Salz gegeben werden.

Weitere Mittel

Aconitum
bei beginnendem Schnupfen mit Fieber, Unruhe, Verschlimmerung nachts.

Arsenicum album
bei scharfem, wässrigem Schnupfen, die Nase ist völlig verstopft und Sekret läuft heraus. Besserung durch warme Getränke und in warmen Räumen.

Hepar sulfuris
bei übelriechendem Schnupfen, Schmerz über der Nasenwurzel, Eiterungsneigung, starker Kälte-, Schmerz- und Berührungsempfindlichkeit.

Sambuccus
bei Säuglingsschnupfen, verstopfter Nase, wenn sonst keine deutlichen Symptome vorhanden sind.

3 Ohrenschmerzen und Mittelohrentzündung

Die akute Mittelohrentzündung (Otitis media) ist insbesondere bei (Klein-)Kindern eine häufig vorkommende Erkrankung. Die Infektion steigt meist von der Nase über die Ohrtrompete ins Mittelohr auf, insbesondere wenn durch heftiges Schnäuzen die Erreger vom Rachen in die Ohrtrompete gepresst werden. Von außen können die Erreger allenfalls auch bei Trommelfellverletzungen ins Mittelohr eindringen. Die Paukenhöhlenschleimhaut entzündet sich, und es bildet sich (eitriges) Sekret.

Die Betroffenen klagen typischerweise über heftige, pulsierende Ohrenschmerzen und Schwerhörigkeit. Sie fühlen sich krank und haben Fieber und Kopfschmerzen. Kleine Kinder zeigen oft ein uncharakteristisches Bild mit Fieber, Nahrungsverweigerung, Unruhe und Magen-Darm-Beschwerden.

Kommt es durch die Entzündung zu einer spontanen Eröffnung des Trommelfells, tritt Flüssigkeit aus dem Gehörgang aus (Otorrhoe, Ohrlaufen) und die heftigen Schmerzen lassen fast schlagartig nach.

Schulmedizinisch werden Mittelohrentzündungen mit Antibiotika, Schmerzmitteln und abschwellenden Nasentropfen behandelt.

Allerdings haben schulmedizinische Studien nachgewiesen, dass Antibiotika weder die Dauer der Erkrankung verkürzen, noch langfristige Komplikationen wie Hörverlust zu verhindern vermögen. Bei sehr starken Schmerzen und vorgewölbtem Trommelfell ist evtl. ein kleiner Trommelfellschnitt nötig, damit der Paukenerguss abfließen kann (Parazentese). Manchmal wird ein Paukenröhrchen eingelegt, um das eitrige Sekret aus dem Mittelohr abzuleiten.

Hausmittel und unterstützende Maßnahmen

- Starkes Schnäuzen vermeiden, weil dadurch die Erreger ins Mittelohr gedrückt werden!
- Meersalz-Nasentropfen oder andere abschwellende Nasentropfen zur Behandlung des Tubenkatarrhs
- Nasenspülungen mit Kochsalzlösung bei Tubenkatarrh, wie im Kapitel „Schnupfen" beschrieben
- Warmes Olivenöl ins Ohr einträufeln (nicht bei laufenden Ohren, d.h. bei perforiertem Trommelfell!)
- Bei Kindern evtl. zeitweilig auf Milchprodukte verzichten. Ziegenmilch, Sojamilch oder Reismilch sind eine Alternative zur Kuhmilch
- Bei wiederkehrenden Mittelohrentzündungen sollten die Kinder *nicht* im Liegen mit der Flasche ernährt werden, weil dies das Bakterienwachstum in der Eustachischen Röhre fördert
- Kleingeschnittene Zwiebel in ein Gazesäckchen geben und etwa 2 Minuten in kochendes Wasser tauchen. Nach dem Abkühlen auf ca. 40 °C auf das schmerzhafte Ohr legen. Anschließend mit einem Tuch fixieren. Die Zwiebel ist ein altbewährtes Mittel gegen Ohrenschmerzen und -entzündung
- Die Verwendung von indianischen Ohrenkerzen (pflanzlich hergestellte Röhren, die angezündet werden und über den Gehöreingang gehalten dann langsam abglimmen, z.B. von Biosun) hilft gegen die Schmerzen und beruhigt die angespannten Nerven
- Einen Tropfen japanisches Heilpflanzenöl auf Watte geben und ins Ohr stecken
- Einen Topfenwickel (als Fertigpräparat: Quarkpack) auf dem Warzenfortsatz hinter dem Ohr auflegen
- Wärmebehandlung durch Rotlichtlampen
- Schleimlösende Mittel helfen bei Tubenkatarrh und daraus

entstehenden Mittelohrentzündungen, um den Sekretabfluss aus dem Mittelohr über die Eustachische Röhre zu erleichtern. Hierzu gehören alle unter Schnupfen genannten Mittel.

Teemischung
- 20 g Epimedium Herba, 25 g Kamille, 25 g Spitzwegerich, 25 g Hagebutten und 25 g Pfefferminze mischen. 1 EL der Mischung mit ¼ l kochendem Wasser aufbrühen, 10 Minuten ziehen lassen und dann abseihen. Tagsüber trinken.

Heilpflanzen

In erster Linie werden schleimlösende und das Immunsystem stärkende Heilpflanzen eingesetzt (siehe auch Kapitel Fieber, Schnupfen und Abwehrschwäche).

Präparate

Angocin® Anti-Infekt N (Tabletten)
1 Filmtbl. enth.: Kapuzinerkressenkraut 200 mg, Meerrettichwurzel 80 mg
Anwendung bei Sinusitis, Tonsillitis; katarrhalischen Erkrankungen der Atemwege; grippalen Infekten, Otitis media

Echinacin® Saft
100 g enth.: getrockneten Presssaft aus frischem blühendem Purpursonnenhutkraut
Anwendung zur Abwehrsteigerung bei Infekten im Bereich der Atemwege

Sinupret® forte Dragees Bionorica
1 Drg. enth.: pulv. Drogen: Eisenkraut 36 mg, Enzianwurzel 12 mg, Gartensauerampferkraut 36 mg, Holunderblüten 36 mg, Schlüsselblumenblüten mit Kelch 36 mg
Anwendung bei akuten und chronischen Entzündungen der Nasennebenhöhlen, aber auch zur Verbesserung des Schleimabflusses bei Mittelohrentzündung

Weitere nichtpflanzliche Präparate

Nisita® Dosierspray Lösung
1 Sprühstoß (ca. 0,1 ml) enth.: Natriumchlorid 0,32 mg, Natriumhydrogencarbonat 0,83 mg

Anwendung bei trockener Nasenschleimhaut und zur Verbesserung des Schleimabflusses bei Mittelohrentzündung

Symbioflor 1 (Tropfen)
1 ml enth.: Enterococcus faecalis (Zellen und Autolysat) 1,5–4,5 x 10^7 Bakterien
Anwendung zur Regulierung körpereigener Abwehrkräfte, immer wiederkehrende Infektionen der oberen Atemwege, Entzündungen im Mund-, Nasen-, Rachenraum und Mittelohr, Erkältungskrankheiten und bei Störungen der Magen-Darm-Funktion

Phlogenzym® magensaftresistente Filmtabletten
1 Filmtbl. enth.: Bromelaine 90 mg Trypsin 48 mg, Rutosid $3H_2O$ 100 mg
Enzympräparat zur Anwendung bei entzündlichen Erkrankungen aller Art

Schüssler-Salze

Nr. 3 Ferrum phosphoricum und **Nr. 4 Kalium chloratum**
bei akuter Entzündung

Nr. 6 Kalium sulfuricum
bei eitrigen Absonderungen aus dem Ohr

Nr. 2 Calcium phosphoricum und **Nr. 11 Silicea**
bei Neigung zu wiederkehrenden Ohrenentzündungen

Homöopathische Komplexmittel

Otovowen® Mischung
10 ml enth.: Aconitum nap. D6 0,075 ml, Capsicum ann. D4 0,075 ml, Chamomilla rec. Urtink. 0,225 ml, Echinacea purp. Urtink. 0,75 ml, Mercurius cyanatus D6 0,075 ml, Hydrastis canad. D4 0,075 ml, Iodum D4 0,075 ml, Natrium tetraboracicum D4 0,075 ml, Sambucus nigra Urtink. 0,225 ml, Sanguinaria canad. Urtink. 0,075 ml

Anwendung bei Mittelohrentzündungen, Ohrenschmerzen, Ohrgeräuschen, Schwerhörigkeit infolge Verschleimung des Rachens, Schnupfen

Similasan Ohrentropfen
Homöopathische Inhaltsstoffe: Chamomilla recutita D10, Mercurius solubilis Hahnemanni D15, Sulfur D12
Anwendung bei Ohrenschmerzen, Gehörgangsschmerzen

Viburcol N Zäpfchen
1 Zpf. enth.: Chamomilla Dil. D1, Belladonna Dil. D2, Plantago major Dil. D3 jeweils 1,1 mg, Pulsatilla pratensis Dil. D2 2,2 mg, Calcium carbonicum Hahnemanni Dil. D8 4,4
Anwendung bei krankheitsbedingten Unruhezuständen bei Säuglingen und Kleinkindern, zur Besserung der Beschwerden bei Erkältungskrankheiten im Säuglings- und Kindesalter

Homöopathische Einzelmittel

Das passende homöopathische Mittel kann manchmal innerhalb kürzester Zeit (wenige Minuten bis zu max. einer Stunde) zu einer Verbesserung der Beschwerden führen, wenn es der Symptomatik entsprechend richtig ausgewählt wurde. Bei Anzeichen von Kopf- und Nackenschmerzen, bei Fieberanstieg und Schläfrigkeit ist unbedingt eine fachärztliche Untersuchung erforderlich, um eine Meningitis (Hirnhautentzündung) auszuschließen!

Aconitum napellus
Plötzlich beginnende und heftige Ohrenschmerzen, besonders linksseitig. Unruhe und Angst. Viel Durst. Trockene, heiße Haut. Hohes Fieber. Verursacht durch kalten trockenen Wind oder Zugluft, Schreck oder Angst. Verschlimmerung in der Nacht. Verbesserung, sobald Schweiß produziert wird.
Der Sturmhut ist das Mittel der ersten Stunde bei Erkältungen aller Art.

Belladonna
Plötzlich einsetzende klopfende, unerträgliche Ohrenschmerzen. Manchmal ist eher das rechte Ohr betroffen. Die Ohrmuschel ist gerötet, rotes heißes Gesicht und erweiterte Pupillen, glasige Augen. Kalte Hände und Füße. Kein Durst, obwohl Mund und Hals trocken sind, Fieber mit innerer Unruhe. Verursacht durch Zugluft und feuchte Kälte. Verschlimmerung nachmittags und abends. Verschlimmerung durch Aufdecken, Berührung und Erschütterung. Verbesserung durch warme Anwendungen.
Die Tollkirsche ist das klassische Fieber- und Entzündungsmittel.

Chamomilla
Die Ohrenschmerzen sind unerträglich, das Fieber steht weniger im Vordergrund. Unleidliches und unruhiges Gemüt. Die eine Wange ist rot, die andere ist blass. Verursacht durch Ärger. Die Ohrenschmerzen werden schlimmer durch Berührung und schlimmer durch Wind. Herumtragen oder Umherfahren im Auto bessert Beschwerden und Laune.

Kamille ist erstes Mittel der Wahl bei unleidlichen und quengeligen Kindern mit Ohrenschmerzen.

Ferrum phosphoricum
Langsam zunehmender Beginn der Ohrenschmerzen. Das Fieber kann sehr hoch sein, ohne dass besondere Beeinträchtigungen auftreten. Blasses oder gerötetes Gesicht. Kalte Anwendungen bessern die Beschwerden. Verschlimmerung nachts. Eisenphosphat kann in symptomarmen Fällen (auch als Schüssler-Salz) gegeben werden, wenn Belladonna keine Wirkung zeigte.

Mercurius solubilis
Klarer Schnupfen, dann dicke Absonderungen, daraufhin Mittelohrenzündung. Verschlimmerung nachts und im Bett, Besserung durch kalte Anwendungen. Die Zunge ist schmutzig-weiß belegt. Übler Mundgeruch, übermäßiger Speichelfluss und starke Schweiße. Eitrige Absonderungen aus dem Ohr.
Homöopathisches Quecksilber hilft bei akuter und wiederkehrender Mittelohrentzündung mit ausgeprägter Eiterungstendenz.

Pulsatilla pratensis
Die Otitis beginnt mit einer Erkältung, die sich zur Mittelohrentzündung weiterentwickelt. Schmerzhaftes Gefühl, als wolle das Ohr bersten. Weinerliche, wechselhafte Stimmungen. Große Anhänglichkeit. Kein Durst. Das Hörvermögen ist vermindert. Die Beschwerden bessern sich durch kühle Anwendungen und an der frischen Luft. Verbesserung durch Trost. Verschlimmerung durch Hitze und nachts.
Die Küchenschelle ist das am häufigsten angezeigte Mittel bei akuter und chronischer Mittelohrentzündung. Die weinerliche Stimmung bei Pulsatilla ist sanft, im Gegensatz zum aufreibend quengeligen und gereizten Temperament bei Chamomilla.

Silicea
Chronischer Mittelohrkatarrh (seröse Otitis), der zu chronischen Schmerzen und Gehörverlust führt. Verstopfte Ohren mit einem knackenden Geräusch beim Gähnen oder Schlucken (= Tubenkatarrh). Ohrsekret riecht nach Käse. Schlimmer durch Kälte, beim Entblößen des Ohres, bei Zugluft, durch laute Geräusche. Besser durch Bedecken der Ohren und durch äußere Wärme.
Die Kieselerde passt konstitutionell insbesondere für schlanke zerbrechliche, ruhige Kinder mit Erkältungsneigung und einem Mangel an Ausdauer.

4 Halsschmerzen und Mandelentzündung

Halsschmerzen (Pharyngitis) treten häufig im Rahmen von Infektionen der oberen Atemwege auf. Sie können durch Bakterien (häufig Streptokokken) oder Viren (z. B. Influenza-, Parainfluenzaviren) bedingt sein. Als Symptome treten Schluckbeschwerden, ein „Kratzen" oder „Wundgefühl" im Hals und evtl. Fieber auf. Ein plötzlicher Beginn spricht für eine bakterielle, begleitender Husten und Schnupfen eher für eine virale Entstehung.

Die **Angina tonsillaris** (Mandelentzündung, Tonsillitis) ist eine akute Entzündung der Gaumenmandeln und wird in der Regel durch β-hämolysierende Streptokokken verursacht.

Typischerweise entwickeln sich innerhalb weniger Stunden hohes Fieber mit Schüttelfrost sowie starke Halsschmerzen und Schluckbeschwerden, die in die Ohrregion ausstrahlen können. Oft ist das Mundöffnen schmerzhaft. Husten und andere „Erkältungszeichen" fehlen typischerweise. Bei stark vergrößerten Mandeln besteht manchmal eine „kloßige" Sprache.

Die Gaumenmandeln sind beidseits hochrot und geschwollen und evtl. eitrig belegt. Oft sind die Kieferwinkel-Lymphknoten geschwollen und druckschmerzhaft.

Die schulmedizinische Behandlung besteht in der oralen Gabe von Antibiotika (meist Penicillin), bei einer Penicillinallergie ersatzweise Erythromycin. Bei starken Schmerzen werden entzündungshemmende und schmerzstillende Mittel eingesetzt.

Kommt es in kurzen zeitlichen Abständen immer wieder zu eitrigen Anginen, ist möglicherweise eine operative Entfernung der Gaumenmandeln (Tonsillektomie) notwendig. Insbesondere bei Kindern sollte diese Entscheidung jedoch gut überlegt werden, da die Tonsillen besonders in diesem Alter für die Immunabwehr wichtig sind.

Hausmittel und unterstützende Maßnahmen

- Gurgeln:
    - mit lauwarmem Salzwasser, ½ TL Salz auf ein Glas warmes Wasser
    - mit verdünntem Teebaumöl, 1–2 Tropfen in ein Glas lauwarmes Wasser

- mit Kamillenextrakt (siehe Präparate)
  - mit Aloe Vera-Saft aus dem Reformhaus. Der Hauptwirkstoff im Gel des Aloe Vera-Blattes bekämpft die Entzündungen im Rachenraum und beruhigt die Schleimhäute
  - 2 EL naturtrüben Apfelessig in ¼ l lauwarmes Wasser verrühren und jede Stunde damit den Mund- und Rachenraum ausspülen
  - 3 Tropfen Weihrauch-Öl in ein Glas warmes Wasser geben. Mehrmals am Tag damit gurgeln
- Wickel:
  - Kartoffelwickel: frisch gekochte Kartoffeln zerdrücken und auf einem Tuch (nicht zu heiß!) um den Hals legen. Den Wickel so lange liegen lassen, bis er kalt geworden ist
  - Quarkwickel: Den Quark auf ein Tuch auftragen und um den Hals legen. Wirkt kühlend und entzündungshemmend. Ein entsprechendes Fertigpräparat (Quarkpack) muss nur nass gemacht und aufgelegt werden
  - Schweineschmalz in der Pfanne erhitzen, mit der flüssigen Masse ein Leintuch tränken und so heiß wie möglich um den Hals wickeln. Mit einem warmen Schal abdecken und über Nacht einwirken lassen
  - 3 EL Heilerde (Apotheke) mit Wasser zu einem dicken Brei verrühren, auf einem Tuch verteilen und um den Hals wickeln. Mit einem Tuch abdecken und wenn die Heilerde getrocknet ist, abnehmen und erneuern
  - Eine Zwiebel ganz fein hacken, die Masse in ein Tuch wickeln und um den Hals binden. Darüber ein Wolltuch legen. Zwei Stunden einwirken lassen
- Die Füße und den Halsbereich immer gut warm halten
- Darauf achten, dass die Raumluft immer feucht ist. Trockene Schleimhäute sind gute Nährböden für Bakterien und Viren.

Teemischungen
- 20 g Lindenblüten und 20 g Kamillenblüten mischen. 2 TL der Mischung mit ¼ l Wasser übergießen, 5 Minuten ziehen lassen und dann abseihen. Mit Honig gesüßt in kleinen Schlucken trinken.

- 2 TL Salbei mit ¼ l Wasser übergießen, 10 Minuten ziehen lassen und dann abseihen. Mit Honig gesüßt in kleinen Schlucken trinken.
- 25 g Kamille und 25 g Salbei mischen. 2 TL der Mischung mit ¼ l Wasser übergießen, 10 Minuten ziehen lassen und dann abseihen. Zum Gurgeln und Trinken in kleinen Schlucken.
- 10 g Lonicera-Blüten, 25 g Thymian, 25 g Ringelblumen, 30 g Kamille und 25 g Salbei mischen. 2 TL der Mischung mit ¼ l Wasser übergießen, 10 Minuten ziehen lassen und dann abseihen. Mit Honig gesüßt in kleinen Schlucken trinken.
- 20 g Kamillenblüten, 20 g Huflattich, 15 g Blutwurz mischen. Mehrmals täglich warm gurgeln.

Heilpflanzen

Für Entzündungen im Mund- und Rachenbereich kommen Pflanzenextrakte zur Anwendung, die entzündungshemmend, zusammenziehend (adstringierend) und desinfizierend wirken, wie **Kamille** und **Salbei**, aber auch Extrakte aus Gerbstoffdrogen wie **Eichenrinde**, **Ratanhiawurzel** oder **Tormentillwurzel**. Sie werden lokal zum Gurgeln, Lutschen, Inhalieren oder Sprühen eingesetzt. Die fertigen Tinkturen oder Extrakte werden zum Gurgeln in der Regel mit Wasser verdünnt.

Präparate

florabio naturreiner Heilpflanzensaft Spitzwegerich Presssaft
100 ml enth.: Presssaft aus frischem Spitzwegerichkraut 100 ml
Anwendung bei Katarrhen der Luftwege, entzündlichen Veränderungen der Mund- und Rachenschleimhaut

Imupret® Tropfen zum Einnehmen, Lösung
100 g enth.: 29 g eines alkoholisch-wässrigen Auszugs aus Eibischwurzel 0,4 g, Kamillenblüten 0,3 g, Ackerschachtelhalm 0,5 g, Walnussblätter 0,4 g, Schafgarbe 0,4 g, Eichenrinde 0,2 g, Löwenzahnwurzel 0,4 g
Anwendung bei Mandelentzündung und wiederkehrenden Atemwegsinfekten

Inspirol P forte Tinktur
10 ml enth.: Myrrhentinktur 10 ml
Anwendung zur lokalen Behandlung bzw. zum Spülen oder Gurgeln bei leichten Entzündungen der Mund- und Rachenschleimhaut und des Zahnfleisches

Kamillosan® Mund- und Rachenspray Lösung
1 ml enth.: Kamillenblüten und Kamillenzungenblüten, Kamillenöl 0,7 mg, Pfefferminzöl 18,5 mg, Anisöl 7 mg
Anwendung bei Halsschmerzen und Mandelentzündung, bei Erkältungskrankheiten sowie Schleimhautentzündungen der Mundhöhle und des Zahnfleisches

Olbas Tropfen
10 g enth.: Pfefferminzöl 5,3 g, Cajeputöl 2,1 g, Eucalyptusöl 2,1 g. Weitere Bestandteile: Wacholderbeeröl 0,3 g, Gaultheriaöl 0,2 g
Innerliche Anwendung bei Erkältungen und Halsschmerzen, Husten, Heiserkeit, Schnupfen, Erschöpfung, Leib- und Magenschmerzen nervöser Art, Darmkatarrh

Salviathymol® N Flüssigkeit
1 g enth.: Salbeiöl 2 mg, Eucalyptusöl 2 mg, Pfefferminzöl 23 mg, Zimtöl 2 mg, Nelkenöl 5 mg, Fenchelöl 10 mg, Anisöl 5 mg, Levomenthol 20 mg, Thymol 1 mg
Anwendung bei Entzündungen der Mundschleimhaut und des Zahnfleisches

Salvysat® Bürger (Lösung)
100 g enth.: Auszug aus Salbeiblättern (1:2,9–3,1) 80 g, 0,1 g Salbeiöl
Äußerliche Anwendung bei Entzündungen im Mund-Rachen-Raum und des Zahnfleisches, als Gurgelzusatz und/oder zum Bepinseln der Mundschleimhaut. Zum Betupfen bei Bläschenkrankheit der Lippen (Herpes labialis)

Nichtpflanzliche Präparate

Emser Pastillen® ohne Menthol, Lutschtabletten
1 Lutschtbl. enth.: natürliches Emser Salz 126 mg
Anwendung bei Reizerscheinungen der Rachenschleimhaut sowie zur Unterstützung der Schleimlösung im Bereich des Rachens

Laryngsan® N Tropfen
100 g enth.: Campher 6,3 g, Coffein-Natriumbenzoat 6,7 g, Ammoniaklsg. 3,83 g, Pfefferminzöl 0,3 g
Anwendung bei Pharyngitis und Laryngitis; Erkältungskrankheiten, Vorbeugung und Behandlung grippaler Infekte. Achtung, enthält Campher und sollte daher nicht zusammen mit homöopathischen Mitteln eingenommen werden, weil es deren Wirkung aufhebt (antidotiert)

Schüssler-Salze

Nr. 3 Ferrum phosphoricum und **Nr. 4 Kalium chloratum**
zu Beginn der Beschwerden

Nr. 6 Kalium sulfuricum
bei eitrigen Belägen

Nr. 11 Silicea
bei chronisch wiederkehrenden Mandelentzündungen

Nr. 2 Calcium phosphoricum
bei anfälligen, blassen Kindern

Homöopathische Komplexmittel

Meditonsin® Lösung
100 g enth.: Aconitinum D5 10 g, Atropinum sulfuricum D5 50 g, Mercurius cyanatus D8 40 g
Anwendung bei grippalen Infekten, besonders bei aufkommenden Erkältungskrankheiten. Akute katarrhalische Tonsillitis (Mandelentzündung), Seitenstrangangina

Septonsil® spag. Tropfen
100 g enth.: Ailanthus glandulosa D3 14 g, Barium carbonicum D8 14 g, Belladonna spag. D4 14 g, Lachesis D8 14 g, Phytolacca americana D4 14 g, Clematis recta Urtink. 10 g, Echinacea angustifolia spag. Urtink. 10 g, Teucrium scorodonia spag. Urtink. 10 g
Anwendung bei akut infektiösen Entzündungen der Rachenorgane, chronischen Restbelastungen

Tonsillopas® Tropfen
100 g enth.: Mercurius cyanatus D6 145 mg, Ammonium bromatum D1 145 mg, Barium aceticum D2 145 mg, Kalium bichromicum D2 145 mg, Kalium chloratum D2 145 mg, Baptisia D1 145 mg, Apisinum D2 145 mg
Anwendung bei akuter Tonsillitis, Stomatitis aphthosa et ulcerosa (Zahnfleischgeschwüre, Aphten)

Tonsipret® Tropfen zum Einnehmen
10 g (entspr. 10,9 ml) enth.: Capsicum annuum D4 4 g, Guaiacum D4 4 g, Phytolacca americana D1 2 g
Anwendung bei akuter Hals- und Mandelentzündung (Tonsillitis)

Tonsiotren® H Tabletten
Enth.: Atropinum sulf. D5, Hepar sulf. D3, Kalium bichrom. D4, Silicea D2, Merc. bijodat. D8
Anwendung bei Halsschmerzen und Mandelentzündung, Entzündungen des Rachenraums

Homöopathische Einzelmittel

Eine homöopathische Behandlung mit Einzelmitteln ist dann wirkungsvoll, wenn die Symptome ausgeprägt sind und dem Mittel gut entsprechen. Schwach ausgeprägte Fälle von Halsschmerzen werden wohl mit den oben erwähnten Hausmitteln oder pflanzlichen Präparaten ausreichend gut behandelt. Bei schweren Fällen von Angina und insbesondere bei Streptokokken-Infektionen ist schon allein aus rechtlichen Gründen eine antibiotische Behandlung geboten, denn bei Komplikationen hätte dies medizinisch-rechtliche Konsequenzen.

Aconitum
Plötzlicher und heftiger Beginn. Prickeln, Trockenheit und Brennen im Hals. Großer Durst auf kalte Getränke. Innere Unruhe. Die Beschwerden werden durch kalten, trockenen Wind verursacht. Schlimmer abends und nachts, Besserung durch Eintritt von reichlichen Schweißen.
Der Sturmhut (Aconitum napellus) ist das „Mittel der ersten Stunde" zur Behandlung der Halsschmerzen, kann aber meist nur anfangs und kurzfristig eingesetzt werden. Wenn die Symptomatik sich ändert, muss ein anderes Mittel gefunden werden.

Apis mellifica
Die Mandeln sind gerötet und stark geschwollen mit oft hohem Fieber. Brennende und stechende Halsschmerzen. Der Gaumen und insbesondere das Zäpfchen ist stark und manchmal sackartig geschwollen. Wenig Durst, kalte Getränke bessern jedoch die Schmerzen. Verschlimmerung durch Hitze jeder Art.
Die Arzneimittelwirkung der Honigbiene (Apis mellifica) kennen alle, die schon einmal gestochen wurden: stechende und brennende Schmerzen, Schwellung und Besserung durch kalte Umschläge. Diese Symptomatik trifft auch für die Halsentzündung zu.

Belladonna
Der Rachen, das Zäpfchen und die Mandeln sind hochrot. Das Schlucken ist schmerzhaft und schwierig, Kloßgefühl. Fieberhafte Mandelentzündungen mit rotem Kopf, Benommenheit, Lichtempfindlichkeit und Schwitzen. Kalte Hände und Füße. Verschlimmerung abends. Verschlimmerung durch geringste Berührung des Halses. Schlimmer auf der rechten Seite (rechte Mandeln).
Die Tollkirsche (Atropa belladonna) ist das klassische Mittel für die akute Entzündung. Belladonna heißt übrigens „schöne Frau". Diese Bezeichnung kommt daher, weil die Tollkirsche die Pupillen stark erweitert, was früher als ein Schönheitsideal galt und zur Einnahme der (giftigen!) Tollkirsche verleitete.

Hepar sulfuris
Fortgeschrittene Halsentzündung und Angina mit Eiterung. Stechende Schmerzen, wie ein Splitter im Hals. Die Schmerzen strahlen beim Schlucken in die Ohren aus. Schlimmer durch kalte Luft, kalte Getränke und Speisen. Besser durch Wärme und warme Getränke.
Hepar sulfuris, die kalkartige Schwefelleber, ist eine speziell nach Hahnemann zubereitete mineralische Verbindung (hat also nichts mit „Leber" zu tun). Vorherrschend bei diesem Arzneimittel sind Eiterung, starke Kälteempfindlichkeit und die übermäßige Schmerzempfindlichkeit.

Lachesis
Die Mandeln sind bläulich-rot verfärbt. Oft ist zu Beginn die linke Seite betroffen, später kann die Entzündung nach rechts wandern. Schluckschwierigkeiten, besonders beim Schlucken von Flüssigkeiten oder Speichel, aber es besteht ein dauernder Schluckzwang. Abneigung gegen drückende und enge Kleidung am Hals, Einengungsgefühl. Warme Getränke verschlechtern die Beschwerden. Morgens und nach dem Schlafen sind die Beschwerden allgemein schlechter.
Bei der Buschmeisterschlange (Lachesis muta) handelt es sich um das Gift einer außerordentlich giftigen Viper Südamerikas. Constantin Hering prüfte sie an sich selbst (auf Kosten seiner eigenen Gesundheit) und bereicherte die Homöopathie damit um ein mächtig wirkendes Arzneimittel.

Mercurius solubilis
Eitrige Beläge auf den Mandeln. Die Zunge ist schmutzig belegt und zeigt am Rand Zahneindrücke. Übler Mundgeruch und metallischer Mundgeschmack. Vermehrte Speichelbildung, nachts läuft der Speichel aus dem Mund. Nächtliches Schwitzen mit klebrigen Schweißen. Verschlimmerung sowohl durch Hitze als auch durch Kälte. Verschlimmerung nachts und in der Bettwärme.
Mercurius solubilis (schwarzes Quecksilberoxydul) ist eine wasserunlösliche Verbindung und wurde nur aufgrund bestimmter chemischer Eigenschaften als löslich (= solubilis) bezeichnet. Es ist ein wichtiges Mittel für eitrige Entzündungen in Verbindung mit vermehrter Schweißbildung.

Phytolacca
Hals und Mandeln sind dunkelrot entzündet. Die Schmerzen sind brennend, stechend und strahlen beim Schlucken bis zum Ohr aus. Die Schmerzen werden nachts schlimmer. Warme Getränke verschlechtern, kalte Getränke bessern die Beschwerden.
Die Kermesbeere (Phytolacca decandra) kommt aus Zentralamerika. Sie kann bei der Halsentzündung mit Rötung und ansonsten wenig deutlicher Symptomatik zum Einsatz kommen, wenn kein Hinweis für ein anderes Mittel besteht.

5 Husten und Heiserkeit

Husten ist ein hilfreicher und sinnvoller Mechanismus, um Schmutzpartikel und Erreger aus den Bronchien zu entfernen. Der von der Bronchialschleimhaut produzierte Schleim wird mit feinsten Flimmerhärchen bis in den Rachen befördert. Husten unterstützt diesen Reinigungsmechanismus und läuft in drei Phasen ab: Zuerst werden die Lungen geweitet, damit genügend Luft zur Verfügung steht. Während der Ausatmung schließt sich der Kehlkopfdeckel. Wird er dann ruckartig geöffnet, strömt die Luft mit einer Geschwindigkeit von mehreren hundert Stundenkilometern heraus. Dieser komplexe Hustenreflex ermöglicht es, Schleim und Fremdkörper aus den Luftwegen zu entfernen, und sollte daher wenn möglich nicht mit hustenreizstillenden Medikamenten unterdrückt werden.

Der im Rahmen eines grippalen Infekts auftretende Husten (akute Bronchitis) wird in ca. 90 % der Fälle durch Viren verursacht. Bei der unkomplizierten Virusbronchitis treten anfangs Schnupfen, Hals-, Kopf- und Gliederschmerzen sowie ein allgemeines Krankheitsgefühl auf. Dann beginnt ein trockener Husten, der bald produktiv wird. Der Auswurf (Sputum) ist dann meist schleimig-eitrig. Tritt hohes Fieber auf, kann dies auf eine Lungenentzündung hinweisen.

Bei entsprechender Veranlagung können sich die Bronchien bei Kleinkindern durch die Entzündung verengen. Bei dieser sogenannten obstruktiven Bronchitis ist die Ausatmung erschwert, in ausgeprägten Fällen hat das Kind Atemnot, und man hört ein Pfeifen während der Ausatmung.

Hält ein Husten beim Erwachsenen länger als 3–4 Wochen an, ist abzuklären, ob eine ernstzunehmende Krankheit (z. B. ein Bronchialkarzinom) vorliegt. Bei Kindern kann ein wiederkehrender Reizhusten ein erstes Zeichen von Asthma bronchiale sein.

Eine **chronische Bronchitis** ist gemäß Weltgesundheitsorganisation (WHO) definiert als „Husten und Auswurf an den meisten Tagen von mindestens drei Monaten zweier aufeinanderfolgender Jahre":

Bei der einfachen chronischen Bronchitis besteht ein schleimig-weißer Auswurf ohne bronchiale Verengung (sog. „Raucherhusten"). Der chronischen Bronchitis liegt meistens ein langjähriges, regelmäßiges (Zigaretten-)Rauchen zugrunde. Jeder zweite Raucher über 40 Jahre hat eine chronische Bronchitis und etwa 80–90 % der Patienten mit chronischer Bronchitis sind oder waren Raucher.

Die chronische Bronchitis und auch Asthma bronchiale können im Laufe der Zeit zum **Lungenemphysem** (COPD) führen. Dabei handelt es sich um eine Überblähung des Lungengewebes mit Elastizitätsverlust und unwiderruflicher Zerstörung von Alveolen (Lungenbläschen). Meist liegt dem Lungenemphysem ein langjähriges Rauchen zugrunde. Bei jungen Patienten ohne Risikofaktoren kann ein erblicher Enzymmangel (α_1-Antitrypsin-Mangel) eine Rolle spielen. Die Patienten haben chronische Atemnot, zunächst nur bei Belastung und im Laufe der Zeit auch schon in Ruhe. Sie sind dann auf fortwährende Sauerstoffgabe und vielfältige medikamentöse Therapie angewiesen. Als Spätfolge kommt es zur Rechtsherzinsuffizienz mit drohendem Herzversagen.

Zur Unterscheidung des Hustens helfen die folgenden Hinweise:
- Treten zusätzlich zum Husten typische Erkältungsmerkmale wie Schnupfen und Halsweh auf, ist ein grippaler (Virus-)Infekt die häufigste Ursache.
- Ist der Auswurf grünlich oder gelblich, steckt meistens eine bakterielle Bronchitis dahinter, die z. B. als Folge einer virusbedingten Bronchitis entstanden sein kann, oder auch als Ausdruck einer chronischen Bronchitis zu interpretieren ist.
- Dauerhafter Husten, der länger als drei Monate anhält, weist auf eine chronische Bronchitis hin, welche häufig bei Rauchern zu finden ist.

- Ist der Auswurf blutig, sollte unbedingt eine ärztliche Abklärung erfolgen, denn es könnte ein Bronchialkarzinom oder eine Tuberkulose dahinter stehen.
- Bei Asthma bronchiale ist ein oberflächlicher Husten zusammen mit Atemnot und einem pfeifenden Geräusch (Giemen) beim Ausatmen zu beobachten.
- Krupphusten als Ausdruck einer Kehlkopfentzündung (Laryngitis) geht mit Atemnot und einem pfeifenden Einatemgeräusch einher und tritt vorwiegend bei Kindern auf.
- Husten zusammen mit hohem Fieber und evtl. stechenden Schmerzen kann auf eine Lungenentzündung hinweisen.
- Bei Herzmuskelschwäche (Herzinsuffizienz) tritt Husten eher im Zusammenhang mit körperlicher Anstrengung auf.
- Husten kann auch als Nebenwirkung von Medikamenten wie z. B. ACE-Hemmern (Blutdrucksenker) auftreten.
- Bei trockenem (unproduktivem) Reizhusten sind die Bronchien nicht verschleimt, er kann sehr quälend sein und die Nachtruhe empfindlich stören. Hier sind evtl. hustenreizdämpfende Medikamente hilfreich.

Bei **Heiserkeit** klagen die Betroffenen über eine „raue, kratzige" Stimme. Die Ursachen sind vielfältig: eine einfache Erkältung, eine exzessive Stimmbelastung, Inhalation von Stäuben oder Allergenen und auch verschiedene Tumoren.

Jede Heiserkeit, die länger als drei Wochen besteht, muss ärztlich abgeklärt werden, da vor allem bei Rauchern ein bösartiger Kehlkopftumor dahinter stehen kann.

Die **Kehlkopfentzündung** (Laryngitis) wird durch Viren, Bakterien, durch Reizgasinhalation, starke Temperaturschwankungen und trockenes oder heißes Raumklima sowie mechanisch durch akute Stimmüberlastung verursacht.

Die Betroffenen sind heiser oder völlig stimmlos (aphon). Oft haben sie leichte Halsschmerzen, Hustenreiz und leicht erhöhte Temperatur.

Für den Behandlungserfolg ist eine absolute Stimmruhe (auch kein Flüstern!) entscheidend. Außerdem dürfen die Betroffenen nicht rauchen und sich nicht in der Umgebung von Rauchern aufhalten.

Hausmittel und unterstützende Maßnahmen für Husten und Heiserkeit

Allgemeine Maßnahmen
- Alles, was das Immunsystem stärkt (vgl. Kap. Abwehrschwäche), ist auch vorbeugend gegen Husten und andere Erkältungskrankheiten einsetzbar
- Ruhe, um die Erkältung auszukurieren
- Ausreichende Zufuhr von Vitamin C und Zink
- Reichlich Kräutertees trinken, bei Bedarf mit Honig gesüßt
- Kein Sport oder übermäßige Anstrengung
- Warm anziehen und heißen Tee trinken, so kann der Körper die Erkältung leichter „herausschwitzen". (Aber: mit fieberhaften Erkältungen nicht in die Sauna gehen!)
- Bei Bronchitis:
  - Zumindest während der Bronchitis auf das Rauchen (und auch das Passivrauchen) verzichten!
  - Bei Husten möglichst die Ansteckung anderer vermeiden: besser in den eigenen Ärmel husten, als in die Hand, die wir dann dem Nächsten zur Begrüßung hinreichen, bzw. mit der wir die Viren über Türklinken etc. weitergeben
  - Inhalationen mit Kamille, Thymian oder Meersalz (siehe unten)
  - Für Bewegung an der frischen Luft sorgen (warm angezogen!)
  - Viel heißen Husten- und Bronchialtee trinken
  - Milch und Käse meiden, weil diese verschleimend wirken
  - Brustwickel: ein Handtuch mit kaltem Wasser nass machen, auswinden und um dem Brustkorb legen. Mit einem trockenen Handtuch umwickeln und im Bett so lange liegen bleiben, bis der Wickel sich vollständig erwärmt hat
- Bei Kehlkopfentzündung:
  - Zum Auskurieren ist eine absolute Stimmruhe (auch kein Flüstern!) wesentlich
  - Das Raumklima kann durch mindestens 50 % Luftfeuchtigkeit und Senken der Raumtemperatur auf 18–20 °C verbessert werden
  - Absolutes Rauchverbot
  - Inhalationen mit Kamille, Thymian oder Meersalz (siehe unten)

- Kartoffelwickel, wie unter Halsschmerzen beschrieben
- Salbeitee oder heiße Milch mit Honig trinken

Inhalationen
Ätherische Öle lösen sich kaum in Wasser, steigen aber mit heißem Wasserdampf auf und eignen sich daher besonders gut für Inhalationen. Bei der Inhalation sollten folgende Regeln beachtet werden:
- Ätherische Öle können an den Atemwegen starke Irritationen verursachen. Daher sollte die im Beipackzettel angegebene Dosis auf keinen Fall überschritten werden.
- Bei Kindern nur für sie geeignete Präparate verwenden. Säuglinge und Kleinkinder vertragen beispielsweise kein Menthol, das jedoch in vielen Inhalationssalben enthalten ist. Sie könnten einen Kehlkopfkrampf (Epiglottiskrampf) mit Erstickungsgefahr bekommen!
- Asthmatiker und Allergiker sollten auf die Inhalation von ätherischen Ölen verzichten, da dadurch ein Asthmaanfall ausgelöst werden könnte.

Einreibungen
Ätherische Öle können über die Haut ins Blut gelangen, dazu wird durch Einreibungen auf Brust und Rücken ein Teil des Öls inhaliert. Das Einreiben hat bei Kindern noch den zusätzlichen beruhigenden Effekt des Körperkontakts mit Mutter oder Vater.

Hinzu kommt, dass über die Reflexzonen am Rücken ein heilsamer Reiz auf die inneren Organe ausgeübt wird. Bei Säuglingen sollten allerdings nur die dafür zugelassenen Präparate eingesetzt werden, weil es bei zu starken Gerüchen zu einem Kehlkopfkrampf kommen kann.

Teemischungen
1 EL der im Folgenden genannten Mischungen mit 150 ml kochendem Wasser übergießen und 10 Minuten ziehen lassen. Die Mischungen können in der Apotheke zubereitet werden.
- Teemischung vor allem gegen Hustenreiz: 25 g Eibischwurzel, 10 g Fenchelfrüchte, 10 g Isländisch Moos, 15 g Spitzwegerichkraut, 10 g Süßholzwurzel, 30 g Thymiankraut

- Schleimlösende Teemischungen:
    - 25 g Wollblume, 25 g Huflattichblätter, 25 g Eibischwurzel, 25 g Anisfrüchte
    - 25 g Eibischwurzel, 25 g Eibischblätter, 15 g Süßholzwurzel, 5 g Malvenblüten

Schweißtreibender Tee: eine Mischung aus Lindenblüten, Birkenblättern und Holunderblüten zu gleichen Teilen.

Fertige Teemischungen

Bad Heilbrunner Brust- und Hustentee tassenfertig
100 g enth.: Extrakt aus Thymiankraut 50 g, Primelwurzel 8,4 g
Anwendung bei Erkältungskrankheiten der oberen Luftwege mit zähflüssigem Sekret

Bronchialtee 400 N Granulat
100 g enth.: Trockenextrakt aus Thymiankraut 4,16 g, Trockenextrakt aus Efeublättern
Anwendung bei Katarrhen der oberen Atemwege; zur Linderung der Beschwerden bei Bronchitis

Kneipp® Husten- und Bronchial-Tee
100 g enth.: Fenchelfrüchte 15 g, Schlüsselblumen mit Kelch 15 g, Thymiankraut 35 g, Spitzwegerichkraut 35 g
Anwendung zur Förderung der Schleimlösung und Erleichterung der Atmung

Heilpflanzen

Für die Behandlung der Bronchitis sind auswurffördernde, entzündungshemmende und desinfizierende Pflanzenextrakte geeignet.

Heilpflanzen mit **ätherischen Ölen** lösen den Schleim in den Bronchien und den Nasennebenhöhlen und fördern das Abhusten, wie z. B. **Pfefferminze, Eukalyptus, Thymian, Anis, Fichtennadelöl** oder **Salbei**.

Heilpflanzen, die **Schleim** enthalten, umhüllen die Schleimhaut und wirken reizmildernd und entzündungshemmend, wie z. B. **Eibisch, Spitzwegerich, Isländisch Moos, Königskerze** sowie **Malve**.

Heilpflanzen, die **Saponine** enthalten, wirken ähnlich wie die ätherischen Öle auswurffördernd. Sie sind jedoch nicht wasser-

dampfflüchtig und müssen daher eingenommen werden. Beispiele sind **Schlüsselblume, Süßholzwurzel, Efeu** und **Stiefmütterchen**. Möglicherweise wird durch sie die Bildung einer Oberflächenflüssigkeit (Surfactant) angeregt, die das Zusammenkleben der Lungenbläschen (Alveolen) verhindert und sie reinigt.
Hustenreizdämpfend wirken insbesondere **Drosera** und **Efeu**.

Präparate

Aspecton® DS Hustensaft
100 ml enth.: Dickextrakt aus Thymiankraut 6,69 g
Anwendung bei Erkältungskrankheiten der Atemwege mit zähflüssigem Schleim, Bronchitis

Babix®-Inhalat N ätherisches Öl
100 g enth.: Eucalyptusöl 28,6 g, Fichtennadelöl 71,4 g
Anwendung bei Erkrankungen der oberen und unteren Atemwege, Bronchitis, Pseudokrupp

Bronchipret® TP Filmtabletten
100 g enth.: Flüssigextrakt aus Thymian 50 g, Tinktur aus Efeublättern 15 g
Anwendung bei Bronchitis und zur Schleimlösung

Bronchicum® Elixir Flüssigkeit zum Einnehmen
100 g enth.: Thymiankraut-Fluidextrakt 5 g, Primelwurzel-Fluidextrakt 2,5 g
Anwendung bei Symptomen einer akuten Bronchitis und Erkältungskrankheiten der Atemwege mit zähflüssigem Schleim

Bronchoforton® Kinderbalsam Salbe
100 g enth.: Eucalyptusöl 7,45 g, Kiefernnadelöl 8,65 g
Anwendung bei Erkältungskrankheiten der Atemwege mit zähflüssigem Schleim. Zur Inhalation und zum Einreiben

Bronchoforton® Saft Lösung
100 g enth.: Trockenextrakt aus Efeublättern 0,25 g, Fenchel-Honig-Aroma
Anwendung bei Erkältungskrankheiten der Atemwege, chronisch-entzündliche Bronchitis

Gelomyrtol®/-forte
1 Kps. enth.: Myrtol standardisiert 120 mg/300 mg
Anwendung bei Bronchitis und Sinusitis

Hedelix® Hustensaft
100 ml enth.: Auszug aus Efeublättern DAC 0,8 g, Sternanisöl
Anwendung bei Erkältungskrankheiten der Atemwege; zur Besserung der Beschwerden bei chronisch-entzündlichen Bronchialerkrankungen

Isla-Moos® Pastillen (Dragees)
1 Past. enth.: 80 mg wässrigen Auszug aus Isländisch Moos
Anwendung zur Schleimhautbefeuchtung bei Erkrankungen der Atemwege, bei Beschwerden im Hals durch Hustenreiz und Heiserkeit, starke Beanspruchung der Stimmbänder (Sänger, Redner), trockene Atemluft (geheizt oder klimatisiert), eingeschränkte Nasenatmung

Makatussin® Tropfen
1 ml enth.: Fluidextrakt aus Thymiankraut 570 mg, Sternanisöl 38 mg
Anwendung bei Erkältungskrankheiten der Atemwege mit zähflüssigem Schleim

Pinimenthol® Erkältungsbalsam mild
100 g enth.: Eucalyptusöl 10 g, Kiefernnadelöl 10 g
Anwendung zur Inhalation und äußerlichen Anwendung bei Bronchitis und Erkältungskrankheiten der Atemwege mit zähflüssigem Schleim

Prospan® Hustenliquid Flüssigkeit
1 Btl. (5 ml) enth.: Efeublätter-Trockenextrakt 35 mg
Anwendung bei Bronchitis und akuten Entzündungen der Atemwege mit der Begleiterscheinung Husten

Soledum® Kapseln
1 Filmkps. enth.: Cineol 100 mg
Anwendung bei akuter und chron. Bronchitis, Sinusitis, entzündlichen Erkrankungen der Atemwege

Nichtpflanzliche Präparate

Emser Pastillen® Lutschtabletten
1 Lutschtbl. enth.: natürliches Emser Salz 126 mg, Mentholaroma, Pfefferminzaroma
Anwendung zur Befeuchtung der Mund- und Rachenschleimhaut, bei Halsschmerzen, Heiserkeit und Hustenreiz

Schüssler-Salze

Nr. 3 Ferrum phosphoricum
bei trockenem Husten, Reizhusten und beginnender Bronchitis

Nr. 4 Kalium chloratum
bei weißlichem Sekret als Hauptmittel

Nr. 6 Kalium sulfuricum
bei Husten mit gelblichem Auswurf, chronischem Husten und Raucherhusten

Homöopathische Komplexmittel

Asthmavowen®-N Tropfen
100 ml enth.: Aconitum napellus D4 10 ml, Convallaria majus D1 1,5 ml, Stramonium D4 20 ml, Drosera Urtink. 5 ml, Kalium jodatum D3 1 ml, Lobelia inflata D4 20 ml
Anwendung bei Bronchialasthma, Emphysembronchitis, Rechtsinsuffizienz des Herzens, Stauungsbronchitis

Bronchi-Pertu® spag. Saft
100 g enth.: Bryonia spag. D3 4,5 g, Guajacum D3 4 g, Coccus cacti spag. D2 3,5 g, Phellandrium D4 3,5 g, Phosphorus D5 4,5 g, Tartarus stibiatus D4 4 g, Grindelia spag. Urtink. 5 g, Usnea barbata Urtink. 3,5 g
Anwendung zur Hustendämpfung und Schleimförderung bei Asthma, Bronchitis und Keuchhusten

Bronchiselect® Tropfen
100 g enth.: Drosera D3 20 g, Bryonia D4 20 g, Tartarus stibiatus (Brechweinstein) stib. D4 20 g, Spong. D6 20 g, Ipecac. D4 20 g
Anwendung bei Bronchitis, Bronchialasthma, Keuchhusten

Habstal-Pulm N Flüssige Verdünnung zum Einnehmen
100 g enth.: Atropa belladonna D4 25 g, Cephaelis ipecacuanha D4 25 g, Cuprum aceticum D4 25 g, Drosera D4 25 g
Anwendung bei Entzündungen der Atemwege bzw. -organe, Bronchitis, Bronchialasthma, Keuchhusten

Phönix Bronchophön Tropfen
100 ml enth.: 14 ml wässriges Destillat aus Bolus alba 612,5 mg mittels Acidum sulfuricum D2, Antimonium crudum D8 9 ml, Arnica D2 7 ml, 10 ml wässrige

Lösung von Campher 17 mg, Cuprum sulfuricum D4 15 ml, Helleborus viridis D4 Hydrargyrum bichloratum D6 9 ml Kalium nitricum D3 22 ml, 7 ml ethanolhaltiges Destillat aus Tartarus crudus 38,8 mg
Anwendung bei chronischer Bronchitis, hartnäckigem Husten

Homöopathische Einzelmittel

Aconitum
Trockener, heiserer, hackender Husten mit Schmerzen im Kehlkopf. Vermehrtes Durstgefühl. Hohes Fieber, mit hartem, schnellem Puls und trockener Haut. Der Husten tritt nach kaltem Wind oder Zugluft, speziell nach trockener Kälte auf. Der Husten wird schlimmer beim Einatmen, vor allem von kalter Luft. Das Fieber bessert sich, sobald ein Schweißausbruch stattfindet.
Meist findet sich die für Aconitum typische nächtliche Unruhe und Angst.

Belladonna
Der Husten tritt plötzlich auf, ist krampfartig, bellend und trocken. Die Schleimhäute sind trocken und trotzdem besteht wenig Durst (im Gegensatz zu Aconitum). Unruhe, Benommenheit und Verwirrung. Rotes Gesicht und Kopfschmerzen während des Hustens.
Belladonna-Patienten schwitzen zumeist. Der Schweiß erleichtert (im Gegensatz zu Aconitum) nicht.

Bryonia alba
Sehr schmerzhafter Husten, mit Schmerzen im ganzen Kopf- und Brustbereich. Trockenheit der Schleimhäute und großer Durst. Um die Schmerzen im Brustkorb zu lindern, wird der Brustkorb beim Husten mit beiden Händen gehalten. Verschlimmerung durch Aufregung, durch Bewegung, im warmen Zimmer. Verbesserung der Schmerzen im Brustkorb durch Liegen auf der schmerzhaften Seite und an der frischen Luft.
Die weiße Zaunrübe (Bryonia alba, Gicht- oder Teufelsrübe) wächst an Hecken und Zäunen. Typisch ist die Verschlimmerung der Schmerzen durch jede Art von Bewegung, daher wird beim Husten der Brustkorb festgehalten.

Carbo vegetabilis
Husten mit ausgeprägter Atemnot. Schwäche und Ermattung. Kalter Schweißausbruch während eines Hustenanfalls. Ausgeprägtes Verlangen nach frischer Luft. Blass-bläuliche Verfärbung des Gesichts. Verbesserung durch frische Luft, Verschlimmerung in feuchtwarmer Luft.
Carbo vegetabilis ist pflanzliche Kohle, die aus verkohltem Birken- oder Buchenholz hergestellt wird, und ist ein Mittel für schwere Zustände mit Atemnot.

Conium maculatum
Heiserkeit und krampfhafter Husten, der durch ein Kitzeln im Hals hervorgerufen wird. Schwindel, Schwäche und Zittern. Verschlimmerung nachts und im Liegen. Das Aufsitzen bessert.
Berühmt und berüchtigt wegen seiner Giftigkeit wurde der gefleckte Schierling (Conium maculatum) durch den „Schierlingsbecher", den Sokrates zu seiner Hinrichtung trank. Homöopathisch verarbeitet ist Conium ein wirkungsvolles Arzneimittel, das sich vor allem bei älteren Männern bewährt hat.

Drosera rotundifolia
Ständiger Hustenreiz im Kehlkopf. Der „Kitzelhusten" scheint von einer eng umschriebenen Stelle zu kommen, wie von einer Feder oder einem Krümel. Heftige, tiefe und harte Hustenanfälle. Tiefe, heisere und tonlose Stimme. Der Husten ist nach Mitternacht schlimmer. Verschlimmerung beim Hinlegen und bei Trinken. Drosera, der Sonnentau, ist ein wichtiges Mittel für krampfhafte heftige Hustenanfälle.

Ferrum phosphoricum
Der Husten ist trocken und hart. Heiserkeit und lästiger Reizhusten mit wenig Auswurf. Helles Blut im Auswurf oder Nasenbluten. Fleckig gerötetes oder blasses Gesicht. Fieber mit weichem Puls, ohne Durst und allgemein wenige Beschwerden. Verschlimmerung eher nachts.
Ferrum phosphoricum ist für den Beginn einer Bronchitis bei langsamem Krankheitsverlauf geeignet und kann auch als Schüssler-Salz gegeben werden.

Hepar sulfuris
Lauter und bellender Husten. Der Husten kann trocken oder mit gelb-schleimigem Auswurf verbunden sein. Übler Geruch aller Absonderungen. Der Husten wird durch Entblößen, oder durch den kleinsten kalten Luftzug ausgelöst. Verschlechterung durch jegliche Art von Kälte. Wärme bessert.
Starke Verfrorenheit und allgemeine Reizbarkeit kennzeichnen dieses Mittel.

Hyoscyamus niger
Trockener Reiz- und Kitzelhusten, der nachts schlimmer wird. Nervöser Husten. Durch seelische Beschwerden wie Liebeskummer, Eifersucht oder Ärger verursachter nervöser Husten. Schlimmer im Liegen und nachts. Verschlimmerung beim Essen, Trinken und Sprechen.
Hyoscyamus, das Bilsenkraut, gehört (wie Belladonna) zu den Nachtschattengewächsen und weist eine Übererregbarkeit auf.

Ipecacuanha
Husten mit anhaltendem Würgen und Erbrechen. Erstickender trockener Husten mit Würgen, Keuchhusten, das Gesicht läuft blau an. Asthmatischer Husten. Besser im Freien, schlimmer in der Wärme.

Uragoga Ipecacuanha, die Brechwurzel, wächst in den tropisch feuchten Wäldern Brasiliens. Typisches Symptom bei Kindern sind Hustenanfälle, die mit Würgen und Erbrechen enden.

Rumex crispus

Trockener kitzelnder Reizhusten. Der Husten wird durch ein intensives Kitzelgefühl in der Luftröhre ausgelöst. Jedes tiefe Einatmen und Sprechen ruft einen Hustenreiz hervor. Verschlimmerung beim Einatmen kalter Luft und beim Entblößen. Schlimmer nachts um 23.00 Uhr. Verbesserung durch einen Schal oder die Bettdecke vor dem Mund, um den Hustenreiz zu lindern.

Rumex crispus ist der krause (oder wilde) Ampfer und ist mit unserem Sauerampfer verwandt. Er ist das Hauptmittel für kitzelnden Reizhusten.

Spongia tosta

Trockener, bellender, krächzender und sägender Husten bei Allergie oder Asthma. Der Kehlkopf ist wie zusammengeschnürt. Allgemein verfroren. Der Husten bessert sich beim Essen und beim Trinken, vor allem von warmen Speisen und Getränken. Kalte Luft und kalte Getränke wirken verschlechternd.

Spongia tosta ist ein schleimiger See- oder Badeschwamm aus dem Meer, der viel Jod enthält und vor der homöopathischen Zubereitung geröstet wird. Er ist bei krächzendem, kruppösem Husten und bei Kehlkopfentzündungen hilfreich.

Sticta pulmonaria

Trockener, bellender Reizhusten. Fließschnupfen mit unaufhörlichem Niesen. Verschlimmerung des Hustenreizes abends und nachts, beim Hinlegen und beim Einatmen.

Sticta pulmonaria, das Lungenmoos oder die Lungenflechte, wächst auf der ganzen Erde und ist ein altes Volksmittel zur Behandlung von Lungenleiden. Die Erkältung nimmt einen typischen Verlauf: Sie beginnt mit einem Fließschnupfen. Der Schnupfen trocknet rasch ein, bildet Borken und wandert nach unten zu den Bronchien.

Weitere Mittel

Antimonium tartaricum

Lockerer Schleim mit Rasseln, kann nicht abgehustet werden, muss nachts aufsitzen, große Erschöpfung, Auswurf.

Causticum

Reiz- und Kitzelhusten mit spärlichem, schwierigem Auswurf, schlimmer im Liegen, besser durch kalte Getränke.

Coccus cacti
Anfallsartiger Kitzelhusten um 6–7.00 Uhr oder nach 23.30 Uhr. Harter, kurzer hackender Husten in Anfällen. Keuchhusten. Schlimmer durch Erhitzung und in warmen Räumen. Besser an der kalten und frischen Luft, durch kalte Getränke oder kalte Speisen.

Phosphor
Hohler, trockener Kitzelhusten, Kehlkopf sehr schmerzhaft, wenig, evtl. blutiger Schleim, Geruchsempfindlichkeit, Nervosität; kalte Luft verschlimmert, Liegen auf der linken Seite verschlimmert. Jede Erkältung endet mit Husten und Bronchitis. Husten mit Kopfschmerzen.

Pulsatilla
Lockerer Husten mit grünlichem Auswurf. Schlimmer abends oder nachts im Bett, besser durch frische oder kühle Luft und durch langsames Umhergehen. Kinder, die nachts husten.

6 Asthma bronchiale

Asthma bronchiale (Bronchialasthma, Asthma) ist eine entzündliche Erkrankung der Atemwege, die durch eine Überempfindlichkeit und Verengung der Bronchien gekennzeichnet ist.

Als Ursache kommen allergische Reaktionen (z. B. gegen Blütenstaub, Hausstaubmilben, Nahrungsmittel und Tierhaare) sowie Infekte, Anstrengungen, kalte Luft, psychische Faktoren und Schadstoffe in Frage.

Die Atemnot macht sich mit erschwerter und verlängerter Ausatmung sowie mit pfeifenden und brummenden Atemgeräuschen bemerkbar. Oft müssen die Betroffenen vor allem zu Beginn des Anfalls vermehrt husten. Es kommt zu Erstickungs- und Todesängsten. Viele Patienten nehmen im Anfall eine „Asthmatikerstellung" ein, d. h. sie sitzen aufrecht mit vornüber geneigtem Oberkörper, um die Atemhilfsmuskulatur zu aktivieren, und sprechen nur in kurzen Wortfolgen.

Bei Asthma bronchiale ist unbedingt eine fachärztliche Therapie erforderlich, da bei unzureichender Behandlung auf Dauer ein Lungenemphysem (siehe oben) bzw. ein Rechtsherzversagen droht.

Hausmittel und unterstützende Maßnahmen

- Eine ausreichende Flüssigkeitszufuhr (mind. 2 l täglich) hält die Schleimhäute feucht und wirkt abwehrsteigernd
- Bei allergischem Asthma Kontakt mit Staub und Pollen meiden, etwa durch die Verwendung feinporiger Luftfilter und sorgfältiges Staubsaugen
- Milchprodukte und Weizen sind zu meiden, weil sie verschleimend wirken können
- Bei allergischer Veranlagung sind Nahrungsmittelunverträglichkeiten (z. B. von Getreide, Milch, Eiern, Schalentieren, Zitrusfrüchten) häufig. Sie sollten bei entsprechendem Verdacht vom Speiseplan gestrichen werden.
- Bei Verdacht von Unverträglichkeit auf Obst lohnt sich ein Versuch mit ungespritztem Obst, welches oft vertragen wird. Dies weist dann auf eine allergische Komponente auf Pestizide (Spritzmittel) hin.
- Kalte Lebensmittel wie Eiswürfel und Speiseeis vermeiden
- 2 TL Leinöl täglich einnehmen
- Zur Umstimmung können einige Tage Heilfasten z. B. in einer Fastenklinik hilfreich sein
- Evtl. die Buteyko-Atemtechnik erlernen, die in Russland entwickelt wurde und der Umstimmung der Atmung dient
- Die schulmedizinische Behandlung sollte bei allen naturheilkundlichen Maßnahmen nicht vernachlässigt werden!

Heilpflanzen

Heilpflanzen können bei Asthma bronchiale allenfalls unterstützend eingesetzt werden, wie z. B. **Meerträubchen** (Ephedra sinica), **Khella** (Amni visnaga), **Thymian** (Thymus vulgaris), **Efeu** (Hedera helix), **Spitzwegerich** (Plantago lanceolata) und **Pestwurz** (Petasites hybridus). Diese wirken leicht bronchienerweiternd und schleimlösend. Falls der Bronchialkrampf im Vordergrund steht und kein Schleim vorhanden ist, können zusätzlich Schleimdrogen wie **Malve** und **Huflattich** eingesetzt werden. Bei Asthma ist auch ein Versuch mit **Schwarzkümmelöl**- oder **Nachtkerzenöl**-Kapseln möglich. Bei langjährigem Verlauf und Rechtsherzbelastung können herzwirksame Pflanzen wie z.B. **Weißdorn** (Crataegus laevigata) und bei häufigen Atemwegsinfektionen eine Immunstimulation z.B. mit **Sonnenhut** (Echinacea purpura) helfen.

Präparate (vgl. auch Kap. Husten und Heiserkeit)

Bronchialtee 400 N Granulat
100 g enth.: Trockenextrakt aus Thymiankraut (6–10:1) 4,16 g; Trockenextrakt aus Efeublättern (4–7,5:1) 0,37 g
Anwendung bei Katarrhen der oberen Atemwege; Linderung der Beschwerden bei Bronchitis und schleimlösend bei Asthma

Escarol® Dragees
1 Drg. enth.: gereinigten Trockenextrakt aus Asarum europaeum-Wurzelstock 10–16 mg
Anwendung bei entzündlichen Erkrankungen der unteren Atemwege (akute und chronische Bronchitis); Bronchospasmen, Asthma bronchiale

Hedelix® Hustensaft
100 ml enth.: Efeublätter-Spissumextrakt (1:1) 2 g
Anwendung bei Katarrhen der Luftwege; chronisch-entzündlichen Bronchialerkrankungen

Makatussin® Tropfen
1 ml (35 Tr.) enth.: Thymianfluidextrakt (DAB) 570 mg, Sternanisöl 38 mg
Anwendung bei akuter und chronischer Bronchitis sowie Katarrhen der Luftwege

Petadolex®-Kapseln
1 Kps. enth.: Pestwurzelstock (28–44:1) 25 mg, Auszugsmittel: CO_2
Anwendung als Spasmoanalgetikum bei Migräne, Nacken- und Rückenschmerzen, Asthma

Rescue- oder Bach-Blüten-Notfalltropfen
Bachblütenmischung enth: Star of Bethlehem, Rock Rose, Impatiens, Cherry Plum, Clematis
Anwendung (unterstützend zur schulmedizinischen Behandlung) bei Asthmaanfällen

Thymipin® N Hustensaft
1 ml Lsg. enth.: Thymianfluidextrakt (1:2–2,5) 405 mg
Anwendung bei Bronchitis und Keuchhusten, Katarrh der oberen Luftwege

Nichtpflanzliche Präparate

Bromelain-POS® magensaftresistente Tabletten
1 Tbl. enth.: Bromelaine (entspr. 500 F.I.P.-E.)
Anwendung bei entzündlichen Prozessen mit Schwellungen; unterstützend auch bei Asthma bronchiale

Cetebe® Kapseln
1 Kps. enth.: Ascorbinsäure (Vit. C) 500 mg mit Retard-Wirkung
Anwendung bei Vitamin-C-Mangel und erhöhtem Vitamin-C-Bedarf; Vorbeugung von Infektionskrankheiten wie Erkältungen und grippalen Infekten. Unterstützend bei Asthma

Schüssler-Salze

Nr. 10 Natrium sulfuricum
Beschwerden verschlimmern sich bei Feuchtigkeit

Nr. 8 Natrium chloratum
bei Asthma durch psychische Beschwerden

Nr. 19 Cuprum arsenicosum
bei hartnäckigen Beschwerden

Asthma-Schema: vor dem Frühstück **Nr. 5 Kalium phosphoricum,** vor dem Mittagessen **Nr. 6 Kalium sulfuricum,** abends **Nr. 7 Magnesium phosphoricum** jeweils in heißem Wasser aufgelöst (als „heiße Sieben")

Homöopathische Komplexmittel

apo-TUSS® spag. Saft
100 g enth.: Aralia racemosa D2 4 g, Bryonia spag. D4 2,5 g, Cuprum aceticum D4 4 g, Drosera D3 3,5 g, Hyoscyamus niger spag. D4 2,5 g, Ipecacuanha D4 3,5 g, Phosphorus D6 5 g, Rumex D2 6 g
Anwendung bei hartem, trockenem Husten bei Asthma und Erkältungen.

Asthma-Bomin H Tropfen
50 ml enth.: Ammi visnaga D2 3,575 ml, Cephaelis ipecacuanha D4 3,575 ml, Cetraria islandica D3 3,575 ml, Chamomilla recutita D3 3,575 ml, Datura stramonium D4 3,575 ml, Drosera D2 3,575 ml, Echinacea angustifolia D2 3,575 ml,

Eriodictyon californicum D2 3,575 ml, Euspongia officinalis D3 3,575 ml, Gelsemium sempervirens D4 3,575 ml, Natrium sulfuricum D4 3,575 ml, Blatta orientalis Urtink. 3,575 ml, Grindelia robusta Urtink. 3,575 ml, Selenicereus grandiflorus D1 3,575 ml
Anwendung bei Asthma bronchiale, Asthma cardiale, Bronchospasmen bei Silikose, Katarrhen der Luftwege

Asthmavowen®-N Tropfen
100 ml enth.: Aconitum nap. D4 10 ml, Convallaria maj. D1 1,5 ml, Datura stram. D4 20 ml, Drosera Urtink. 5 ml, Kalium jod. D3 1 ml, Lobelia infl. D4 20 ml
Anwendung bei Bronchialasthma, Emphysembronchitis, Rechtsinsuffizienz des Herzens, Stauungsbronchitis

Bronchi-Pertu® spag. Saft
100 g enth.: Bryonia spag. D3 4,5 g, Guajacum D3 4 g, Coccus cacti spag. D2 3,5 g, Phellandrium D4 3,5 g, Phosphorus D5 4,5 g, Tartarus stibiatus D4 4 g, Grindelia spag. Urtink. 5 g, Usnea barbata Urtink. 3,5 g
Anwendung zur Hustendämpfung und Schleimförderung bei Asthma, Bronchitis und Keuchhusten

Habstal-Pulm N Flüssige Verdünnung zum Einnehmen
100 g enth.: Atropa belladonna D4 25 g, Cephaelis ipecacuanha D4 25 g, Cuprum aceticum D4 25 g, Drosera D4 25 g
Anwendung bei Entzündungen der Atemwege bzw. -organe, Bronchitis, Bronchialasthma, Keuchhusten

Presselin® ALL-Tabletten
1 Tbl. enth.: Acid. arsenicosum D6 80 mg, Acid. formicium D3 5 mg, Aralia racemosa D2 5 mg, Cuprum acet. D4 80 mg, Lobelia inflata D4 80 mg
Anwendung bei allergischen Erkrankungen wie Heuschnupfen und Bronchialasthma

Homöopathische Einzelmittel

Die homöopathische Behandlung von Asthma ist schwierig und sollte ausgebildeten Homöopathen vorbehalten sein, insbesondere wenn schon seit längerer Zeit Kortisonsprays und andere suppressiv wirksame Medikamente eingesetzt wurden, welche das Immunsystem und die Symptome unterdrücken. Es ist eine altbekannte homöopathische Erfahrung, dass oft in der Kindheit Ekzeme oder Neurodermitis mit starken kortisonhaltigen Cremes behandelt wurden, diese daraufhin verschwanden und später dieselbe allergische Komponente (Atopie) als Asthma bronchiale in Erscheinung trat. Die Haut-Symptome wurden also unterdrückt und die Thematik wurde nach innen auf ein lebenswichtigeres Organ (Lunge) verlagert. Unter konstitutioneller Behandlung treten unter Umständen die alten Haut-Symptome wieder auf und gleichzeitig verschwinden die Asthma-Beschwerden. Die homöopathische Kunst besteht nun darin, das Ekzem von innen heraus mit sorgfältig ausgesuchten Konstitutionsmitteln zu heilen. Bei Erfolg heilt es dann von oben nach unten langsam aus. Dies entspricht genau der Hering'schen Regel: Heilung geschieht von innen nach außen, von oben nach unten und in der umgekehrten Reihenfolge des Auftretens (siehe auch „Naturheilkunde kompakt"). Einige wichtige Mittel sind:

Arsenicum album
Akutes Asthma durch Infektionen oder Allergie. Nächtliche Hustenanfälle, Kurzatmigkeit beim Hinlegen, Todesangst, allgemeine Schwäche, Abmagerung; Verbesserung durch Wärme und heiße Getränke, Verschlimmerung durch kalte Luft, Verschlimmerung von 24.00 Uhr bis 2.00 Uhr.
Arsen ist ein konstitutionelles Mittel für geschwächte, frostige Naturen mit Ängsten und großer Ordnungsliebe.

Cuprum metallicum
Trockener Krampfhusten, krampfartiges Zusammenschnüren der Brust, das Gesicht wird blau. Verursacht durch unterdrückte Hautsymptome bzw. durch unterdrückte Emotionen wie Schreck oder Zorn. Besserung durch kaltes Trinken, Verschlimmerung nach Mitternacht (insbesondere um 3.00 Uhr).
Kupfer ist *das* Mittel für Krämpfe, also auch Verkrampfungen der Bronchialmuskulatur.

Kalium carbonicum
Angst bei jeder Erkältung, dass sie in Asthma übergehen könnte, festsitzender Husten mit wenig Auswurf, die Brust ist voller Schleim; Verschlimmerung durch Nässe und Kälte, Verschlimmerung nachts zwischen 2.00 Uhr und 4.00 Uhr, Besserung durch nach vorn gebeugtes Sitzen, die Ellenbogen auf die Knie gestützt.
Kaliumcarbonat ist ein wichtiges Mittel bei Schwäche (der Schleim kann nicht abgehustet werden, der Oberkörper muss gestützt werden) bei den genannten Modalitäten.

Medorrhinum

Asthma in Verbindung mit Gelenksbeschwerden. Dicker grüner Schleim aus Augen, Nase oder Brust. Besser am Meer, durch frische Luft. Besser in Knie-Ellenbogen-Stellung, welche auch häufig die Schlaflage ist.

Medorrhinum ist eine Nosode (homöopathisches Mittel aus Krankheitssekreten und -gewebe), die dem Tripper entspricht, und ist möglicherweise eines der häufigsten Mittel bei Asthma in der Kindheit.

Natrium sulfuricum

Chronische Bronchitis und allergisches Asthma. Belastung durch zahlreiche Verpflichtungen. Viel grüner Schleim in der Brust. Asthma verschlimmert sich im feuchten Wetter sowie zwischen 4.00 Uhr und 5.00 Uhr morgens.

Natriumsulfat ist ein sehr wichtiges Arzneimittel für Asthma bei Erwachsenen und bei Kindern, insbesondere bei Verschlimmerung durch feuchtes Wetter oder in feuchten Wohnräumen.

VERDAUUNG

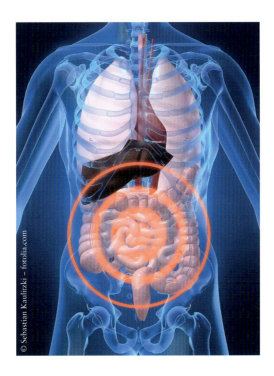

Den Verdauungstrakt kann man sich vorstellen wie einen Schlauch, der den Körper vom Mund bis zum Anus durchläuft und damit unsere „Innenoberfläche" darstellt. Die Nahrungsmittel werden mit den Zähnen zu einem Nahrungsbrei zermahlen und durchlaufen eine komplexe Umformung durch Verdauungssäfte aus dem Magen, der Bauchspeicheldrüse und der Leber, die sie in ihre Bestandteile zerlegen und dem Organismus verfügbar machen. Die von der Dünndarmschleimhaut aufgenommenen Nährstoffe gelangen über die Pfortader zur Leber, unserem universellen Entgiftungs- und Stoffwechselorgan: Sie kann alle drei Nährstoffgruppen – Kohlenhydrate, Eiweiße und Fette – ineinander umwandeln und bei Bedarf zur Verfügung stellen. Über die Galle werden zudem Gallensäuren zur Fettverdauung und Bilirubin als Abbauprodukt des roten Blutfarbstoffs sowie vielfältige Entgiftungsprodukte in den Zwölffingerdarm abgegeben. Im Verdauungstrakt ist der größte Teil (etwa 70 %) des Immunsystems lokalisiert. Dies erklärt auch, warum bei Abwehrschwäche in der Naturheilkunde viel Wert auf das Verdauungssystem gelegt wird. Im Dickdarm, sozusagen unserem Komposthaufen, zersetzen Milliarden von Darmbakterien die Speisereste und sorgen dafür, dass keine pathologischen Erreger aufkommen. Eine gesunde Darmflora ist ein wichtiges Merkmal für einen gesunden Organismus. Manche Darmbakterien können nach neueren Untersuchungen sogar die sogenannten Ballaststoffe (Zellulose) aufspalten und dem Organismus als Zucker verfügbar machen. Bei einer solchen Darmflora würde ein ballaststoffreiches Müsli wie die reinste Kohlenhydratmahlzeit wirken.

1 Erkrankungen der Mundschleimhaut und des Zahnfleisches

Eine Mundschleimhautentzündung (**Stomatitis**) entsteht durch Infektionen oder mangelnde Mundhygiene. Die Schleimhaut ist gerötet und geschwollen. Die Betroffenen klagen über brennende Schmerzen, Schmerzen beim Kauen und Schlucken, Trockenheitsgefühl und Mundgeruch. Bei Säuglingen und Kleinkindern führt die Stomatitis oft zur Nahrungsverweigerung.

Aphthen sind rundliche, flache Geschwüre an der Zunge, am Zahnfleisch sowie an Gaumen- und Wangenschleimhaut. Sie können durch bestimmte Nahrungsmittel, Verletzungen (Zahnspange, Prothese) oder Infektionen entstehen und sind sehr schmerzhaft.

Rhagaden sind schmerzhafte Einrisse an Mund- und Nasenwinkeln und können u.a. durch Eisenmangel entstehen.

Beim **Mundsoor** hat ein Hefepilz (Candida albicans) die Mundschleimhaut befallen. Typisch sind weißliche, schwer abwischbare Beläge. Die Gefahr einer Candidose ist besonders hoch bei Patienten mit Abwehrschwäche, bei Antibiotikatherapie und bei Diabetikern. Im Säuglingsalter tritt Mundsoor relativ häufig auf und geht mitunter mit einer Pilzinfektion im Gesäß- und Genitalbereich einher.

Herpes labialis (Herpes simplex, Lippenherpes, Fieberbläschen) ist eine ansteckende Infektion, die durch Herpesviren hervorgerufen wird (vgl. Kap. Herpeserkrankungen). An den Lippen bilden sich kleine schmerzhafte Erhebungen, die später in Bläschen übergehen und nach einer Weile als Krusten abheilen. Die Herpesviren nisten sich in den Nervenzellen ein und kommen bei Abwehrschwäche (grippale Infekte, Stress, UV-Licht) wieder als Herpes-Bläschen zum Vorschein.

Veränderungen des Zahnfleisches und der Zähne

Die Mundhöhle wird von verschiedensten Bakterien und Pilzen besiedelt. Diese bilden in Verbindung mit Speiseresten, die nicht durch regelmäßiges Reinigen der Zähne und des Zahnfleisches entfernt wurden, einen **Zahnbelag (Plaque)**. Die Bakterien bewirken eine Vergärung der Speisereste, und es entsteht in der Plaque Säure, die den Zahnschmelz auflöst und zu Karies führen kann. Bei Verkalkung der Plaques entsteht Zahnstein.

Plaque an den Zahnhälsen führt zur **Zahnfleischentzündung** (Gingivitis) und bei weiterem Fortschreiten zu Erkrankungen des Zahnhalteapparates (**Parodontose**). Erste Symptome sind empfindliches Zahnfleisch und Zahnfleischbluten, das beim Zähneputzen oder beim Biss in einen Apfel auftritt. Im Endstadium lockern sich die Zähne und fallen aus.

Zur Entwicklung von **Karies** (Zahnfäule) kommt es, wenn die Zähne mit bestimmten Bakterienarten besiedelt werden und gleichzeitig viel und häufig Zucker konsumiert wird. Die schädigenden Bakterien nisten sich in Plaques (bakteriellen Zahnbelägen) ein, und beim Abbau des konsumierten Zuckers durch Bakterien entsteht Säure, die extrem harten Zahnschmelz im Laufe der Zeit aufzulösen vermag.

Hausmittel und unterstützende Maßnahmen

Um Verletzungen des Zahnfleischs vorzubeugen:
- Keine allzu harten Zahnbürsten verwenden und das Zahnfleisch nur vorsichtig massieren
- Konsequente Zahnpflege: Regelmäßige, gründliche Zahn- und Mundpflege (mit Zahnbürste, Munddusche und Zahnseide) verhindert Plaquebildung und fördert die Gesundheit von Zähnen und Zahnfleisch. Daher möglichst dreimal täglich (nach den Mahlzeiten) drei Minuten lang die Zähne putzen.
- Spülungen mit Olivenöl: Morgens nüchtern etwas Olivenöl in den Mund geben und zwischen den Zähnen hin und her ziehen, bis es milchig weiß geworden ist, dann ausspucken. Dies reinigt die Mundhöhle und den Organismus allgemein.
- Mundspülungen mit Luvos Heilerde ultrafein (½ TL auf ½ G Wasser)

Zur Verhinderung von Karies:
- Reduzierung des Zuckergehalts in der Nahrung. Bereits Zuckermengen von 150–500 mg wirken sich negativ auf die Zähne aus. Daher sollte die dauernde Einwirkung von zuckerhaltigen Nahrungsmitteln vermieden werden, insbesondere bei Säuglingen und Kleinkindern (z.B. das ständige Nuckeln an Flaschen mit gezuckertem Tee oder Saft).
- Besonders schlecht für die Zähne sind Softdrinks (Coca Cola u.a.), die neben viel Zucker auch noch Säuren (u.a. Phosphorsäure, Fruchtsäuren) enthalten, eine für die Zähne besonders aggressive Kombination.

Hausmittel bei Zahnschmerzen (Zahnarzt aufsuchen!)
- Gewürznelken sind ein schnell wirkendes Mittel bei Zahnschmerzen. Eine Gewürznelke kauen oder Gewürznelkenöl ins Zahnfleisch einreiben.
- Zimtöl mehrmals täglich unverdünnt auf die schmerzende Stelle im Mund einreiben
- Ein sehr altes Hausmittel gegen Zahnschmerzen: Aus Wirsingblättern die dicke Mittelrippe herausschneiden und die Blätter dann mit einem Nudelholz so lange durchwalken, bis sie weich sind. Diese auf einen Leinenlappen legen und auf die Wange über dem schmerzenden Zahn aufdrücken.

- Bei empfindlichen Zähnen ist es empfehlenswert, saure Nahrung, Vitamin C-Kautabletten, Zitronen sowie scharfe Mundwässer zu vermeiden.

Amalgam-Füllungen (Plomben)
Besser ist es, sich keine Quecksilber-Verbindungen als Plomben verabreichen zu lassen. Quecksilber ist giftig und setzt sich im gesamten Organismus fest. Wenn bereits Amalgam-Plomben vorhanden sind, wird die Situation schwieriger: Bei der Entfernung alter Amalgam-Plomben werden große Mengen an Quecksilber freigesetzt und von der Mundschleimhaut aufgenommen bzw. geschluckt. Wenige Zahnärzte entfernen das Amalgam mit einer besonderen und aufwändigen Schutzvorrichtung, um so die Amalgam-Belastung zu verhindern. Zusammen mit anderen Metallen (z. B. Gold) im Mund entwickelt sich Amalgam regelrecht zur Batterie: es entstehen Spannungen und es werden vermehrt toxische Ionen freigesetzt. Dies sollte also möglichst vermieden werden. Bei Verdacht von quecksilberbedingten Beschwerden oder Belastungen kann mit ganzheitlichen Verfahren eine Ausleitung durchgeführt werden. Dazu werden Spirulina-Algen, homöopathische Mittel, Selen oder schulmedizinisch sogenannte Chelatbildner eingesetzt. Letztere können das Quecksilber sehr effektiv mobilisieren, doch es entsteht dabei auch eine Nierenbelastung, weshalb die biologischen Methoden (außer bei sehr starken Belastungen) eher zu bevorzugen sind.

Tote Zähne
Nach einer sogenannten Wurzelbehandlung ist der Zahn tot und stellt energetisch gesehen unter Umständen ein Störfeld dar (insbesondere, wenn die Betroffenen bemerken, dass dort etwas nicht mehr in Ordnung ist). Ganzheitlich oder naturheilkundlich orientierte Zahnärzte können solche Störfelder im Mundbereich (tote Zähne, Stiftzähne) feststellen und sanieren. Die Zähne sind wie Reflexzonen mit dem gesamten Organismus verbunden und Zahnprobleme können sich an ganz anderen Stellen im Körper als vielfältige Störungen bemerkbar machen. Nach einer Sanierung des Störfeldes verschwinden dann diese Beschwerden.

Teemischungen zur Mundspülung
- Bei Mundschleimhautentzündung: 25 g Thymian, 20 g Tormentill und 55 g Salbei mischen. 2 TL der Mischung mit ¼ l kochendem Wasser überbrühen, 10 Minuten ziehen lassen und dann abseihen. Mehrmals täglich den Mund damit spülen.
- Bei Paradontose: 10 g Cicadae Periostracum, 15 g Arnika, 35 g Salbei und 50 g Kamille mischen. 2 TL der Mischung mit ¼ l kochendem Wasser überbrühen, 10 Minuten ziehen lassen und dann abseihen. Mehrmals täglich den Mund damit spülen.
- Alternativ 10 g Lobelia-Kraut, 55 g Blutwurz, 45 g Eichenrinde verwenden. 2 TL der Mischung mit ¼ l kochendem Wasser überbrühen, 10 Minuten ziehen lassen und dann abseihen. Mehrmals täglich den Mund damit spülen.
- Bei schlechtem Atem: 10 g Caryophyllata-Blüten, 35 g Kalmus, 15 g Kamille, 35 g Schafgarbe, 25 g Eichenrinde und 10 g Katzenschwanz mischen. 1 EL der Mischung mit ¼ l kochendem Wasser überbrühen, 10 Minuten ziehen lassen und dann abseihen. Mehrmals täglich den Mund damit spülen.

Heilpflanzen

Für die Behandlung von **Entzündungen** im Mundbereich kommen entzündungshemmende, zusammenziehende und desinfizierende Heilpflanzen, wie **Kamille, Salbei, Ratanhia** (rote oder Peru-Rathania), **Blutwurz** (Tormentill) und **Myrrhe** zum Einsatz. Bei örtlichen Entzündungen und Wunden können sie auch unverdünnt mit einem Wattestäbchen aufgetragen werden. Die im Salbei enthaltenen ätherischen Öle wirken vor allem desinfizierend (antiseptisch).

Bei wiederkehrenden **Pilzerkrankungen** der Mundhöhle (Mundsoor) ist neben einer Antipilzbehandlung evtl. auch eine Umstellung der Ernährung (weniger Kohlenhydrate) erforderlich. Unterstützend können alkoholische Extrakte aus **Salbei, Kamille, Myrrhe** und **Tormentill** helfen. Auch Mundspülungen mit **Heilerde** werden empfohlen.

Myrrhentinktur wird aus dem Myrrhenharz hergestellt und wirkt nicht nur antiseptisch und entzündungshemmend, sondern fördert auch die Wundheilung. Die Tinktur eignet sich u.a. zum Bepinseln von Wunden auf dem Zahnfleisch.

Präparate

Hametum® Extrakt Flüssigkeit
100 g enth.: Destillat aus frischen Hamamelisblättern und -zweigen 25 g, Ethanol 96 %
Anwendung bei Entzündungen des Zahnfleisches, kleinflächigen Hautverletzungen und Hautentzündungen

Helago®-Pflege-Oel
100 g enth.: 3 g Kamillenblüten und 15 g Salbeiblätter
Anwendung bei Druckstellen (z.B. durch Zahnprothesen), Mundschleimhaut-Entzündungen, Hautschürfungen, Kratzern, Rhagaden (Hautrissen an den Mundwinkeln), Insektenstichen

Inspirol P forte Tinktur
10 ml enth.: Myrrhentinktur (DAB) 10 ml
Anwendung bei leichten Entzündungen der Mund- und Rachenschleimhaut und des Zahnfleisches, Prothesen-Druckstellen

Kamillosan® Konzentrat Lösung
100 g enth.: Auszug aus Kamillenblüten und Kamillenzungenblüten
Anwendung bei Entzündungen der Mund- und Rachenschleimhaut und des Zahnfleischs

Kamistad®-Gel
1 g enth.: Lidocain-HCl 20 mg (Lokalanästhetikum), Auszug aus Kamillenblüten 185 mg
Anwendung bei schmerzhaften und entzündlichen Veränderungen der Mundschleimhaut und der Lippen, Zahnprothesendruckstellen

Pyralvex® Lösung zur Anwendung in der Mundhöhle
10 ml enth.: Rhabarberwurzelextrakt 0,5 g, Salicylsäure 0,1 g
Anwendung bei Zahnfleisch- und Mundschleimhautentzündungen, Aphthen, Zahnprothesendruckstellen

Salviathymol® N Flüssigkeit
1 g enth.: Salbeiöl 2 mg, Eucalyptusöl 2 mg, Pfefferminzöl 23 mg, Zimtöl 2 mg, Nelkenöl 5 mg, Fenchelöl 10 mg, Anisöl 5 mg, Levomenthol 20 mg, Thymol 1 mg
Anwendung bei Entzündungen der Mundschleimhaut und des Zahnfleisches, Aphthen, Soor

Salvysat® Bürger (Lösung)
100 g enth.: Auszug aus Salbeiblättern (1:2,9–3,1) 80 g, 0,1 g Salbeiöl

Anwendung zur Desinfektion des Mundraums, bei Entzündungen im Mund-Rachen-Raum und des Zahnfleisches, als Gurgelzusatz und/oder zum Bepinseln der Mundschleimhaut. Zum Betupfen bei Bläschenkrankheit der Lippen (Herpes labialis)

Schüssler-Salze

Nr. 5 Kalium phosphoricum
bei entzündlich gerötetem, auch bei leicht blutendem Zahnfleisch

Nr. 1 Calcium fluoratum
zur Festigung des Zahnschmelzes mindestens 6 Monate lang einnehmen

Nr. 1 Calcium fluoratum und Nr. 11 Silicea
zur Festigung des Gewebes, bei Parodontose und bei Karies, Einnahme wie oben

Nr. 10 Natrium sulfuricum
bei Herpes labialis

Homöopathische Komplexmittel

Similasan homöopathisches Arzneimittel bei Zahnfleischbeschwerden
Globuli 15 g, Homöopathische Inhaltsstoffe: Asa foetida D4, Cistus canadensis D6, Echinacea purpurea D4, Mercurius sublimatus corrosivus (Hydrargyrum bichloratum) D6, Symphytum officinale D6, Thuja occidentalis D6
Anwendung bei Zahnfleischbeschwerden, Zahnfleischbluten, Zahnfleischentzündung, Zahnfleischschwellung, Zahnfleischschwund

Ratanhia comp. Lösung Weleda
10 g enth.: Myrrhae tinctura 4 g, Ratanhiae radix extractum fluidum 1,158 g, Aesculus, Cortex, ethanol. Decoctum Dil. D19 0,1 g, Argentum nitricum Dil. D14 0,1 g, Fluorit Dil. D9 0,1 g, Kieserit Dil. D19 0,1 g, Caryophylli floris aetheroleum 0,004 g, Eucalypti aetheroleum 0,01 g, Lavandulae aetheroleum 0,007 g, Menthae piperitae aetheroleum 0,035 g, Salviae officinalis aetheroleum 0,005 g
Zur örtlichen Anwendung bei entzündlichen Veränderungen der Mundschleimhaut, Druckstellen und Blutungsneigung, Aphthen

Homöopathische Einzelmittel

Die homöopathische Behandlung kann bei Zahnschmerzen gut helfen. Natürlich ersetzt sie jedoch die Behandlung beim Zahnarzt nicht. Manchmal können Zahnbehandlungen die Wirkung von Konstitutionsmitteln stören und die Gabe muss danach wiederholt werden. Bei Aphthen und Geschwüren der Mundschleimhaut sind möglichst die Ursachen (häufig Nüsse, Schokolade) herauszufinden und diese dann zu meiden.

Acidum nitricum
Geschwürneigung, Zahnfleischbluten, stechender Schmerz wie von einem Splitter, trockener Mund, belegte Zunge, fauliger Atem, großer Durst, gereiztes Gemüt.
Typisch für Salpetersäure (Acidum nitricum) sind splitterartige, stechende Schmerzen.

Borax
Aphthen, Soor, Herpes labialis; bitterer, fader Geschmack im Mund, weiße Flecken (Soor) auf Mundschleimhaut und Zunge.
Borax ist eine Verbindung aus Natrium und Borsäure und ein bewährtes Mittel bei Mundgeschwüren und Aphthen. Bei Kindern ist die Angst vor Abwärtsbewegung (Lift etc.) besonders hinweisend.

Chamomilla
Zahnungsbeschwerden bei Kindern und Säuglingen. Unerträgliche Schmerzen mit ausgeprägter Reizbarkeit. Wollen andauernd herumgetragen (oder herumgefahren) werden. Schlimmer nachts, durch kalte Luft, durch warme Speisen oder Getränke.
Die Kamille ist das klassische Mittel für Kinder bei Blähungskoliken und Zahnungsbeschwerden.

Hepar sulfuris
Zahnabszesse, sehr schmerzhafte Infektionen, Verschlimmerung durch kalte Luft, Essen und Berührung. Besserung durch warme Anwendungen.
Hepar ist ein wichtiges Mittel bei Eiterungen, Kälte- und extremer Schmerzempfindlichkeit.

Mercurius solubilis
Karies, Abszesse, lockere Zähne, entzündete geschwollene Schleimhaut, vermehrter Speichelfluss, übelriechender Atem, geschwollene, schmutzig belegte Zunge mit seitlichen Zahneindrücken, zerstörte Füllungen mit abstoßendem oder metallischem Geschmack. Schlimmer nachts. Schlimmer sowohl in Hitze als auch in Kälte. Besser durch Reiben.

Mercurius solubilis ist ein Quecksilbergemisch, vorwiegend bestehend aus schwarzem Quecksilberoxid, und hat eine starke zerstörerische (syphilitische) Wirkung. Homöopathisch eingesetzt hilft es entsprechend der Simile-Regel genau bei solchen Prozessen.

Staphisagria
Karies, ausgeprägte Höhlen schon bei kleinen Kindern, krümelnde Zähne, schwarze Verfärbung. Stechende und pochende Schmerzen. Schlimmer nachts, schlimmer beim Beißen, schlimmer durch Kälte, besser durch Wärme und Druck von außen auf den Mund.
Das Stephanskraut (Delphinum staphysagria) hat oft auch mit Kränkungen, unterdrücktem Ärger, Sexualität und nervösen Beschwerden mit Reizbarkeit zu tun.

2 Verdauungsbeschwerden, Reizdarm und Blähungen

Wenn bei Verdauungsbeschwerden keine körperlichen Ursachen festgestellt werden können, werden sie als funktionelle Verdauungsbeschwerden oder als Reizdarmsyndrom (Reizkolon, Colon irritabile) bezeichnet. Typische Symptome hierfür sind Druck, Völlegefühl, Sodbrennen, saures Aufstoßen, Erbrechen, Übelkeit und Blähungen. Möglicherweise spielen Nahrungsmittelunverträglichkeiten, eine Störung der Darmflora, ungelöste psychische Konflikte sowie ein geschwächtes Immunsystem bei solchen unspezifischen Verdauungsbeschwerden eine Rolle. Mit Stuhluntersuchungen lassen sich potentiell krankhafte (pathogene) Bakterien und Pilze, Nahrungsmittelunverträglichkeiten bzw. eine veränderte Darmflora nachweisen.

Oftmals sind die Ursachen von Verdauungsstörungen psychisch-seelischer Art. Bei Säuglingen ist dies besonders offensichtlich, aber auch bei Erwachsenen: Uns „ist etwas auf den Magen geschlagen", oder wir haben „den Ärger heruntergeschluckt" – solche Redewendungen zeigen diese Zusammenhänge zwischen Psyche und Verdauung deutlich auf. Die unwillkürlich gesteuerten Darmbewegungen und Schleimdrüsen reagieren bei manchen Menschen auf jede Art von Disharmonie. Wir alle haben unseren schwächsten Punkt:

Manche reagieren mit Kopfschmerzen, andere mit Erkältungen, wieder andere mit der Haut oder mit dem Darm. Es handelt sich immer um Warnsignale, mit denen uns unser Körper mitteilt, dass etwas nicht in Ordnung ist, seien es körperliche Faktoren oder zwischenmenschliche Beziehungen.

Hausmittel und unterstützende Maßnahmen

Bei Verdauungsproblemen können folgende Ratschläge helfen:
- Vorwiegend eiweißreiche und fettarme Ernährung
- Nicht übermäßig viel essen
- Nicht zu heiß und nicht zu kalt essen
- Langsam essen und evtl. die Portionen auf sechs kleinere Mahlzeiten verteilen
- Übergewicht reduzieren
- Auf Alkohol, Kaffee und Zigaretten verzichten
- Wer vor allem nachts unter Sodbrennen leidet, sollte mit hochgelagertem Oberkörper schlafen
- Täglich probiotische Kulturen (Actimel, Activia, Yakult u.a.) in Form von Jogurts einnehmen, da diese die Darmflora positiv beeinflussen
- Vollkornprodukte werden vom manchen Menschen schlecht vertragen, in diesem Fall sind sie zu meiden
- Bei Übersäuerung basische Nahrungsmittel (Obst, Gemüse, Salat, Kartoffeln, Jogurt, Quark) bevorzugen und Säurebildner (Kaffee, Süßes, Alkohol, Nikotin, insbesondere gebratenes Fleisch, scharfe Gewürze) meiden
- 1 TL Leinöl 2 x täglich einnehmen
- Übergewicht reduzieren
- Bei nachgewiesenen Nahrungsmittelunverträglichkeiten (z.B. Laktose, Histamin u.v.m.) sollten diese Inhaltsstoffe gemieden werden
- Trennkost und andere Diäten versuchen (siehe auch „Naturheilkunde kompakt", Kap. 1.3)
- Eine Woche Heilfasten (siehe auch „Naturheilkunde kompakt", Kap. 1.3) zu Hause oder besser in einer Fastenklinik, insbesondere bei Stoffwechselstörungen und wenn Medikamente regelmäßig eingenommen werden müssen

- Eine gute Alternative zum Heilfasten ist ein wöchentlich eingehaltener Fastentag, an dem nur viel Flüssigkeit (2 l Wasser, Tee, evtl. eine klare Brühe, keine süßen Getränke) getrunken wird

Teemischungen
- 1–2 TL der unten genannten Mischungen mit 125 ml kochendem Wasser übergießen und 10 Minuten lang ziehen lassen. Am besten vor den Mahlzeiten und nicht zu heiß trinken
- Bei Verdauungsstörungen: je 25 g Kümmel, Fenchel, Wermutkraut und Schafgarbenkraut, je 5 g Enzianwurzel und Kalmuswurzel sowie 10 g Tausendgüldenkraut
- Bei Blähungen: je 20 g Kümmel und Fenchel sowie je 30 g Pfefferminz- und Melissenblätter
- Blähungen bei Säuglingen: Tee mit Fenchel, Kümmel und Kamille zu gleichen Teilen

Heilpflanzen

Drogen mit ätherischen Ölen wie Pfefferminze, Fenchel, Kümmel, Anis, Angelika, Koriander, Kardamom und Kamille sind bei unspezifischen Verdauungsbeschwerden wie Blähungen, Völlegefühl und Übelkeit hilfreich. Ätherische Öle fördern die Freisetzung von Magensaft, stimulieren die Beweglichkeit (Motilität, Peristaltik) des Magen-Darm-Trakts und wirken krampflösend und entzündungshemmend.

Wichtige **Scharfstoffdrogen** sind **Kalmus, Ingwer, Knoblauch** und **Senfsamen**. Sie regen die Speichel- und Magensekretion an und fördern die Peristaltik. Die Nahrung wird schneller weiterbefördert und Verdauungsbeschwerden wie Völlegefühl, Sodbrennen und Blähungen werden somit vermieden. (Die Kombination fetter Speisen mit Senf bzw. scharfen Gewürzmischungen bringt also nicht nur geschmackliche Vorteile, sondern verbessert auch die Verdauung gehaltvoller Nahrungsmittel.)

Bitterstoffdrogen wie **Enzianwurzel, Wermutkraut, Tausendgüldenkraut, Benediktenkraut** und **Chinarinde** wirken sekretionssteigernd auf die Speicheldrüsen, die Magenschleimhaut und die Bauchspeicheldrüse (Pankreas) und fördern den Gallenfluss. Magenbitterschnäpse wirken in dieselbe Richtung. Reine Bitterstoff-Zubereitungen regen die Verdauung weniger an und sind bei Sodbrennen ungeeignet. Daher werden in den meisten pflanzlichen Präparaten mehrere ätherische Öl-, Scharf- und Bitterstoffdrogen kombiniert, weil sie sich in der Kombination als noch wirksamer gegen Verdauungsbeschwerden erwiesen haben.

Bei Reise- und Seekrankheit sowie bei Schwangerschaftserbrechen eignet sich **Ingwer** bzw. ein spezielles Armband, welches Druck auf einen bestimmten Akupunkturpunkt (3E 6) ausübt, der sich 3 Querfinger oberhalb der Handflächen-Gelenksfalte befindet.

Präparate

Abdomilon® N Flüssigkeit
100 g enth.: Angelikawurzel-Fluidextrakt 0,6 g, Enzianwurzel-Fluidextrakt 1 g, Kalmuswurzelstock-Fluidextrakt 3 g, Melissenblätter-Fluidextrakt 1 g, Wermutkraut-Fluidextrakt 0,5 g, Levomenthol, Nelkenöl, Kümmelöl, Anisöl, Baldrianöl, Zitronenöl, Kamillenöl
Anwendung bei krampfartigen Oberbauchbeschwerden, Verdauungsstörungen, zur Unterstützung der Verdauungsfunktion

Amara-Pascoe®
1 g enth.: Tinktur aus Chinarinde 0,1 g, Enzianwurzel 0,04 g, Pomeranzenschale 0,04 g, Zimtrinde 0,02 g
Anwendung bei Magenbeschwerden, zur Appetitanregung, bei Verdauungsbeschwerden wegen zu geringer Magensaftproduktion

Aristochol® N Tropfen Flüssigkeit
1 ml (= 27 Tr.) enth.: Tinkturen aus Schöllkraut 0,16–0,215 ml (entspr. 20 µg Chelidonin), Schafgarbenkraut 0,17 ml, Löwenzahn-Ganzpflanze 0,17 ml, Ruhrkrautblüten 0,15 ml, Wermutkraut 0,05 ml
Anwendung bei Verdauungsstörungen, insbesondere Beschwerden nach der Nahrungsaufnahme, verursacht durch verminderte Gallen- bzw. Pankreassekretion. Chronische und subakute Erkrankungen des Gallenwegsystems, funktionelle Verdauungsbeschwerden nach Hepatitis und nach Gallen-OP

Carminativum-Hetterich® Tropfen
1 ml enth.: Auszug aus Kamillenblüten, Pfefferminzblättern, Fenchel, Kümmel, Pomeranzenschalen
Anwendung zur Unterstützung der Verdauungsfunktion und gegen Blähungen, bei krampfartigen Beschwerden im Magen-Darm-Bereich

Carvomin® Verdauungstropfen
10 g (entspr. 10,8 ml) Flüssigkeit enth: 10 g Auszug aus einer Mischung von Angelikawurzel, Benediktenkraut und Pfefferminzblättern
Anwendung bei Verdauungsbeschwerden, Völlegefühl, Blähungen

Cholagogum Nattermann Artischocke Kapsel
1 Kps. enth.: 400 mg Trockenextrakt aus Artischockenblättern
Anwendung bei Verdauungsbeschwerden (dyspeptischen Beschwerden), besonders bei funktionellen Störungen des ableitenden Gallensystems

Enteroplant magensaftresistente Kapseln
1 Kps. enth.: Pfefferminzöl 90 mg, Kümmelöl 50 mg
Anwendung bei Verdauungsbeschwerden, besonders mit leichten Krämpfen im Magen-Darm-Bereich, Blähungen, Völlegefühl

Gastrovegetalin® Lösung
100 g enth.: Dickextrakt aus Melissenblättern 10 g
Anwendung bei funktionellen Magen-Darm-Beschwerden, auch aufgrund von Nervosität und Unruhe

Iberogast® Tinktur
100 ml enth.: Alkoholischer Frischpflanzenauszug aus Bitterer Schleifenblume 15 ml, Alkoholische Drogenauszüge aus: Angelikawurzel 10 ml, Kamillenblüten 20 ml, Kümmel 10 ml, Mariendistelfrüchten 10 ml, Melissenblättern 10 ml, Pfefferminzblättern 5 ml, Schöllkraut 10 ml, Süßholzwurzel 10 ml
Anwendung bei funktionellen Magen-Darm-Störungen, Reizdarmsyndrom, Gastritis, Magen- und Darmspasmen, Ulcus ventriculi und duodeni

Mentacur® Kapseln magensaftresistent
1 Kps. enth.: Pfefferminzöl 0,2 ml
Anwendung bei Reizdarmsyndrom

Zintona® Kapseln
1 Kps. enth.: Ingwerwurzelstock 250 mg
Anwendung bei Übelkeit, Erbrechen, Schwindel, Kinetosen (Reisekrankheit)

Nichtpflanzliche Präparate

Bullrich's Vital
Enth. Natriumhydrogencarbonat (55 %), Calciumcarbonat (20 %), Magnesiumcarbonat (13 %), Trikaliumcitrat (7,5 %), Natriumphosphat (4,5 %)

Anwendung bei Verdauungsbeschwerden durch Übersäuerung und zur gezielten Nährstoffversorgung mit Calcium, Kalium, Magnesium, Natrium und Phosphor. Für einen ausgewogenen Säure-Basen-Haushalt

Enzym Lefax® Kautabletten
1 Kautbl. enth.: Simeticon 41,2 mg, Pankreas-Pulver vom Schwein 50 mg
Anwendung zur Unterstützung der Verdauungsfunktion, bei Blähungen

Pankreatin 20 000 Laves®
1 Filmtbl. enth.: Pankreas-Pulver vom Schwein 200–266,67 mg
Anwendung bei verschiedenen Verdauungsstörungen aufgrund von zu geringer Pankreassaft-Produktion

Mittel zur Beeinflussung der Darmflora (Symbioselenkung)

Colibiogen® Kinder; -oral
1 ml enth.: Zellfreie Lsg. aus $1,3 \times 10^8$ lysierten Escherichia coli II, Stamm Laves
Anwendung bei Verdauungsbeschwerden nach Antibiotika-, Chemo- und Strahlentherapie; bei rheumatischen und arthritischen Erkrankungen; Hautallergien und intestinal bedingten Hautaffektionen, Neurodermitis, Heuschnupfen; Blähungen (Fäulnis- und Gärungsdyspepsien), Verdauungsbeschwerden (Maldigestion)

Hylak® forte N
1 ml enth.: Stoffwechselprodukte von Lactobacillus helveticus 1×10^9, Lactobacillus acidophilus 1×10^7, Escherichia coli 8×10^7, mit einem Gehalt an Milchsäure 75 mg, Lactose 50 mg
Anwendung bei Störungen der physiologischen Dünn- und Dickdarmflora, während und nach Antibiotika-, Sulfonamid- und Strahlentherapie, Diarrhoen, Meteorismus, Obstipation, Dyspepsien, Gastroenteritis, Colitis

Mutaflor® 20 mg/100 mg Kapseln
1 magensaftresistente Kps. enth.: Biotrockenmasse mit $0,5-5 \times 10^9 / 2,5-25 \times 10^9$ lebensfähigen Bakterien Escherichia coli Stamm Nissle 1917
Anwendung bei Colitis; Diarrhoe, Meteorismus, Obstipation und Verdauungsstörungen im Sinne des Reizdarmsyndroms

Omniflora® Akut Hefekapseln
1 Kps. enth.: Saccharomyces boulardii 250 mg
Symptomatische Behandlung akuter Diarrhoen; Vorbeugung und symptomatische Behandlung von Reisediarrhoen sowie Durchfall durch Antibiotika-Behandlung

Omniflora® N
1 Kps. enth.: je 25 mg Kulturlyophilisat von Lactobacillus gasseri (8×10^8–8×10^9 KBE/g), Bifidobacterium longum (8×10^8–8×10^9 KBE/g), lebens- und vermehrungsfähige Milchsäurebakterien
Anwendung bei unspezifischen Darmerkrankungen verschiedener Symptomatik, Verdauungsbeschwerden und Durchfall nach Antibiotika und schweren Darminfektionen. Gärungs- und Fäulnisdyspepsie, Appetitlosigkeit und schlechtes Gedeihen bei Kindern. Durch Störung der Darmflora bedingte Ekzeme und Allergien

Perenterol® 50 mg, forte 250 mg, 250 mg
1 Kps. enth.: Saccharomyces boulardii 50 mg
Symptomatische Behandlung akuter Durchfallerkrankungen. Vorbeugung und symptomatische Behandlung von Reisedurchfall sowie Diarrhoe unter Antibiotikabehandlung

Paidoflor®
1 Kautbl. enth.: Kulturlyophilisat Lactobacillus acidophilus 20 mg mit 10^9–10^{10} lebensfähigen Bakterien pro g
Anwendung bei Darmstörungen, Diarrhoen, Obstipation, Blähungen, Gärungs- und Fäulnisdyspepsie, Darmentzündungen. Störungen der Darmflora, z. B. durch Antibiotika, bei Ernährungsumstellungen im Säuglings- und Kindesalter, z. B. Übergang von Muttermilch auf Nährmittel mit Kuhmilchbasis (Kuhmilchintoleranz)

Pro-Symbioflor®
1 ml enth.: Steriles Autolysat von Escherichia coli und Enterococcus faecalis (Autolysat aus 10^7 Bakterien)
Anwendung zur Regulierung körpereigener Abwehrkräfte, bei gastrointestinalen Störungen

Symbioflor® 1
1 ml enth.: Enterococcus faecalis (Zellen und Autolysat aus 10^7 Bakterien)
Anwendung zur Regulierung körpereigener Abwehrkräfte, bei chronisch wiederkehrenden Infektionen der oberen Atemwege, Entzündungen im Mund-, Nasen-, Rachenraum und Mittelohr, Erkältungskrankheiten, bei gastrointestinalen Störungen

Schüssler-Salze

Nr. 10 Natrium sulfuricum
um die Darmausscheidung anzuregen

Nr. 9 Natrium phosphoricum
bei Druck und Völlegefühl nach dem Essen, Übersäuerung; in heißem Wasser aufgelöst (als „heiße Sieben") trinken

Nr. 7 Magnesium phosphoricum
bei schmerzhaften Blähungen, Aufstoßen; in heißem Wasser aufgelöst, schluckweise (als „heiße Sieben") trinken

Nr. 5 Kalium phosphoricum
zur Stärkung der Darmfunktion

Homöopathische Komplexmittel

Koliktropfen N Cosmochema®
10 g enthalten: Cuprum sulfuricum Dil. D3 0,1 g, Atropinum sulfuricum Dil D3 0,1 g, Magnesium phosphoricum Dil. D10 0,1 g, Agaricus (HAB 1934) Dil. D4 (HAB, Vorschrift 3a) 0,1 g, Coffea arabica Dil. D10 0,1 g, Berberis vulgaris Dil. D4 0,1 g, Strychnos nux-vomica Dil. D6 0,1 g, Delphinium staphisagria Dil. D4 0,1 g, Colocynthis (HAB 1934) Dil. D3
Anwendung bei nervös bedingten krampfartigen Beschwerden der Verdauungsorgane

Viburcol® N Zäpfchen
1 Supp. enth.: Chamomilla D1 1,1 mg, Belladonna D2 1,1 mg, Plantago major D3 1,1 mg, Pulsatilla D2 2,2 mg, Calcium carbonic. Hahnem. D8 4,4 mg
Anwendung bei krankheitsbedingten Unruhezuständen bei Säuglingen und Kleinkindern, Blähungskoliken, Zahnungsbeschwerden

Carum carvi Zäpfchen
Säuglings-Zäpfchen mit Auszügen aus Kamille und Kümmel (Carum carvi)
Anwendung bei Verdauungsschwäche mit Blähungen und Neigung zu Bauchkrämpfen sowie damit zusammenhängenden Unruhezuständen und Schlafstörungen

Similasan homöopathisches Arzneimittel bei nervösen Bauchkrämpfen
Globuli 15 g, homöopathische Inhaltsstoffe: Cocculus (Anamirta cocculus) D15, Belladonna (Atropa belladonna) D12, Chamomilla recutita D12, Colocynthis D12, Magnesium phosphoricum D12
Anwendung bei Magen-Darm-Krämpfen infolge Nervosität oder seelischer Belastung, nervösen Verdauungsbeschwerden mit Blähungen und krampfhaften, kolikartigen Schmerzen

Spascupreel® Tabletten
1 Tbl. enthält: Colocynthis D4 Ammonium bromatum Trit. D4 30 mg, Atropinum sulfuricum Trit. D6 30 mg, Veratrum album Trit. D6 30 mg, Magnesium phosphoricum Trit. D6 30 mg, Gelsemium sempervirens Trit. D6 30 mg, Agaricus (HAB 1934) Trit. D4 (HAB, Vorschrift 3a) 15 mg, Matricaria recutita Trit. D3 15 mg, Cuprum sulfuricum Trit. D6 15 mg, Aconitum napellus Trit. D6 60 mg, Passiflora incarnata Trit. D2 15 mg
Anwendung bei krampfartigen Beschwerden der Verdauungsorgane

Homöopathische Einzelmittel

Antimonium crudum
Dick weiß belegte Zunge. Verlangen nach Gurken, sauren Früchten und Essig, die jedoch Magenbeschwerden verursachen. Durchfälle abwechselnd mit Verstopfung. Kinder mit mürrischem, reizbarem Gemüt, bzw. bei Erwachsenen sehr starke sentimentale und sehr verwundbare Gefühle. Bauchbeschwerden verursacht durch Völlerei, sauren Wein, saure Speisen, Speiseeis oder kaltes Baden. Verschlimmerung durch Erbrechen. Verschlimmerung durch Hitze und nach einem kalten Bad. Verbesserung durch feuchte Wärme, Ruhe.
Antimoniumtrisulfid ist Grauspießglanz. Die Gemüts- und Magensymptome bestimmen die Mittelwahl.

Argentum nitricum
Sodbrennen, Magenschleimhautentzündung. Geräuschvolle Blähungen, Aufstoßen. Verlangen nach Süßigkeiten, aber anschließend Durchfälle und Blähungen. Nervosität und Unruhe. Unvermittelte Angstzustände, Ideen von Gefahr. Angst und Schüchternheit vor öffentlichen Auftritten. Verursacht durch Ängste, wie Höhenangst, Platzangst, enge Räume, Menschenansammlungen, Prüfungen, Erwartungsangst. Verursacht durch Süßigkeiten. Verbesserung durch Kälte, Frischluft. Verschlimmerung im warmen Zimmer.
Argentum nitricum ist Silbernitrat, eine Verbindung aus Silber und Salpetersäure, und wird durch Verreibung homöopathisch verarbeitet. Konstitutionstyp: Hastig nervöse Menschen mit wenig Kontrolle über die eigenen Gefühle und Handlungen und manchmal wahnhaften ängstlichen Vorstellungen.

Arsenicum album
Brennende Magen-Darm- und Afterschmerzen. Durst auf kleine Mengen kalten Wassers, trockener Mund. Große Schwäche und Blässe, Schwindel. Allgemein verfroren, Verlangen nach Wärme. Angst und Unruhe. Sehr ordnungsliebend. Magenschmerzen verursacht durch verdorbene Nahrung, Lebensmittelvergiftung,

ungewohnte Kost auf Reisen, Obst, Speiseeis. Verschlimmerung nachts, nach Mitternacht und durch Kälte. Verbesserung durch Wärme und warme Getränke. Weißes Arsenik ist eine Arsen-Sauerstoff-Verbindung und ein wichtiges Konstitutionsmittel insbesondere bei ängstlichen, ordentlichen, angespannten und besorgten Menschen mit Erschöpfung und reizbarer Schwäche.

Bryonia
Krampfartige und stechende Bauchschmerzen. Gallenkolik. Aufgetriebener Bauch mit Druckgefühl. Schweregefühl nach dem Essen, das wie ein Stein im Magen empfunden wird. Bitteres Aufstoßen. Mund und Lippen sehr trocken, trockene Schleimhäute. Durst auf große Mengen kalten Wassers. Verstopfung, der Stuhl ist hart und trocken, schwarz und wie verbrannt. Verursacht durch Ärger, Verdruss. Verschlimmerung durch die kleinste Bewegung und Störung, Verschlimmerung durch warme Getränke. Verbesserung durch gleichmäßigen festen Druck und Ruhe.
Bryonia dioica, die rotbeerige Zaunrübe oder Teufelsrübe, wächst in Europa und Amerika. Verwendet wird die frische, rübenförmige Wurzel vor der Blüte. Konstitutionstyp: Praktisch orientierte Menschen, bei denen geschäftliche Interessen und Sorgen im Vordergrund stehen.

Chamomilla
Magen- und Darmkrämpfe. Aufgetriebener Bauch, Blähungskoliken. Grüner, schleimiger Durchfall, Geruch nach faulen Eiern. Heißes, gerötetes Gesicht. Kinder krümmen sich nach hinten vor Schmerzen. Verursacht durch Ärger, Zorn, Zahnen. Verschlimmerung durch Ärger und Aufregung. Verschlimmerung nachts. Verbesserung beim Autofahren und bei Kindern durch Umhertragen.
Matricaria Chamomilla, die echte Kamille, ist in Europa und Asien heimisch. Verwendet wird die frische blühende Pflanze. Sie ist Hauptmittel für Säuglingskoliken.

Colocynthis
Krampfartige, kolikartige Bauchschmerzen. Geblähter Bauch mit Rumpeln und Aufstoßen. Quälender, schneidender Schmerz im Bauch. Reizbares und verärgertes Gemüt. Verursacht durch Kränkung und Ärger, Beleidigung und Ungerechtigkeiten. Verbesserung durch Zusammenkrümmen, Druck, Hitze, Anziehen der Beine, Ruhe. Verschlimmerung der Durchfälle durch jedes Essen und Trinken.
Citrulus colocynthis, die Koloquinte, ist ein Kürbisgewächs und kommt in Afrika und Asien vor. Verwendet werden die reifen, geschälten und entkernten Früchte. Meister Böck von Wilhelm Busch war ein klassischer Colocynthis-Fall, als er Bauchkrämpfe nach Ärger mit Max und Moritz bekam. Er krümmte sich vor Schmerzen und hielt sich ein Bügeleisen auf den Bauch: Hitze und Druck bessert.

Ignatia
Magenschmerzen und Magenkrämpfe, die sich durch Essen bessern. Kloßgefühl im Hals und der Speiseröhre. Saurer Geschmack im Mund und Aufstoßen.

Seufzen und Weinkrämpfe, Gähnen, Schluckauf. Verursacht durch Liebeskummer, Enttäuschungen, Kummer. Verschlimmerung durch Tabakrauch und Kaffee. Schwer Verdauliches wird besser vertragen als leicht verdauliche Speisen.
Ignatia amara (Ignatiusbohne)-Konstitutionstyp: idealistisch-romantische Menschen mit emotionaler Überempfindlichkeit, paradoxen Reaktionen und leicht verletzbaren Gefühlen.

Lycopodium

Reizdarmsyndrom. Völlegefühl und aufgetriebener Bauch nach dem Essen. Sodbrennen und saures Aufstoßen. Heißhunger, der nach wenigen Bissen gestillt ist. Verlangen nach süßen Speisen, aber Verschlechterung dadurch. Beschwerden vor allem auf der oberen rechten Seite. Gallenkoliken. Hageres Aussehen, Abmagerung von oben nach unten. Welke, gelbliche Haut. Verschlimmerung nachmittags von 16.00 Uhr bis 20.00 Uhr. Schlimmer durch Essen bis zur Sättigung und durch warme Getränke. Besser durch Blähungsabgang. Verschlimmerung durch Zwiebeln und Knoblauch, Süßigkeiten.
Lycopodium clavatum, der Bärlapp, wächst auf allen fünf Kontinenten in Wäldern und ist eine entwicklungsgeschichtlich uralte Pflanze. Die reifen Sporen werden durch Verreibung homöopathisch aufgeschlossen und entpuppen sich als hochwirksames Mittel. Minderwertigkeitsgefühle und gleichzeitig herrisches Verhalten gegenüber Menschen mit weniger Autorität sowie Depressionen und Ängste bezüglich der eigenen Gesundheit und Karriere kennzeichnen dieses wichtige Konstitutionsmittel. Probleme mit dem Selbstbewusstsein. Sehr wache und lebendige Menschen.

Natrium muriaticum

Sodbrennen und Druckgefühl im Magen. Übelkeit und elendes Gefühl nach den Mahlzeiten, als wären diese unverdaulich. Verlangen nach Salz und salziger Nahrung sowie Brot. Großer Durst. Heißhunger, trotzdem fortschreitende Abmagerung. Dünne wässrige Stuhlgänge morgens oder Verstopfung. Verursacht durch anhaltenden Kummer, Kränkung, Enttäuschung. Verschlimmerung am Meer, manchmal Besserung bei kurzen Aufenthalten an der Küste. Verschlimmerung durch Sonnenbestrahlung und Hitze. Verschlimmerung durch Ärger und Kränkung. Verschlimmerung morgens zwischen 9.00 und 11.00 Uhr.
Natrium muriaticum (= Natrium chloratum, NaCl, Natriumchlorid) ist Kochsalz, das mittels Verreibung homöopathisch aufgeschlossen und somit hochwirksam wird. Konstitutionstyp: Verschlossene, verantwortungsbewusste, würdevolle und von Kummer tief getroffene Menschen.

Nux vomica

Völlegefühl nach dem Essen, Verlangen zu erbrechen, was jedoch nicht möglich ist. Bitterer, fauler oder saurer Geschmack im Mund. Sehr um die eigene Gesund-

heit besorgt. Überempfindlich gegen Licht und Geräusche sowie Gerede. Verursacht durch übermäßiges Essen und Trinken, Stress, Ärger, Überlastung, Kaffee, Nikotin und Alkohol, unregelmäßige Lebensweise, Arzneimittelmissbrauch. Verschlimmerung morgens und nach längerem Schlaf. Verbesserung nach warmen Anwendungen, Speisen und Getränken. Verschlimmerung durch Ärger und Zorn.
Reizbare, ungeduldige, ehrgeizige Naturen mit gehetzter Lebensweise, nervösem, cholerischem Temperament und überempfindlichen Sinnesorganen kennzeichnen das Arzneimittelbild der strychninhaltigen Brechnuss.

Pulsatilla
Langsame Verdauung, Essen stößt noch am nächsten Tag auf. Aufstoßen von bitterem Geschmack, Übelkeit. Völlegefühl und Sodbrennen, wenig Durst. Abneigung gegen warmes Essen und warme Getränke, wechselnde Stimmungen, weinerlich. Verursacht durch schweres, fettiges, süßes oder saures Essen, Sahne, Kuchen, Schweinefleisch, Durcheinanderessen (Kinderparty), spät abendliches Essen. Verschlimmerung in der Wärme und im Raum. Besserung an der frischen Luft, bei Bewegung. Verbesserung durch Trost und Zuneigung.
Die Küchenschelle (Pulsatilla pratensis) passt konstitutionell insbesondere für sanfte, schüchterne, leicht zu beeinflussende und abhängige Menschen mit wechselhaften Stimmungen und Beschwerden, sie ist eher bei Frauen angezeigt.

Staphisagria
Bauchschmerzen nach Beleidigung, Beschwerden nach operativen Eingriffen. Frisst den Ärger in sich hinein. Abneigung gegen das andere Geschlecht. Fortwährend mit sexuellen Gedanken beschäftigt. Verursacht durch Ärger, Kränkung. Verschlimmerung durch jede Gemütserregung, Ärger, Empörung, Gewissensbisse, sexuelle Exzesse, Tabak. Verbesserung durch Wärme und Nachtruhe.
Delphinum staphisagria (Stephanskörner, Läusepfeffer) ist in Südeuropa heimisch. Verwendet werden die getrockneten reifen Samen. Konstitutionstyp: Liebenswürdige und unterdrückte Menschen, eher bei Männern angezeigt.

Sulfur
Reizdarm. Flauer Magen mit großer Elendigkeit vormittags, Sodbrennen, saurer oder fauliger Geschmack im Mund. Heißhungerattacken, großer Durst. Übel riechende Blähungen und Stuhlgänge. Morgendliche Durchfälle. Verursacht durch Süßigkeiten, Milchprodukte, Alkoholgenuss. Verschlimmerung vormittags um 11.00 Uhr. Besserung durch Bewegung und durch Wärme.
Sulfur ist Schwefelblüte, d.h. pulverisierter Schwefel, der durch Verreibung homöopathisch verarbeitet wird. Konstitutionstyp: Philosophisch interessierte, manchmal unordentliche und chaotische Persönlichkeiten, die gerne im Mittelpunkt stehen.

3 Magenschleimhautentzündung und Ulkuskrankheit

Die **akute Gastritis** (akute Magenschleimhautentzündung, Magenverstimmung) kann durch Infektionen, durch psychischen Stress sowie durch übermäßigen Alkohol- und Nikotingenuss oder Einnahme von Schmerzmitteln und Antirheumatika verursacht werden.

Die Betroffenen leiden unter Druckgefühl in der Magengegend, Appetitlosigkeit, Übelkeit und Erbrechen. Blutungen der Magenschleimhaut sind durch Teerstühle (durch Blut schwarz gefärbter Stuhlgang) und Bluterbrechen erkennbar. Die exakte Diagnose kann nur durch eine Magenspiegelung mit Gewebeentnahme gestellt werden.

Die **chronische Gastritis** (chronische Magenschleimhautentzündung) ist relativ häufig. Sie hat verschiedene Ursachen, wie bakterielle Infektion (mit Helicobacter pylori, kurz Hp, das sich in der Magenschleimhaut einnistet), die Einnahme von entzündungshemmenden Medikamenten sowie Autoimmunreaktionen.

Die chronische Gastritis verläuft häufig über Jahre hinweg relativ symptomlos. Nur wenige Patienten leiden unter Oberbauchschmerzen, Übelkeit und Brechreiz. Die Diagnose wird durch Magenspiegelung mit Gewebeentnahme sowie durch serologische und immunologische Blutuntersuchungen gestellt.

Ulkuskrankheit (Peptisches Ulkus)

Ein Ulkus (Geschwür) ist ein durch Verdauungssäfte entstandener tiefer Schleimhautdefekt. Am häufigsten entwickeln sich Geschwüre im Magen (Ulcus ventriculi, Magengeschwür) und im Zwölffingerdarm (Ulcus duodeni, Zwölffingerdarmgeschwür). Treten über Jahre immer wieder Ulzera auf, spricht man von einer chronischen Ulkuskrankheit.

Magen- und Zwölffingerdarmgeschwüre entstehen durch ein Ungleichgewicht zwischen aggressiven (die Schleimhaut angreifenden) und die Schleimhaut schützenden Faktoren. Die wichtigsten aggressiven Faktoren sind eine Besiedelung mit dem Bakterium Helicobacter pylori, die Einwirkung von Magensäure und die Einnahme nichtsteroidaler Antiphlogistika (Schmerz- und Rheumamittel).

Schützende Faktoren sind eine gute Durchblutung der Magenschleimhaut sowie eine ausreichende Bildung von Magenschleim und basischem Bicarbonat, wozu ein entspannter Zustand für das vegetative Nervensystem erforderlich ist. Dauerstress dagegen vermindert die Durchblutung der Schleimhaut („der Magen krampft sich zusammen"), wodurch weniger schützender Schleim abgegeben werden kann und die Magenschleimhaut umso mehr von der Magensäure angegriffen wird.

Die Betroffenen leiden unter Übelkeit, Appetitlosigkeit, Völlegefühl und Gewichtsverlust. Im Vordergrund stehen Schmerzen im Oberbauch, die beim Magengeschwür typischerweise direkt und beim Zwölffingerdarmgeschwür einige Stunden nach den Mahlzeiten auftreten.

Manche Betroffenen allerdings haben kaum oder gar keine Beschwerden, sodass das Geschwür erst dann erkannt wird, wenn Komplikationen wie z.B. Blutungen eintreten.

Heute haben Magen- und Zwölffingerdarmgeschwüre dank der sehr effektiven medikamentösen Möglichkeiten (Protonenpumpenhemmer) meist eine gute Ausheilungschance.

Bei positivem Helicobacter-Befund wird schulmedizinisch eine Eradikationstherapie (Therapie zur Ausrottung des Erregers) mit Antibiotika-Kombinationen und Säurepumpenhemmern durchgeführt.

Die Ausheilung eines Magengeschwürs sollte beim Erwachsenen mittels Magenspiegelung (Endoskopie) kontrolliert werden, um nicht den sehr bösartigen Magenkrebs (Magenkarzinom) zu übersehen.

Hausmittel und unterstützende Maßnahmen

Bei akuter Magenschleimhautentzündung:
- Während der akuten Beschwerden am besten nur Tee und Zwieback zu sich nehmen
- Zu vermeiden sind Kaffee, Nikotin, schwarzer Tee, Alkohol, eiskalte Getränke, Zucker, Süßigkeiten, scharfe Gewürze sowie Schmerz- und Rheumamittel
- Zu empfehlen ist eine basenreiche Ernährung mit Kartoffeln, Gemüse und Obst

- Basenpulver oder Heilerde, mehrmals täglich ein TL in Wasser gelöst eingenommen, neutralisiert die Magensäure und Heilerde wirkt zusätzlich schleimhautschützend
- Entspannung ist wichtig, denn nur dann kann die Magenschleimhaut genügend schützenden Magenschleim bilden
- In Ruhe essen und auch danach überflüssigen Stress vermeiden

Bei chronischer Magenschleimhautentzündung:
- Leichte Vollwertkost mit ausreichend Frischkost, wenig Zucker und Fett und Eiweiß nicht im Übermaß
- Mehrere kleine Mahlzeiten am Tag sind vorteilhaft
- Eine sechswöchige Kur mit basisch wirkendem Kartoffelsaft (Reformhaus)

Bei Magengeschwür:
- Basenreiche und individuell gut verträgliche Lebensmittel (Kartoffeln, Gemüse, Kräutertees) bevorzugen
- Saure Tees wie Früchte- und Hagebuttentee sowie rohes saures Obst und Rohkost meiden
- Eine Trinkkur mit frischem Weißkohlsaft (bzw. einem Präparat) unterstützt die Ausheilung eines Ulkus
- Bei Magen-Darm-Blutungen sofort zum Arzt gehen!

Rollkur mit Kamille
Ein aus Kamillenblüten oder Extrakt hergestellter Kamillentee wird schluckweise und nicht zu heiß getrunken. Anschließend zunächst auf den Rücken drehen, nach 5–10 Minuten auf die rechte Seite, dann auf den Bauch und zuletzt auf die linke Seite. Durch dieses Rollen um die eigene Achse kommt die gesamte Magenschleimhaut mit dem reizmildernden Kamillenextrakt in Kontakt.

Tee-Zubereitungen
- Bei Geschwüren von Magen und Zwölffingerdarm: Mischung aus 30 g Melissenblättern, 10 g Baldrianwurzel, 10 g Hopfenzapfen, 10 g Fenchelfrüchte, 10 g Johanniskraut. 2 TL der Mischung pro Tasse anwenden und 3–5 Tassen täglich trinken.

Oder:
- 10 g Cicadae Periostracum, 35 g Frauenmantel, 35 g Bärentraube, 45 g Süßholzwurzel, 25 g Schachtelhalm, 40 g Ringelblume mischen. 1 EL der Mischung mit kochendem Wasser in einer großen Tasse aufbrühen, 10 Minuten ziehen lassen und dann abseihen. Täglich 3 Tassen trinken.
- Bei Magenschleimhautentzündung: 10 g Lobelia-Kraut, 15 g Wermut und 35 g Fenchel mischen. 1 EL der Mischung mit kochendem Wasser in einer großen Tasse aufbrühen, 10 Minuten ziehen lassen und dann abseihen. Vor jeder Mahlzeit eine Tasse trinken.
- Bei Sodbrennen: 20 g Kalmus, 25 g Süßholz, 25 g Koriander, 20 g Wacholder, 25 g Anis und 15 g Melisse mischen. 1 EL der Mischung mit kochendem Wasser in einer großen Tasse aufbrühen, 10 Minuten ziehen lassen und dann abseihen. Vor jeder Mahlzeit eine Tasse trinken.
- Eibisch-Tee (Käsepappeltee) bei Übersäuerung: Damit der Schleim gut erhalten bleibt, wird der Tee als Kaltauszug zubereitet. Dazu übergießt man 3 Teelöffel der geschnittenen Eibisch-Wurzel *oder* 1–2 EL von den Blüten und Blättern mit einer Tasse kaltem Wasser und lässt den Ansatz mindestens acht Stunden bzw. über Nacht ziehen. Dann seiht man den Tee ab und erwärmt ihn leicht auf Trinktemperatur.
- Bei allgemeinen Magenbeschwerden: Mischung aus 30 g Kamillenblüten, 20 g Süßholzwurzel, 10 g Kümmel und 10 g Melissenblättern. 2 TL der Mischung pro Tasse, 3 Tassen täglich für 4 Wochen.

Heilpflanzen

Bei Magen- und Zwölffingerdarmgeschwüren steht die medikamentöse Säurehemmung (H2-Blocker bzw. die hochwirksamen Protonenpumpenhemmer, welche oft als „Magenschutz" bezeichnet werden) an erster Stelle. Pflanzliche Präparate können zusätzlich die Heilung unterstützen. Bei leichter und akuter Magenschleimhautentzündung ist die alleinige Behandlung mit Naturheilmitteln oft ausreichend.

Kamille eignet sich sehr gut zur Behandlung von Magenschleimhautentzündungen. Die Blüten enthalten ätherisches Öl und Flavonoide und wirken krampflösend und entzündungshemmend. Die in der Kamille enthaltenen Schleimstoffe weisen zudem eine reizmildernde Wirkung auf. Alkoholische Kamillenauszüge enthalten alle Inhaltsstoffe, während ein wässriger Auszug (Tee) weniger krampflösende ätherische Öle enthält.

Verschiedene **Schleimdrogen** wie **Leinsamen, Eibischwurzel** und **Malvenblätter** werden ebenfalls zur Behandlung von Entzündungen im Magen-Darm-Bereich eingesetzt. Die Schleimstoffe bilden einen Schutzfilm über der gereizten Magenschleimhaut, wirken der Entzündung entgegen und fördern das Abheilen. Leinsamen sollte möglichst frisch geschrotet gekauft werden und 30 Minuten vor der Einnahme in heißer Milch oder heißem Wasser vorquellen. Nur so werden genügend Schleimstoffe freigesetzt. (Zur Behandlung von Verstopfung dagegen sollten die Leinsamen *nicht* geschrotet werden!)

Süßholzwurzelextrakte, die typischerweise nach Lakritze schmecken, werden zur Behandlung von Magen- und Zwölffingerdarmgeschwüren eingesetzt und können auch mit Kamille kombiniert werden. Der Hauptinhaltsstoff (Glyzyrrhizin) hat eine entzündungshemmende Wirkung und erhöht die Schleimproduktion der Magenschleimhaut, ohne die Säuresekretion anzuregen. Das Glyzyrrhizin beeinflusst jedoch den körpereigenen Kortisonstoffwechsel und es kann bei einer Überdosierung zu Wasseransammlungen (Ödemen) und Bluthochdruck (Hypertonie) kommen. Daher sollten solche Präparate nicht über einen längeren Zeitraum hinweg eingenommen werden.

Präparate

Amara-Pascoe®
1 g enth.: Tinktur (1:5) aus Chinarinde 0,1 g, Enzianwurzel 0,04 g, Pomeranzenschale 0,04 g, Zimtrinde 0,02 g
Anwendung bei Magenbeschwerden, Verdauungsbeschwerden durch zu geringe Magensaftproduktion und zur Appetitanregung

Bad Heilbrunner Magen- und Darm-Tee
1 Filterbeutel enth.: Kamillenblüten 875 mg; Pfefferminzblätter 586,25 mg; Kümmel 288,75 mg
Anwendung bei Verdauungsbeschwerden, besonders bei leichten Krämpfen im Magen-Darm-Bereich; Blähungen, Völlegefühl

Gastricholan-L® Flüssigkeit
1 g enth.: 1 g Tinktur aus Pfefferminzblättern, bitterem Fenchel, Kamillenblüten
Anwendung bei leichten Krämpfen im Magen-Darm-Bereich, Blähungen, Völlegefühl

Gastritol® „Dr. Klein" Tropfen
100 ml enth.: Auszug aus Gänsefingerkraut 35 ml, Süßholzwurzel 15 ml, Angelikawurzel 5 ml, Benediktenkraut 5 ml, Wermutkraut 5 ml, Auszug aus Johanniskraut 15 ml
Anwendung bei Magenverstimmung und Magenschleimhautentzündung. Reizmagen mit vermehrter Bildung von Magensäure, Blähungen. Druck und Völlegefühl nach dem Essen. Krämpfe im Magen-Darm-Bereich

Gastrovegetalin® Lösung
100 g enth.: Dickextrakt aus Melissenblättern 10 g
Anwendung bei funktionellen Magen-Darm-Beschwerden, Magen-Darm-Erkrankungen aufgrund von Nervosität

Heumann Magentee Solu-Vetan®
1,2 g Teeaufgusspulver enth.: Trockenextrakt aus Süßholzwurzel 250 mg, Trockenextrakt aus Pfefferminzblättern 75 mg, Pfefferminzöl 5,4 mg
Anwendung bei Völlegefühl und leichten krampfartigen Magenbeschwerden

Iberogast® Flüssigkeit
100 ml enth.: Iberis amara (frische Ganzpflanze) 15 ml, Angelikawurzel 10 ml, Kamillenblüten 20 ml, Kümmelfrüchte 10 ml, Mariendistelfrüchte 10 ml, Melissenblätter 10 ml, Pfefferminzblätter 5 ml, Schöllkraut 10 ml, Süßholzwurzel 10 ml
Anwendung bei Krämpfen im Magen-Darm-Bereich, Magen- und Darmgeschwüren, Magenschleimhautentzündung und Reizdarm

Ulgastrin® Neu
1 EL enth.: Trockenextrakt aus wässriger Süßholzwurzel 200–280 mg
Anwendung bei Magen- und Darmgeschwüren

Ullus Magenkapseln N
1 Kps. enth.: Süßholz-Trockenextrakt 225 mg, Kamillenblüten-Trockenextrakt 222 mg
Anwendung bei Magen- und Darmgeschwüren

Nichtpflanzliche Präparate

Basica® Vital
2 Portionen Basica Vital (32 g) enthalten: Calcium 400 mg, Natrium 250 mg, Kalium 250 mg Magnesium 100 mg, Eisen 5 mg, Zink 5 mg, Kupfer 1 mg, Jod 100 µg, Molybdän 80 µg, Chrom 60 µg, Selen 30 µg
Anwendung: das basische Granulat enthält basische Vitalstoffe als organisch gebundene Mineralstoffe zur Harmonisierung des Säure-Basen-Haushalts

Bullrichs's Vital-Pulver
Enth.: Natriumhydrogencarbonat (55 %), Calciumcarbonat (20 %), Magnesiumcarbonat (13 %), Trikaliumcitrat (7,5 %), Natriumphosphat (4,5 %)
Anwendung als Nahrungsergänzung zur gezielten Nährstoffversorgung mit Calcium, Kalium, Magnesium, Natrium und Phosphor. Für einen ausgewogenen Säure-Basen-Haushalt

Luvos® Heilerde ultrafein
100 g Pulver enth.: Heilerde 100 g
Anwendung bei Sodbrennen, säurebedingten Magenbeschwerden, Durchfall

Schüssler-Salze

Nr. 3 Ferrum phosphoricum
bei akuten Beschwerden nach verdorbenen Speisen

Nr. 4 Kalium chloratum
bei weiß belegter Zunge

Nr. 7 Magnesium phosphoricum
bei krampfartigen Schmerzen mit Übelkeit und Erbrechen

Nr. 9 Natrium phosphoricum
bei saurem Aufstoßen, Erbrechen und Sodbrennen

Homöopathische Komplexmittel

Gastricumeel® Tabletten
1 Tbl. enth.: Argentum nitricum Trit. D6 30 mg, Acidum arsenicosum Trit. D6 30 mg, Pulsatilla pratensis Trit. D4 60 mg, Strychnos Nux vomica Trit. D4 60 mg, Carbo vegetabilis Trit. D6 60 mg, Stibium sulfuratum nigrum Trit. D6 60 mg
Anwendung bei akuter und chronischer Magenentzündung, Sodbrennen, Blähsucht

Nux vomica Pentarkan®
1 Tbl. enth.: Nux vomica Trit. D3 25 mg, Centaurium erythraea (Tausendgüldenkraut). D1 25 mg, Anacardium Trit. D4 25 mg, Arsenicum album Trit. D5 25 mg, Leonurus cardiaca 3a Trit. D1 25 mg
Anwendung bei Magenbeschwerden

Similasan homöopathisches Arzneimittel bei Magenbrennen
Homöopathische Inhaltsstoffe: Calcium carbonicum Hahnemanni D15, Natrium phosphoricum D12, Nux vomica D10
Anwendung bei Magenbrennen (Sodbrennen), saurem Aufstoßen, Magen-Darm-Gärung mit saurem Aufstoßen, Magenbrennen nach übermäßigem Kaffee-, Tabak- und Alkoholgenuss

Homöopathische Einzelmittel

(siehe auch die Mittel aus Kap. Verdauungsbeschwerden)

Argentum nitricum D12

Drückender brennender Magenschmerz, nagende Schmerzen im Oberbauch, Aufstoßen, Verlangen nach Süßem, aber Verschlechterung dadurch, geblähter Bauch, vielfältige Ängste, übertriebene Sorgen, Rastlosigkeit. Besserung durch Aufstoßen. Verschlimmerung durch Speiseeis, Süßigkeiten.
Die Modalität (Verlangen nach Süßem, aber Verschlechterung dadurch) sowie die vielfältigen Ängste sind oft hinweisend für Silbernitrat.

Arsenicum album

Magenschleimhautentzündung, Magengeschwüre. Appetitlosigkeit mit Ekel vor dem Essen. Unstillbarer Durst, trinkt aber in kleinen Schlucken. Heftiges Erbrechen. Erbrechen bei Geruch von Speisen. Durchfälle, Lebensmittelvergiftung. Unruhe, große Erschöpfung, Frostigkeit. Brennende Schmerzen, nächtliche Verschlimmerung (12.00–2.00 Uhr). Magenbeschwerden als Folge von Eisgenuss, Essig, wässrigen Früchten, Gurken. Besser durch Hitze oder warme Getränke, besser durch Milch.
Arsenicum album ist weißer Arsenik (Arsen(III)-oxid). Eine Arsenvergiftung geht mit heftigen Bauchschmerzen und Brechdurchfällen einher. In stark verdünnter Form kann Arsen deshalb nach der homöopathischen Ähnlichkeitsregel bei Magen-Darm-Beschwerden als Heilmittel eingesetzt werden.

Lycopodium
Akute und chronische Magenschleimhautentzündung und -geschwüre. Heißhunger, satt nach wenigen Bissen, Völlegefühl selbst nach kleinen Mengen Essen, saures Aufstoßen und Blähungen durch Kohl, Bohnen, Zwiebeln. Wacht nachts auf und muss essen. Empfindliches Gemüt und Probleme mit dem Selbstbewusstsein.
Die Beschwerden von Bärlapp-Sporen (Lycopodium clavatum) sind fast immer begleitet von Aufstoßen und Blähungen.

Nux vomica
Akute und chronische Magenschleimhautentzündung und Ulcus pepticum. Krampfartige Schmerzen im Magen. Verlangen nach Genussmitteln (Tabak, Alkohol, Kaffee), die jedoch verschlechtern, Völlegefühl und Magendruck nach dem Essen, saures Aufstoßen. Schlimmer morgens, schlimmer durch Zorn oder Überarbeitung, besser durch Wärme und warme Getränke.
Die Brechnuss ist ein wichtiges Magen- und Stressmittel und insbesondere für Beschwerden nach Alkohol geeignet.

Phosphorus
Magenschleimhautentzündung und -geschwüre. Verlangen nach kalten Getränken und Speisen, besonders Speiseeis, die dann Magenbeschwerden verursachen. Erbrechen setzt ein, sobald die Flüssigkeiten im Magen warm werden. Blutiges Erbrechen. Schlimmer durch warme Speisen und Getränke.
Gelber Phosphor ist leicht entflammbar und passt konstitutionell zu sensiblen, hochgewachsenen, schlanken Naturen mit großer Begeisterungsfähigkeit und Überempfindlichkeit gegen alle Sinneseindrücke.

4 Leber und Galle

Die Leber ist das wichtigste Stoffwechsel- und Entgiftungsorgan des menschlichen Organismus. Sie wandelt die aufgenommene Nahrung in körpereigene Bau- und Nährstoffe um und scheidet giftige Substanzen und Abbauprodukte mit der Galle aus. In der Gallenblase wird die von den Leberzellen gebildete Galle gespeichert und bei Bedarf über die Gallenwege in den Dünndarm abgegeben (täglich etwa 1,5 l!) Bei fettreicher Nahrung werden die in der Galle enthaltenen Gallensäuren benötigt, um die Nahrungsfette in feinste Tröpfchen zu zerlegen (zu emulgieren). Die Gallensäuren werden über die Pfortader danach wieder der Leber zugeführt und sozusagen recycelt.

Fettleber

Die Leberverfettung und -vergrößerung bzw. Fettleber entsteht zumeist durch regelmäßige Zufuhr größerer Alkoholmengen. Die Stoffwechselprodukte des Alkohols schädigen die Leberzellen, welche sich dann in funktionslose Fettzellen umwandeln. Weitere Ursachen einer Fettleber sind Diabetes mellitus, Überernährung sowie Fettstoffwechselstörungen. Bei der Behandlung der Fettleber steht absolutes Vermeiden von Alkohol und leberschädigenden Medikamenten im Vordergrund. Bei weiter fortgesetztem Alkoholmissbrauch bzw. Schädigung der Leberzellen entwickelt sich eine nicht mehr rückbildungsfähige Leberzirrhose.

Leberzirrhose

Die Leberzirrhose (Schrumpfleber) entsteht durch die Zerstörung der Leberläppchen und einen knotig-narbigem Umbau des Lebergewebes. Sie stellt das Endstadium vieler chronischer Lebererkrankungen dar. Häufige Ursachen einer Leberzirrhose bei Erwachsenen sind in etwa der Hälfte der Fälle ein chronischer Alkoholmissbrauch und in etwa einem Drittel aller Fälle eine chronische Virushepatitis. Weitere Ursachen sind Autoimmunerkrankungen, Gallenwegerkrankungen, Herz-Kreislauf-Erkrankungen (z.B. Stauungsleber bei chronischer Rechtsherzinsuffizienz), Lebervenenverschluss, Arzneimittel, Gifte oder Stoffwechselerkrankungen.

Die narbig-bindegewebige Umwandlung der Leber führt zu einer abnehmenden Leberdurchblutung und zu einer fortschreitenden Leberfunktionseinschränkung (Leberinsuffizienz). Liegt der Leberzirrhose eine Erkrankung mit Gallestau zugrunde, leiden die Patienten neben der Gelbsucht (Ikterus) oft an einem quälenden Juckreiz. Schreitet die Leberzirrhose fort, führt sie bei fast allen Patienten früher oder später zu tödlichen Komplikationen. Die einzige schulmedizinische therapeutische Option ist dann noch eine Lebertransplantation.

Gallenbeschwerden

Wenn zu wenig Galle für die Fettverdauung zur Verfügung steht, kommt es insbesondere nach fettreichen Mahlzeiten zu Übelkeit, Aufstoßen, Unwohlsein und Oberbauchbeschwerden.

Gallensteinleiden

Bei Gallensteinleiden (Cholelithiasis, Gallensteinkrankheit) finden sich Steine bzw. Grieß (Konkremente) in der Gallenblase und/oder den Gallengängen. Gallensteine entstehen, wenn ein Ungleichgewicht der Gallezusammensetzung vorliegt, sodass Cholesterin, Bilirubin und Kalzium ausgefällt (abgelagert) werden. Es bilden sich kleine Kristalle, die im Laufe der Zeit zu größeren Steinen heranwachsen können. Risikofaktoren für die Entstehung von Gallensteinen sind Entzündungen, Beweglichkeitsstörungen und Stauung der Gallenwege, ein verstärkter Zerfall der roten Blutkörperchen, Diabetes mellitus, erhöhtes Cholesterin, unausgewogene Ernährung, Übergewicht, Schwangerschaft und eine familiäre Vorbelastung.

Meistens entstehen die Steine in der Gallenblase und können dann in die Gallengänge geraten, was zu heftigen krampfartigen Schmerzen (Koliken) führt. Verursachen Gallensteine keine oder nur geringe Symptome (90 % der Fälle), spricht man von stummen Steinen, die meist nicht behandelt werden müssen.

Gallenkolik

Typisches Symptom des Gallensteinleidens ist die Gallenkolik, wenn der Stein aus der Gallenblase in die Gallenwege ausgetrieben wird: Der Patient hat heftige, krampfartige Schmerzen im rechten Ober- und Mittelbauch, die in den Rücken oder die rechte Schulter ausstrahlen können. Dazu kommen Begleiterscheinungen wie Schweißausbruch, Brechreiz und Erbrechen sowie evtl. ein Kreislaufkollaps. Als schulmedizinische Behandlung stehen die operative Entfernung der Gallenblase bzw. eine endoskopische Entfernung der Gallensteine im Vordergrund.

Hausmittel und unterstützende Maßnahmen

Bei Leberschäden

Bei der Behandlung von Leberschäden spielen Medikamente (auch pflanzlicher Herkunft) eine untergeordnete Rolle. Im Vordergrund steht die Vermeidung leberschädigender Substanzen:
- Auf Alkohol verzichten, chronischer Alkoholkonsum schädigt die Leber! (Toxische Grenze bei Männern: mehr als 60 g, d. h.

1,5 l Bier, bzw. ½ l Wein täglich, bei Frauen noch weniger: 20–30 g täglich, d.h. ¼ l Wein bzw. ½ l Bier)
- Auf geeignete Schutzmaßnahmen beim beruflichen Umgang mit Giftstoffen (Lösungsmittel, Tetrachlorkohlenstoff etc.) achten
- Nur absolut notwendige Medikamente einnehmen, bci längerfristiger Einnahme von Antibiotika, Antirheumatika, Lipidsenkern, Tuberkulosemitteln oder Psychopharmaka die Leberwerte in regelmäßigen Abständen überprüfen lassen
- Süßigkeiten, Koffein, scharf gewürzte und gebratene Speisen meiden
- Empfehlenswert sind kaltgepresste Pflanzenöle, Gemüse und ein Einschränkung von tierischem Eiweiß
- Täglich 5–6 Portionen frisches Obst
- Auf Vitamin B-haltige Ernährung achten (Salate, Gemüse, Fisch)
- Dreimal täglich 1 EL Artischockensaft aus der Apotheke einnehmen

Bei Gallenblasenbeschwerden
- Bei Gallenbeschwerden sollte allgemein auf Kaffee, Zigaretten, zuviel Alkohol und allzu fettes Essen verzichtet werden
- Bei akuten Beschwerden lindern feuchtheiße Leibwickel unter dem rechten Rippenbogen
- Kartoffelwickel: Pellkartoffeln zerstampfen, in ein Baumwolltuch legen und so heiß wie möglich auflegen
- Einen Heublumensack so heiß wie möglich (ca. 40 °C) auf die Lebergegend auflegen und mit einem Wolltuch umwickeln
- Bei chronischen Beschwerden kann (Schwarz-)Rettichsaft die Abgabe von Gallensaft fördern und regulieren. Täglich 8–10 EL frischen Rettichsaft einnehmen

Teemischungen
Bei Gallenblasen-Beschwerden:
- 2 TL Alantwurzel mit ½ l kochendem Wasser aufgießen, 10 Minuten ziehen lassen und dann abseihen, über den Tag verteilt trinken.
- 1 TL Schwarzkümmelsamen mit einer Tasse Wasser überbrühen, nach 10 Minuten abseihen und 2 x täglich eine Tasse trinken.

- 1 gehäuften TL zerschnittenes Tausendgüldenkraut mit ¼ l kaltem Wasser übergießen und 8 Stunden lang (über Nacht) ziehen lassen. Dann abseihen und auf Trinktemperatur erwärmen. 3 x täglich eine Tasse ungesüßt trinken.
- 15 g Tausendgüldenkraut, 15 g Pfefferminze, 15 g Kamille, 5 g Kümmelfrüchte und 5 g Fenchelfrüchte mischen. 2 TL der Mischung mit ¼ l kochendem Wasser überbrühen, 10 Minuten ziehen lassen und dann abseihen. 2- bis 3-mal täglich eine Tasse trinken.

Bei Leberbeschwerden:
- 1 EL Artischockensaft 3 x täglich nach dem Essen
- Mehrwöchige Teekur mit Mariendisteltee. 2 TL zerstoßene Mariendistelfrüchte mit ¼ l kochendem Wasser übergießen, 20 Minuten ziehen lassen und dann abseihen.
- 15 g Angelika, 15 g Berberitze, 15 g Andorn, 15 g Bitterklee, 15 g Pfefferminze, 15 g Faulbaumrinde und 15 g Schafgarbe mischen. 2 TL der Mischung mit ¼ l kochendem Wasser überbrühen, 10 Minuten ziehen lassen und dann abseihen. 1 x täglich eine Tasse trinken.

Heilpflanzen

Als „Leberschutzmittel" werden vor allem **Mariendistelfrüchte** eingesetzt. Diese zeigen auch bei Patienten mit Leberzirrhose einen positiven Effekt, unabhängig davon, ob der Schaden durch Alkohol oder Medikamente ausgelöst wurde. Mariendistelfrüchte stabilisieren die Außenwand der Leberzellen und machen sie weniger anfällig für schädliche Substanzen. Sie unterstützen den Leberstoffwechsel und fördern die Regeneration der Leberzellen. Ein Teeauszug enthält zu wenig Wirkstoff, daher sollten hochdosierte Fertigpräparate bevorzugt werden.

Viele Pflanzenextrakte können Verdauungsstörungen lindern, die durch einen Mangel an Galle verursacht sind. Die wichtigsten Heilpflanzen sind: **Artischocke, Wermut, Enzian, javanische Gelbwurz, Pfefferminze, Schöllkraut, Boldo, Erdrauch** und **Berberitze**. Sie regen die Gallensaftproduktion und Freisetzung der Gallenflüssigkeit an. Verantwortlich für diesen Effekt sind meist Bitterstoffe, wie sie auch in vielen verdauungsfördernden Schnäpsen vorhanden sind. Manche Arzneipflanzen weisen noch einen zusätzlich krampflösenden Effekt auf, wie z. B. Schöllkraut, Erdrauch, Boldo und Berberitze.

Neben den Einzelpräparaten aus Schöllkraut, Erdrauchkraut und Artischockenblättern gibt es noch eine Reihe von Heilpflanzen-Kombinationen je nach Art der Beschwerden:

- Bei zusätzlichen Blähungen: Kombinationen mit **Pfefferminzöl, Kümmel, Fenchel** oder **Anis**
- Bei gleichzeitigen Entzündungen im Magen-Darm-Bereich: Kombinationen mit **Kamillenextrakten**
- Kombinationen mit Abführmitteln wie Sennesfrüchte oder Aloe sind dagegen weniger empfehlenswert.

Achtung: Pflanzliche Präparate zur Anregung des Gallenflusses dürfen *nicht* bei einem Verschluss der Gallenwege und bei schweren Leberfunktionsstörungen angewendet werden!

Präparate

Ardeycholan® Hartkapseln
1 Hartkps. enth.: Trockenextrakt aus Artischockenblättern 400 mg
Anwendung bei Verdauungsbeschwerden, insbesondere durch Störungen des ableitenden Gallensystems und Leberfunktionsstörungen

Aristochol® Gallekapseln Hartkapseln
1 Hartkps. enth.: Trockenextrakt aus Artischockenblättern 400 mg
Anwendung bei Verdauungsstörungen wegen verminderter Gallensaftproduktion, Leberfunktionsstörungen

Cholagogum Nattermann Artischocke Kapsel
1 Kps. enth.: 400 mg Trockenextrakt aus Artischockenblättern
Anwendung bei Verdauungsbeschwerden (dyspeptische Beschwerden), besonders bei funktionellen Störungen des ableitenden Gallensystems und Leberfunktionsstörungen

Horvilan® N
1 Drg. enth.: Curcumawurzelstock-Trockenextrakt 25,9 mg, Schöllkrauttrockenextrakt 60–90 mg Pfefferminzöl 20 mg
Anwendung bei entzündlichen Gallenblasenbeschwerden und bei Störungen im Bereich des Gallenabflusses; Beschwerden im Bereich von Magen und Darm, Völlegefühl, Blähungen und Verdauungsbeschwerden

Kneipp® Heupack Herbatherm® N Kompressen
1 gebrauchsfertige Kompresse enth.: geschnittenes Wiesenheu mit Blüten 285 g
Anwendung unterstützend bei Gallen-, Nieren- und Blasenerkrankungen. Kräftige Durchblutungssteigerung der tieferen Hautschichten und der darunterliegenden Gewebe

Kneipp Leber- und Galle-Tee
1 Aufgussbeutel zu 1,8 g enth.: Pfefferminzblätter 0,72 g, Curcumawurzel 0,24 g, Löwenzahnkraut mit Wurzel 0,84 g
Anwendung zur Unterstützung für Galle und Leber, Oberbauchbeschwerden mit oder ohne Krämpfe, Verdauungsbeschwerden

Legalon® forte Kapseln
1 Kps. enth.: Trockenextrakt aus Mariendistelfrüchten 173–186,7 mg
Anwendung bei Leberschäden; zur unterstützenden Behandlung bei chronisch-entzündlichen Lebererkrankungen und Leberzirrhose

Neurochol® C
1 Drg. enth.: Schöllkrauttrockenextrakt 132–198 mg, Trockenextrakt aus Löwenzahnganzpflanze, Wermutkrauttrockenextrakt 30,4 mg
Anwendung bei Verdauungsbeschwerden, insbesondere, wenn sie durch Störungen des Gallenwegssystems bedingt sind

Schoenenberger naturreiner Heilpflanzensaft Löwenzahn-Presssaft
100 ml enth.: Presssaft aus frischem Löwenzahnkraut und -wurzeln 100 ml
Anwendung bei Störungen des Gallenflusses, zur Anregung der Harnausscheidung und bei Verdauungsstörungen

Sidroga Leber- & Gallentee N
Zusammensetzung: Löwenzahn (Taraxaci radix cum herba) 45 %, Pfefferminzblätter (Menthae piperitae folium) 20 %, Gelbwurz, javanische (Curcumae xanthorrhizae rhizoma) 15 %, Schafgarbenkraut (Millefolii herba) 10 %, Kümmel (Carvi Fructus) 5 %, Süßholzwurzel (Liquiritiae radix) 5 %
Anwendung bei krampfartigen Beschwerden im Magen-Darm-Bereich und im Bereich der Gallenwege

Silibene® 109 mg/156 mg Hartkapseln
1 Hartkps. enth.: Trockenextrakt aus Mariendistelfrüchten
Anwendung bei Leberschäden, zur unterstützenden Behandlung bei chronisch-entzündlichen Lebererkrankungen und Leberzirrhose

Spasmo gallo sanol® N Dragees
1 Drg. enth.: Pfefferminzöl 37,5 mg

Anwendung bei krampfartigen Beschwerden im oberen Magen-Darm-Trakt und der Gallenwege

Schüssler-Salze

Nr. 10 Natrium sulfuricum
zur Anregung des Gallenflusses

Nr. 7 Magnesium phosporicum
als „heiße Sieben" gegen Krämpfe, Koliken

Nr. 3 Ferrum phosphoricum
bei chronischen Gallenwegsentzündungen

Homöopathische Komplexmittel

Leber-Galletropfen S
100 g enth.: Chelidonium D2, Lycopodium D6, Carduus marianus D2, Atropinum sulfuricum D4, Calcium carbonicum Hahnemanni D10, Veratrum D3, Phosphorus D10, Fel tauri D4, Nux vomica D10, Cynara scolymus D4, Taraxacum D2, Mandragora D4, Chionanthus virginicus D4, Hepar suis D8, Momordica balsamina D4a
Anwendung bei Leber-Gallen-Beschwerden

Phönix Tartarus III/020 Tropfen
100 ml enth.: 10 ml wässriges Destillat aus Bolus alba 437,5 mg mittels Acidum sulfuricum D2, Antimonium crudum D8 8 ml, Arnica D2 6 ml parat. Aurum chloratum D5 3 ml, 4 ml wässrige Lösung von Campher 6,8 mg, Chelidonium maj. D3 3 ml, 6 ml ethanolhaltiges Destillat aus Corallium rubrum 150 mg, und Kaliumnitrat 75 mg, Cuprum sulfuricum D4 10 ml, Digitalis D4 3 ml parat. Helleborus virid. D4 6 ml, Juniperus communis D1 5 ml, Kalium nitricum D3 9 ml, Mercurius sublimat. corrosiv. D6, Orthosiphon D1 3 ml, parat. Solidago Virga aurea D1 4 ml, Spiraea ulmaria D1 4 ml, parat. 8 ml ethanolhaltiges Destillat aus Tartarus crudus 44,4 mg, Zincum metallicum D8 3 m
Anwendung bei Grieß und Steinen in den Gallenwegen und im Harntrakt

Similasan homöopathisches Arzneimittel bei Leber-Galle-Beschwerden
Globuli 15 g, homöopathische Inhaltsstoffe: Belladonna (Atropa belladonna) D6, Carduus marianus (Silybum marianum) D6, Chelidonium majus D6
Anwendung bei Leber-Galle-Beschwerden, Blähungen, Aufstoßen, Übelkeit

Spascupreel® Tabletten
1 Tbl. enth: Colocynthis (HAB 1934) Trit. D4 30 mg, Ammonium bromatum Trit. D4 30 mg, Atropinum sulfuricum Trit. D6 30 mg, Veratrum album Trit. D6 30 mg, Magnesium phosphoricum Trit. D6 30 mg, Gelsemium sempervirens Trit. D6 30 mg, Agaricus (HAB 1934) Trit. D4 (HAB, Vorschrift 3a) 15 mg, Matricaria recutita Trit. D3 15 mg, Cuprum sulfuricum Trit. D6 15 mg, Aconitum napellus Trit. D6 60 mg, Passiflora incarnata Trit. D2 15 mg
Anwendung zur Besserung krampfartiger Beschwerden der Verdauungsorgane

Homöopathische Einzelmittel

Die Leber reagiert recht gut auf homöopathische Behandlungen und selbst chronische Virus-Hepatitis-Formen können damit positiv beeinflusst werden, allerdings sollte dies nur durch eine konstitutionelle Behandlung beim ausgebildeten Homöopathen geschehen. Bei Gallenbeschwerden sollte auch die Mittel aus dem Kapitel Verdauungsbeschwerden berücksichtigt werden.

Bryonia
Hepatitis, Gallenblasenentzündung mit stechenden Schmerzen im rechten Oberbauch, bitterer Geschmack im Mund, große Reizbarkeit; die Leber fühlt sich schwer an wie ein Klumpen im rechten Oberbauch. Durst auf große Mengen Flüssigkeit, Verlangen nach Bier. Die Zunge ist trocken oder gelb-braun belegt. Verschlechterung durch tiefes Atmen und durch jede Bewegung, Verbesserung durch Druck und Ruhe.
Typisch für die weiße Zaunrübe oder Gichtrübe ist die deutliche Verschlechterung durch jede kleinste Bewegung.

Chelidonium
Jede Form von Leber- und Gallenblasenerkrankungen mit starken, krampfartigen Schmerzen in der Leber, die auch typischerweise in das rechte Schulterblatt ausstrahlen; bitterer Geschmack im Mund, Verlangen nach warmer Milch und warmen Getränken. Gelbsucht und heller Stuhl, Neugeborenengelbsucht, Gallenbeschwerden während der Schwangerschaft. Verbesserung durch warme Getränke, Verschlimmerung durch fette Speisen.
Das Schöllkraut hat einen gelben Saft, der gegen Warzen Verwendung findet, aber eben auch an die Gelbsucht erinnert. Gelbe Haut und Schmerzen im rechten Schulterblatt sind gute Hinweise.

Lycopodium
Leberkrankheit oder Gelbsucht mit Verdauungsstörungen und Blähungen. Enge Kleidung ist unerträglich, die Leber ist vergrößert, der Bauch ist berührungsempfindlich, Verschlimmerung nachmittags um 16.00 Uhr. Schlimmer beim Essen größerer Mengen, Besserung nach Blähungsabgang.
Der Bärlapp ist ein wichtiges Lebermittel für Menschen mit großer Empfindlichkeit, autoritärem Auftreten sowie Angst um die eigene Gesundheit und um berufliche Dinge.

Magnesium muriaticum
Leberschwäche mit Mattigkeit und Depressionen. Chronische oder akute Hepatitis. Lange schwelende Lebererkrankung. Die Leber ist vergrößert oder hart. Lebererkrankung nach Scheidung der Eltern oder anderem psychischem Trauma. Verlangen nach Obst, Gemüse und Salaten. Schlimmer durch Milch und Fett.
Magnesiumchlorid ist passend bei verdrießlichen, verbitterten Menschen mit Leberbeschwerden. Unterdrückte Gefühle, hohes Pflichtbewusstsein, empfindlich gegen jede Auseinandersetzung. Scheidungskinder.

Natrium sulfuricum
Chronische und akute Hepatitis mit starker Übelkeit und Kopfschmerzen, Gelbsucht in Verbindung mit Durchfällen, die Leber ist berührungsempfindlich, die Zunge ist grünlich belegt. Asthma und Hepatitis. Verschlimmerung durch feuchte Witterung oder Wohnen in feuchten Häusern. Schlimmer durch Kummer und Enttäuschung. Besser durch Reiben des Bauchs.
Natriumsulfat ist Glaubersalz, dessen abführende Wirkung z.B. beim Heilfasten genutzt wird. In homöopathischer Potenz hilft es insbesondere bei Leberbeschwerden, wenn sie von Durchfällen begleitet sind. Natriumsalze allgemein tragen etwas Schweres und Belastendes aus ihrer Vergangenheit mit sich und können es nicht loslassen.

Weitere wichtige Mittel bei Lebererkrankungen

Nux vomica
(siehe auch Abschnitte zu Verdauungsbeschwerden und Magenschleimhautentzündung): Alkoholleber, Verstopfung. Reizbarkeit.

Phosphorus
(siehe auch Magenschleimhautentzündung): Hepatitis durch toxische Substanzen und Lösungsmittel, Leberverfettung

Sulfur
(siehe auch Verdauungsbeschwerden): chronische Hepatitis mit Durchfällen und gestauten Venen. Verlangen nach Fetten, Süßigkeiten und Gewürzen (was allerdings für die Leber nicht gut ist).

5 Durchfall

Akuter Durchfall ist allgemein eine gesunde Reaktion des Organismus, um eine Magen-Darm-Infektion wieder loszuwerden, und sollte nicht mit starken Medikamenten wie z.B. Loperamid (Immodium®) unterdrückt werden. Diese Mittel hemmen zwar sehr effektiv die Darmbewegungen, doch damit verliert der Körper die Möglichkeit, die Bakterien auszuwaschen, und der Krankheitsverlauf wird verlängert. Antibiotika haben ebenso eine eher negative Wirkung, denn sie vermindern zwar die pathogenen Erreger, aber bringen auch die Darmflora durcheinander, die normalerweise die Krankheitserreger „in Schach hält". Es ist bekannt, dass durch antibiotische Behandlungen bei Salmonellen-Erkrankungen die Heilung verzögert wird, bzw. dass die Betroffenen sogar zu Dauerausscheidern werden und die Infektion nicht mehr richtig loswerden.

Von Durchfall (Diarrhoe) spricht man bei mehr als drei ungeformten bis dünnflüssigen Stühlen täglich.

Je nach zeitlichem Verlauf unterscheidet man zwischen akuter und chronischer (länger als einen Monat anhaltender) Diarrhoe. Häufige Ursachen für akute Diarrhoen sind:
- Magen-Darm-Infektionen durch Bakterien oder Viren
- Lebensmittelvergiftungen
- Einnahme von Arzneimitteln mit abführender Wirkung, auch Abführmittel
- Antibiotika führen durch Veränderung der physiologischen Darmflora oft zu Durchfällen
- Psychische Einflüsse, z. B. Angst.

Häufige Ursachen für chronische Diarrhoen sind:
- Chronische Darmentzündungen (Colitis ulcerosa, Morbus Crohn)

- Nahrungsmittelunverträglichkeiten bzw. -allergien
- Von „funktionell bedingter" Diarrhoe spricht man, wenn trotz gründlicher Diagnostik keine Ursache gefunden werden kann

Begleitende Symptome bei Durchfall sind krampfartige Bauchschmerzen, körperliche Schwäche, Appetitlosigkeit und evtl. Fieber. Insbesondere bei Kindern und alten Menschen können die Elektrolyt- und Wasserverluste zur Austrocknung (Dehydration) führen.

Hausmittel und unterstützende Maßnahmen

Zur Vorbeugung von infektiösen Durchfallerkrankungen ist insbesondere die Hygiene zu beachten:
- Häufiges Händewaschen, vor allem nach jedem Toilettengang und vor dem Kontakt mit Lebensmitteln
- Sorgfältige Küchenhygiene
- Gründliches Erhitzen von Speisen, die erfahrungsgemäß häufig kontaminiert sind (z. B. Hähnchen)
- Verzicht auf den Genuss von rohem Ei und Roheiprodukten

Bei Reisen in Länder mit schlechten Hygieneverhältnissen gilt zusätzlich:
- Nur gekochte oder kurz zuvor selbst geschälte Speisen essen („boil it, cook it, peel it, or forget it")
- Meeresfrüchte und Soft-Eis meiden
- Zum Zähneputzen abgekochtes Leitungswasser oder Mineralwasser aus der Flasche verwenden
- Getränke nur aus Originalflaschen oder -dosen trinken. Eiswürfel in Restaurants ablehnen (sie sind meist aus Leitungswasser).

Bei akuter Diarrhoe:
- Möglichst wenig essen, am besten einen Tag lang gar nichts, statt dessen viel trinken!
- Gesalzene und leicht gesüßte Tees sind ebenso geeignet wie stille Mineralwässer mit einem hohen Gehalt an Natrium, Magnesium und Kalzium. (Sie sollten allerdings wenig Sulfat enthalten, da dieses abführend wirkt).

- Danach stufenweise Kostaufbau etwa in folgender Reihenfolge: frischer Möhrensaft – Apfel – Bananenpüree – Kartoffeln – leicht verdauliches Gemüse – gesäuerte Milchprodukte, Käse – Normalkost
- Bei Kindern und älteren Menschen bzw. bei starken und schwächenden Durchfällen ist eine fertige Elektrolyt-Glukose-Mischung zu empfehlen, um die verlorengegangen Elektrolyte wieder zu ersetzen. Die Betroffenen fühlen sich dabei schnell wieder besser und der Kreislauf wird stabiler
- Eine diesen Präparaten ähnliche (= orale Rehydrations-) Lösung kann man auch selbst herstellen: In 1 l Wasser 2,5 g Speisesoda, 1,5 g Kaliumchlorid, 3,5 g Kochsalz und 20 g Traubenzucker auflösen und über den Tag verteilt trinken
- Geriebene Äpfel essen. Sie enthalten Pektin, das etwas stopfend wirkt
- Medizinische Kohle kann Gärungsprodukte und Bakteriengifte binden und aus dem Körper schleusen. Kohletabletten sollten jedoch nicht längerfristig eingenommen werden
- Cola (gibt es praktisch überall) in kleinen Schlucken trinken und dazu Salzstangen essen
- Gebackenen Zwieback mit ungesüßtem Tee zu sich nehmen.
- 1 TL Heilerde in lauwarmem Wasser oder Tee auflösen und diese Mischung schnell trinken
- Schwarzen Johannisbeersaft aus dem Reformhaus (ungesüßt) trinken, 2 x täglich ein Glas

Teemischungen
- 20 g Blutwurz und 10 g Pfefferminzblätter mischen, 2 TL der Mischung mit kaltem Wasser übergießen und zum Kochen bringen, 10 Minuten ziehen lassen und dann abseihen. Täglich 2–3 Tassen trinken.
- 20 g getrocknete Heidelbeeren, 10 g Melissenblätter und 10 g Kamillenblüten mischen, 2 TL mit ¼ l kaltem Wasser übergießen, zum Sieden bringen, 10 Minuten ziehen lassen und dann abseihen. Täglich 2–3 Tassen trinken.

Heilpflanzen

Gegen Durchfall eignen sich Pflanzen, die Gerbstoffe enthalten. Diese reagieren mit Bestandteilen der Darmschleimhaut und sorgen aufgrund ihrer zusammenziehenden (adstringierenden) Wirkung dafür, dass weniger Wasser in den Darm abgegeben wird.

Eichenrinde, Ratanhiawurzel und **Tormentillwurzeln** sind besonders reich an Gerbstoffen. Geringe Mengen an Gerbstoffen sind in Teeblättern enthalten. **Schwarzer** und **grüner Tee** haben daher einen positiven Effekt bei Durchfall. Ebenso können **Heidelbeeren** helfen, von denen allerdings etwa 7 EL genommen werden müssen.

Präparate

Aplona® Pulver
1 Btl. enth.: getrocknetes Apfelpulver 4,9 g
Anwendung bei akuten und chronischen Durchfällen insbesondere bei Kindern, bei Diät- und Gewichtsreduktionskur

Kohle-Compretten® Tabletten
1 Tbl. enth.: Med. Kohle 250 mg
Anwendung bei akutem Durchfall und bei Vergiftungen zur Beschleunigung der Ausscheidung

Myrrhinil-Intest® überzogene Tabletten
1 Tbl. enth.: Myrrhe 100 mg, Kaffeekohle 50 mg, Trockenextrakt aus Kamillenblüten (4–6:1) 70 mg
Anwendung zur Unterstützung der Magen-Darm-Funktion, bei Durchfällen

Tannacomp® Filmtabletten
1 Filmtbl. enth.: Tanninalbuminat 500 mg
Anwendung bei akuten Diarrhoen, Prophylaxe und Therapie von Reisediarrhoen

Uzara® Dragees N/-Lösung N
Wirkstoff: Uzarawurzel-Trockenextrakt
Anwendung bei unspezifischen akuten Durchfallerkrankungen

Mikrobiologische und andere Präparate

Bioflorin Kapseln
1 Kps. enth.: mindestens 75 Mio. lebende Keime von Enterococcus faecium, Stamm Cernelle 68 (SF 68) in Trockenkultur
Anwendung bei Durchfällen, zur Unterstützung der natürlichen Darmbesiedlung bei unspezifischen Durchfällen. Krankheitserregende Keime werden in ihrem Wachstum gehemmt und rasch aus dem Darm verdrängt

Diarrhoesan® Flüssigkeit zum Einnehmen
100g enth.: Apfelpektin 3,2 g, Kamillenblüten-Flüssigextrakt (1:1) 2,5 g
Anwendung bei nicht bakteriell bedingten leichten Diarrhoen

Elotrans® Pulver zur Herstellung einer Lösung zum Einnehmen
1 Btl. enth.: D-Glucose 4g, Natriumchlorid 0,7g, Natriumcitrat $2H_2O$ 0,59g, Kaliumchlorid 0,3 g
Anwendung gegen Austrocknung (Dehydration) als Wasser- und Elektrolyt-Ersatz bei Durchfallerkrankungen

Hylak® N Lösung
1 ml enth.: Wässriges Substrat der Stoffwechselprodukte von Lactobacillus helveticus DSM 4183 102,315 mg
Anwendung zur Unterstützung der Darmfunktion, z.B. bei Darmträgheit, Durchfall

Infectodyspept instant Pulver
1 Btl. enth.: in 1,75 g Karottenpulver Karottenpektin 0,1 g
Anwendung bei akuten und chronischen Durchfallerkrankungen (Dyspepsie), vor allem im Säuglings- und Kindesalter

Omni Biotic 10 AAD Beutel
1 Btl. enth: 5 Milliarden aktiver Keime pro Beutel; 10 Bakterienstämme (Lactobacillus acidophilus, 2 verschiedene Unterarten, Lactobacillus paracasei, Lactobacillus plantarum, Lactobacillus rhamnosus, Lactobacillus salivarius, Enterococcus faecium, Bifidobacterium bifidum, Bifidobacterium lactis, 2 verschiedene Unterarten).
Anwendung bei Durchfällen nach Antibiotika oder Verdauungs- und immunologischen Problemen aufgrund einer gestörten Darmflora

Omnisept Durchfallkapseln Kapseln
1 Kps. enth.: Lactobacillus acidophilus-Kulturlyophilisat mit 5×10^9 nicht lebensfähigen Keimen 35 mg, Trockensubstanz aus Stoffwechselprodukten von $5,2 \times 10^8$ Lactobacillus acidophilus 80 mg
Anwendung bei Durchfallerkrankungen, auch nach Antibiotikabehandlung

Oralpädon®
1 Btl. enth.: Natriumchlorid 0,47 g, Kaliumchlorid 0,3 g, Glucose 1H$_2$O 3,56 g
Anwendung gegen Austrocknung (Dehydration) als Wasser- und Elektrolyt-Ersatz bei Durchfallerkrankungen von Kindern

Paidoflor® Kautabletten
1 Kautbl. enth.: Trockenpulver aus Lactobacillus acidophilus 20 mg (entspr. 10^9–10^{10} lebensfähigen Bakterien pro g)
Anwendung zur Unterstützung der Darmfunktion, z.B. bei Darmträgheit und Durchfall

Perenterol® forte 250 mg Kapseln
1 Kps. enth.: Trockenhefe aus Saccharomyces cerevisiae 250 mg (Synonym: Saccharomyces boulardii)
Anwendung zur Behandlung akuter Diarrhoen. Vorbeugung und symptomatische Behandlung von Reisediarrhoen sowie Diarrhoen unter Sondenernährung

Perocur® forte Kapseln
1 Kps. enth.: Saccharomyces cerevisiae 250 mg (entspr. 5×10^9 lebensfähigen Zellen)
Anwendung bei akuten Durchfallerkrankungen, Prophylaxe und symptomatische Behandlung von Reisedurchfall und Durchfall unter Sondenernährung

Santax® S Kapseln
1 Kps. enth.: Trockenhefe aus Saccharomyces boulardii (1,8×1010 lebensfähige Zellen/g) 250 mg
Anwendung bei akuter Diarrhoe. Prophylaxe und Therapie von Reisediarrhoe

Schüssler-Salze

Nr. 3 Ferrum phosphoricum
akute Magen-Darm-Infektion durch verdorbene Speisen

Nr. 7 Magnesium phosphoricum
bei Schmerzen und Krämpfen als „heiße Sieben" (in heißem Wasser aufgelöst) schluckweise trinken

Nr. 4 Kalium chloratum und Nr. 24 Arsenicum jodatum
bei Reizdarm mit Schmerzen, Bauchkrämpfen und Durchfall

Homöopathische Komplexmittel

Diarrheel® SN Tabletten
1 Tbl. enth.: Argentum nitricum Trit. D8 30 mg, Acidum arsenicosum Trit. D8 30 mg, Colchicum autumnale Trit. D6 30 mg, Colocynthis (HAB 34) Trit. D6 Hydrargyrum bichloratum Trit. D8 30 mg, Podophyllum peltatum Trit. D6 30 mg, Veratrum album Trit. D4 30 mg
Anwendung bei Durchfallerkrankungen

Similasan homöopathisches Arzneimittel bei Magen-Darm-Beschwerden
Globuli 15 g enth.: Arsenicum album (Acidum arsenicosum) D6, Ipecacuanha (Cephaelis ipecacuanha) D6, Mercurius sublimatus corrosivus (Hydrargyrum bichloratum) D6, Podophyllum peltatum D6
Anwendung bei Durchfall und Erbrechen, Übelkeit, Beschwerden nach Genuss schlecht verträglicher Speisen

Homöopathische Einzelmittel

Aconitum
Wässriger, dünner Stuhl, Stuhlgang schleimig oder wie gehackte Kräuter. Starke innere Unruhe. Verursacht durch Angst, kalten, trockenen Wind, Unterkühlung, kalte Getränke. Verschlimmerung abends und nachts.
Aconitum Napellus, der blaue Eisenhut, wächst in den Hoch- und Mittelgebirgslagen Europas. Das Arzneimittel ist wichtig für die akute erste Erkrankungsphase.

Aloe
Akuter Durchfall mit vielen Blähungen. Beim Abgang von Winden geht aus Versehen auch Stuhl ab. Breiige, dünne, schleimige Stühle. Verursacht durch Überhitzung, Bier, Austern, unreifes Obst. Verschlimmerung morgens.
Aloe socotrina ist ein Liliengewächs und in Südafrika heimisch. Verwendet wird der getrocknete Saft der Blätter.

Argentum nitricum
Grüner, spinatähnlicher, geräuschvoller Durchfall, schleimig-wässrige Durchfälle, starkes Verlangen nach Süßigkeiten, die aber nicht vertragen werden, stark geblähter Bauch, explosives Aufstoßen, ängstliche und nervöse Unruhe, voller Befürchtungen. Verursacht durch Aufregung, Erwartungsangst, Lampenfieber, Prüfungsangst. Verschlimmerung durch Zucker, Süßigkeiten. Verbesserung durch Aufstoßen.
Silbernitrat ist ein wichtiges Mittel für Durchfall vor Prüfungen.

Arsenicum album

Akuter wässriger Durchfall durch Lebensmittelvergiftung, Erschöpfung, Kollaps, Blässe, Frösteln. Erbrechen. Der Anblick von Speisen und Getränken ist unerträglich. Brennende Magen-Darm- und Afterschmerzen. Durst auf kleine Mengen kalten Wassers. Angst und Unruhe. Verursacht durch Lebensmittelvergiftung, verdorbene Nahrung, kalte Getränke, Eiscreme. Verschlimmerung nachts von 24.00 Uhr bis 2.00 Uhr. Verbesserung durch Wärme.
Typisch für Arsen sind Schwäche, Frostigkeit und ängstliche Unruhe.

Bryonia

Durchfall mit krampfartigen, stechenden Leibschmerzen. Trockener Mund, trockene Lippen. Die Zunge ist weiß oder braun belegt, vor allem in der Zungenmitte. Durst auf große Mengen kalten Wassers. Verursacht durch kalte Getränke auf überhitzten Magen, Ärger bzw. nach dem Verzehr von Weißkohl. Verschlimmerung durch jede Aufregung und die kleinste Bewegung. Verschlimmerung morgens.
Bryonia dioica, die rotbeerige Zaunrübe, weist eine deutliche Verschlechterung durch jede Art von Bewegung oder Aufregung auf. Großer Durst.

Colocynthis

Durchfälle mit krampfartigen, schneidenden Bauchschmerzen, wässriger Durchfall nach der geringsten Nahrungsaufnahme. Bauchkoliken nach dem Essen oder Trinken. Verursacht durch Ärger, Zorn, Beleidigung. Verschlimmerung durch Essen oder Trinken. Verbesserung durch Zusammenkrümmen, Liegen auf den Bauch, Wärmeflasche, besser durch Kaffee.
Besonders geeignet ist die Koloquinte bei schneidenden, kolikartigen Bauchschmerzen, verursacht durch Ärger.

Dulcamara

Gelbwässrige Durchfälle. Schneidender Schmerz um den Nabel herum. Verursacht durch Kälte und Nässe, nasskaltes Wetter, Stehen und Sitzen auf kaltem, feuchtem Boden.
Solanum dulcamara, das Bittersüß, wächst in Europa und Asien. Entscheidendes Kriterium für die Verordnung ist zumeist die Causa (Auslöser).

Gelsemium

Schmerzloser Durchfall nach Schreck, bei Erwartungsängsten oder nach schlechten Nachrichten. Unwillkürliches Abgehen von Stuhl. Teilnahmslos, apathisch. Verursacht durch seelische Erregung, Furcht, Schreck, schlechte Nachrichten, Lampenfieber, Prüfungen.
Gelsemium sempervirens, der falsche Jasmin, wächst in Nord- und Mittelamerika. Das Mittel ist vor allem angezeigt, wenn das Beschwerdebild von Schwäche geprägt ist oder die Ursache zutrifft.

Mercurius solubilis
Blutige und schleimige Durchfälle. Colitis ulcerosa. Schwere Bauch- und Darmkrämpfe, die während und nach dem Stuhlgang am schlimmsten sind. Gefühl, beim Stuhlgang nicht fertig zu sein. Starkes nächtliches Schwitzen. Übelriechender Mundgeruch, vermehrter Speichelfluss nachts. Zahneindrücke sind seitlich an der Zunge sichtbar. Verschlimmerung nachts, bei Kälte und bei Wärme. Verschlimmerung während und nach dem Stuhlgang.

Mercurius solubilis Hahnemanni ist eine speziell von Hahnemann entwickelte Zubereitungsform von Quecksilber. Sie betrifft sehr sensible Menschen mit verschlossenen, intensiven Gefühlen und Impulsen.

Okoubasan D2 Tabletten
1 Tbl. enth.: Okoubaka aubrevillei e cort. ramorum sicc. D2 250 mg
Anwendung bei Durchfall aufgrund von Lebensmittelunverträglichkeiten

Podophyllum
Wässrige, reichliche, explosionsartige Durchfälle, schmerzlos oder krampfartig. Galliges Erbrechen. Große Erschöpfung und Leere nach dem Stuhlgang. Durchfälle während der Zahnung, mit heißen Wangen. Verschlimmerung frühmorgens und vormittags, durch Essen und Trinken.

Der Entenfuß oder Maiapfel ist besonders geeignet bei sogenannten „Hydrantenstühlen".

Pulsatilla
Kein Stuhl gleicht dem anderen, weinerliches und anhängliches Gemüt, wechselnde Gefühlslagen. Verursacht durch Obst, schweres, fettiges Essen (Butter, Sahne, Gebäck), Speiseeis, Durcheinanderessen. Verschlimmerung durch Wärme und im Raum. Verbesserung durch Trost, Zuneigung, Bewegung an der frischen Luft, kalte Anwendungen.

Eine Veränderlichkeit der Symptome und eine Weichheit im Gemüt charakterisieren die Küchenschelle.

Sulfur
Gelber, scharfer Stuhl, der den After reizt. Erwacht frühmorgens mit Stuhldrang, wird davon aus dem Bett getrieben. Äußerst übelriechender Stuhl mit Geruch nach faulen Eiern. Juckreiz und Brennen am After, schlimmer durch Hitze. Flaues Gefühl vormittags im Magen. Heißhunger nach Süßigkeiten, die jedoch schlecht bekommen. Besorgt um seine Gesundheit. Verursacht durch Bier, Süßigkeiten, Zucker, Milch, Folge von Antibiotika-Behandlung. Verschlimmerung durch Stehen, durch Bettwärme, durch Waschen. Verbesserung durch trockenes, warmes Wetter.

Schwefel ist ein wichtiges Konstitutionsmittel und passt besonders für philosophische, schlampige Naturen oder praktische Idealisten, die gerne im Mittelpunkt der Aufmerksamkeit stehen.

Veratrum album
Geruchlose, reichliche wässrige Stühle. Erbrechen, kalter Schweiß auf der Stirn, Durst auf viel kaltes Wasser, das aber gleich wieder erbrochen wird. Sommerdurchfall mit Kreislaufschwäche und Kollaps.
Typisch für den weißen Germer (Nieswurz) ist Brechdurchfall mit kaltem Schweiß und Kreislaufschwäche.

6 Verstopfung

Von Stuhlverstopfung (Konstipation, Obstipation) spricht man bei einer verzögerten Darmentleerung mit geringer Stuhlfrequenz (alle 3–4 Tage), harter Stuhlkonsistenz und den damit verbundenen Beschwerden, wie z. b. krampfartige Schmerzen bei der Stuhlentleerung (Tenesmen), Völlegefühl, Appetitlosigkeit, aufgeblähter Bauch und leichte Bauchschmerzen.

Ursachen einer plötzlich auftretenden (akuten) Obstipation beim Erwachsenen sind z. B.:
- Kolonkarzinome oder Polypen, die das Darmrohr einengen
- Erkrankungen des Darmausgangs (z. B. Analfissuren, Hämorrhoiden), sodass der Stuhlgang schmerzhaft ist und deswegen unterdrückt wird
- Fieberhafte Erkrankungen, insbesondere bei gleichzeitig geringer Flüssigkeitszufuhr
- Jede plötzlich einsetzende Obstipation beim Erwachsenen ist verdächtig auf ein Dickdarmkarzinom, insbesondere wenn ein Wechsel von Verstopfung und Durchfall, Blutauflagerungen auf dem Stuhl und/oder unfreiwilliger Stuhlabgang mit Winden hinzutreten. Hier ist eine ärztliche Abklärung unbedingt erforderlich!

Ursachen einer chronischen (lange bestehenden) Obstipation sind z. B.:
- Eine falsche, ballaststoffarme Ernährung, zu geringe Flüssigkeitszufuhr und Bewegungsmangel
- Psychosomatische Faktoren und Prägungen in der frühen Kindheit

- Hormonelle Ursachen (z. B. Diabetes mellitus, Hypothyreose)
- Schwangerschaft (hormonelle Umstellung)
- Einige Arzneimittel, wie starke Schmerz- und Beruhigungsmittel (Opiate und Tranquilizer), Säurebinder (Antacida), Eisenpräparate, wassertreibende Mittel (Diuretika), manche Antidepressiva und besonders häufig ein Abführmittelmissbrauch (Laxantienabusus)

Bei vielen Menschen mit chronischer Obstipation kommt es zu einer Art Abführmittel-Abhängigkeit. Durch den regelmäßigen Gebrauch von Abführmitteln (auch pflanzlichen Präparaten!) verliert der Organismus die Fähigkeit, den Stuhlgang selbstständig zu regulieren, und ist auf die permanente „Nachhilfe" durch Medikamente angewiesen.

Die Nebenwirkungen dieser Abführmittel sind jedoch nicht unerheblich:
- Verlust an Mineralien, insbesondere an Kalium. Kaliumverluste können eine bestehende Obstipation verschlimmern, weil ein Kaliummangel die Darmträgheit verstärkt!
- Reizung und entzündliche Veränderungen im Dickdarm, Mastdarm und Anus
- Kolikartige Schmerzen, insbesondere bei Aloe und Sennesblättern

Hausmittel und unterstützende Maßnahmen

- Ballaststoffreiche Ernährung bevorzugen, wie Vollkornprodukte, frisches Obst und Gemüse (allerdings vertragen manche Menschen Vollkornprodukte aufgrund der darin enthaltenen Faserstoffe schlecht, weil diese den Darm irritieren und zur Reizungen der Darmschleimhaut führen – dann sollte man es damit nicht übertreiben)
- Ausreichend körperliche Bewegung (z.B. 20–30 Minuten täglich)
- Genügend trinken (am besten 2–3 Liter am Tag), dadurch wird der Stuhl weicher
- Regelmäßig milchsaure Produkte essen, wie Jogurt, Kefir und

spezielle probiotische Produkte, die die Darmflora günstig beeinflussen.
- Falls ein Zusammenhang mit psychischem Stress besteht, Entspannungsübungen durchführen, bzw. ausreichend Ruhephasen einlegen
- Sich genügend Zeit für die tägliche Darmentleerung nehmen
- Sauerkrautsaft trinken oder rohes Sauerkraut möglichst morgens auf nüchternen Magen essen
- Karlsbader Salz aus der Apotheke besorgen, morgens eine große Messerspitze auf nüchternen Magen einnehmen, bzw. ½–1 TL in einem Glas Wasser auflösen und auf nüchternen Magen trinken
- Morgens über Nacht eingeweichte Trockenpflaumen essen oder Pflaumensaft trinken
- 1–2 EL Rizinusöl werden eingenommen. Den Geschmack evtl. mit etwas Brot oder Kaffee neutralisieren. Die Wirkung tritt nach 2–4 Stunden ein
- Drei Wochen lang 2 x täglich jeweils 2 EL grob gemahlenen Leinsamen einnehmen. Evtl. mit Fruchtmus 1:1 vermischen und nach Geschmack mit Honig süßen. Zusätzlich viel trinken, damit die Leinsamen ihre Wirkung entfalten können.
- 1 EL Weizenkleie mit 1 EL ganzen Leinsamen mischen und dies 2–3-mal täglich einnehmen

Bei der Anwendung von Lein- und Flohsamen (Quell- und Füllmittel) sollte Folgendes beachtet werden:
- Ausreichend Flüssigkeit dazu trinken, d.h. auf einen Teil Samen kommen 15 Teile Flüssigkeit (1 EL = 10 ml sollte also mit mindestens mit 150 ml Flüssigkeit eingenommen werden)
- Die Leinsamen *nicht* vorher mit Wasser einweichen, weil sich dann ihr Volumen schon außerhalb des Körpers vergrößern würde
- Flohsamen dagegen sollten in Wasser leicht aufquellen und dann mit viel Flüssigkeit genommen werden
- Um eine dauerhafte Wirkung zu erreichen, müssen täglich mindestens 1–2 EL eingenommen werden
- Bei akuter Verstopfung morgens und abends 2 EL ungeschrotete Leinsamen verwenden

- Die Wirkung kann ein bis zwei Tage auf sich warten lassen
- Leinsamen ist auch für schwangere Frauen geeignet
- Quell- und Füllmittel sollten nur zwischen den Mahlzeiten eingenommen werden
- Sie sollten nicht zusammen mit anderen Abführmitteln eingenommen werden

Teemischungen
- 20 g Holunderblüten und je 10 g zerstoßene Fenchelfrüchte, Sennesblätter und Kamillenblüten mischen, 2 TL der Mischung mit ¼ l kochendem Wasser übergießen, 10 Minuten ziehen lassen und dann abseihen. Abends eine Tasse ungesüßt trinken. Die milde abführende Wirkung zeigt sich am nächsten Morgen.
- Jeweils 10 g Sennesblätter, Sennesschoten und Faulbaumrinde mischen, 1–2 TL davon mit ¼ l kochendem Wasser übergießen, 10 Minuten ziehen lassen und dann abseihen. Abends eine Tasse ungesüßt trinken, die kräftige Wirkung erfolgt am nächsten Morgen. Nicht regelmäßig anwenden.

Fertige Teemischungen

Kneipp® Abführ Tee N
1 Teebtl. enth.: Sennesfrüchte 0,83–1,14 g (entspr. 25 mg Hydroxyanthracenglykoside) Schlehendornblüten 0,06 g, Pfefferminzblätter 0,37 g
Zur kurzfristigen Anwendung bei Obstipation

Midro Tee
1,6 g (entspr. 1 Teel.) enth.: Tinnevelly-Sennesblätter 1–1,2 g, Erdbeerblätter, Kümmel, Süßholzwurzel, Pfefferminzblätter, Malvenblüten
Zur kurzfristigen Anwendung bei Obstipation

Sidroga Abführtee neu
1 Filterbtl. enth.: Sennesblätter, geschnitten 500,0–600,0 mg, Erdbeerblätter, Krauseminzblätter, Lemongraskraut
Zur kurzfristigen Anwendung bei gelegentlich auftretender Verstopfung (Obstipation)

Heilpflanzen

Dickdarmreizende Abführmittel

Bei Verstopfung werden **Aloe, Cascarinde, Sennesblätter** und **-früchte, Faulbaumrinde, Rhabarberwurzel** und **Kreuzdornbeeren** als Abführmittel eingesetzt. Die darin enthaltenen Anthranoide verbessern die Darmbeweglichkeit und steigern die Schleimsekretion im Darm. Dadurch wirken sie abführend und lösen dosisabhängig 6–10 Stunden nach der Einnahme durchfallartige Stühle aus, jedoch besteht auf Dauer die Gefahr von Kaliumverlusten und Abführmittelabhängigkeit.

Quell- und Füllmittel

Pflanzliche Füll- und Quellmittel, wie z.B. **Leinsamen** oder **Flohsamen**, enthalten Pflanzenschleime, die im Darm kaum resorbiert werden. Wenn sie mit Flüssigkeit in Kontakt kommen, quellen sie auf das Zwei- bis Dreifache ihres Volumens auf. Dies löst einen Dehnungsreiz aus, welcher die peristaltischen Darmbewegungen verstärkt. Hinzu kommt der Gleiteffekt des Schleims, welcher den Stuhlgang zusätzlich erleichtert. Pflanzliche Füll- und Quellmittel können ohne Gefahr regelmäßig eingenommen werden.

Weizenkleie hat im Vergleich zu Floh- und Leinsamen ein wesentlich geringeres Quellvermögen. Sie lockert den Stuhl lediglich etwas auf, ist bei akuter Verstopfung daher kaum geeignet, kann aber zur Normalisierung der Darmentleerung regelmäßig verwendet werden. Die Tagesdosis liegt individuell verschieden bei 15–40 g. In den ersten Tagen können Blähungen und krampfartige Beschwerden auftreten, welche jedoch normalerweise nach wenigen Tagen verschwinden.

Präparate

Agiocur® Granulat

5 g (entspr. 1 Messl.) enth.: Indische Flohsamen 3,25 g, Indische Flohsamenschalen 0,11 g
Anwendung bei Verstopfung und Stuhlunregelmäßigkeiten

Agiolax® Granulat
5 g (1 Teel.) enth.: Plantago ovata-Samen 2,6 g, Plantago ovata-Samenschalen 0,11 g, Tinnevelly-Sennesfrüchte 0,34–0,66 g (entspr. 15 mg Sennoside)
Anwendung (nur kurzfristig) bei Verstopfung

Chol-Kugeletten® Neu
1 überz. Tbl. enth.: Schöllkraut-Trockenextrakt 30–45 mg, Aloe-Trockenextrakt
Zur kurzfristigen Anwendung bei Obstipation, insbesondere mit krampfartigen Beschwerden

Lactulose AL Sirup
100 ml enth.: Lactulose 66,7 g
Anwendung bei Obstipation, die durch ballaststoffreiche Kost und andere Maßnahmen nicht ausreichend beeinflusst werden kann

Linusit
100 g Pflanzenteile enthalten 100 g Indische Flohsamen
Anwendung zur Behandlung von Stuhlverstopfung, zur Bildung von weichem Stuhl, wenn eine erleichterte Darmentleerung erwünscht ist, z. B. bei Hämorrhoiden und in der Schwangerschaft, zur unterstützenden Therapie bei Durchfällen und bei Reizdarm

Midro Abführtabletten
1 Tbl. enthält 250–318 mg Tinnevelly-Sennesfrüchte-Pulver
Anwendung kurzfristig bei Verstopfung (Obstipation)

Metamucil kalorienarm Orange Pulver
100 g enth.: 56,18 g indische Flohsamenschalen in Pulverform
Anwendung bei chronischer Verstopfung; Erkrankungen, bei denen eine erleichterte Darmentleerung mit weichem Stuhl erwünscht ist, z. B. schmerzhafte Stuhlentleerung bei einer Analfissur oder Hämorrhoiden; unterstützende Behandlung bei Durchfällen unterschiedlicher Ursachen

Mucofalk® Apfel/Fit/Orange Granulat
5 g = 1 Messl. bzw. 1 Btl. enth.: Indische Flohsamenschalen, gemahlen (Plantago ovata-Samenschalen) 3,25 g
Anwendung bei chronischer Obstipation; Erkrankungen, bei denen eine erleichterte Darmentleerung mit weichem Stuhl erwünscht ist, z. B. bei Analfissuren, Hämorrhoiden, unterstützende Therapie bei Durchfällen unterschiedlicher Ursache. Erkrankungen, bei denen eine Erhöhung der täglichen Ballaststoffaufnahme erwünscht ist, z. B. Reizdarmsyndrom

Neda Früchtewürfel
Ein Würfel enthält 0,5 g Fol. Sennae pulv. (Sennesblätter) und 0,5 g Fruct. Sennae angust. pulv. (Sennesfrüchte) als Wirkstoffe
Anwendung bei Verstopfung

Plantocur® Granulat
5 g (1 Btl./1 Essl.) enth.: Indische Flohsamenschalen 3,25 g
Anwendung bei Obstipation und Erkrankungen, bei denen Darmentleerung mit weichem Stuhl erwünscht ist, z. B. Analfissuren, Hämorrhoiden, in der Schwangerschaft

Pursennid Dragees
1 Drg. enth.: 12 mg Sennoside A+B in Form ihrer Calciumsalze
Anwendung bei Verstopfung

Schüssler-Salze

Nr. 10 Natrium sulphuricum
zur Anregung der Darmausscheidung

Nr. 8 Natrium chloratum
bei trocken aussehendem Stuhl

Nr. 11 Silicea
bei kleinem und knolligem Stuhl, wenn er wieder in den After zurückrutscht

Nr. 20 Kalium aluminium sulfuricum
bei nervöser Erschöpfung, Blähungen und Verstopfung

Homöopathische Komplexmittel

Similasan homöopathisches Arzneimittel bei Verstopfung
Homöopathische Inhaltsstoffe: Graphites D12, Magnesium chloratum D8, Sulfur D15, Thuja occidentalis D10
Anwendung bei Verstopfung, Darmträgheit, hartem Stuhl

Homöopathische Einzelmittel

Vorerst sollte man es mit Hausmitteln und Abführtees versuchen. Bei hartnäckiger Verstopfung und wenn schulmedizinisch hierfür keine Ursache festzustellen ist, können homöopathische, nach der Simile-Regel gut ausgesuchte Mittel weiterhelfen.

Alumina

Weicher, lehmartiger Stuhl. Der weiche Stuhl kann nur unter den größten Anstrengungen entleert werden. Darmträgheit, keinerlei Stuhldrang. Trockene Schleimhäute. Verursacht durch den Verzehr von Kartoffeln. Verschlimmerung nach dem Essen, durch Kartoffeln. Verschlimmerung durch trockenes bzw. kaltes Wetter. Alumina ist eine Verbindung aus Aluminium und Sauerstoff (= Aluminiumoxyd) und wird auch als Tonerde bezeichnet. Konstitutionstyp: Vorzeitig gealterte, hagere, frostige und geschwächte Menschen mit geistiger Verlangsamung und Verstopfung.

Bryonia

Dunkler, großer, harter, trockener Stuhl. Kein Stuhldrang. Der Stuhl kann nur mit Mühe ausgeschieden werden. Stechende Bauchschmerzen. Ärgerliches und gereiztes Gemüt. Bauchbeschwerden verursacht durch Ärger. Verschlimmerung durch Anstrengung, Wärme. Verbesserung durch Ruhe und Liegen. Die weiße Zaunrübe ist insbesondere bei Verstopfung mit großen, harten, dunklen Stühlen und gereiztem Gemüt angezeigt.

Nux vomica

Schwieriger erfolgloser Stuhlgang, gefolgt von erneutem Drängen. Stuhl wie Ziegenkot, dunkel, knollig. Hämorrhoiden. Verlangen nach fetten Speisen, Alkohol, Nikotin, Kaffee. Verursacht durch Anspannung, sitzende Lebensweise, Arzneimittelmissbrauch. Verschlimmerung durch Kälte. Verschlimmerung durch Stress, nervliche Anspannung. Verschlimmerung morgens. Wichtiges Konstitutionsmittel bei gestressten Menschen, da Stress zu Verkrampfung im Anus und somit zur Verstopfung führt.

Opium

Verstopfung ohne Stuhldrang. Schläfrige Benommenheit. Knotiger, harter schwarzer Stuhl. Die Verdauung ist wie gelähmt. Verursacht durch Abführmittelmissbrauch, sitzende Lebensweise oder durch Schreck. Verschlimmerung durch Wärme. Verschlimmerung nach dem Schlaf. Papaver somniferum, der Schlafmohn, ist in Kleinasien heimisch und ist nur in höheren Potenzen ab C12 erhältlich, da Opium unter das Betäubungsmittelgesetz fällt. Die stark verstopfende Nebenwirkung von Opiaten (= starke Schmerzmittel) wird entsprechend der Ähnlichkeitsregel homöopathisch zur Behandlung von Verstopfung genützt.

Silicea
Spärlicher, harter Stuhl. Stuhl tritt unter großer Anstrengung teilweise heraus und gleitet dann wieder zurück. Schlechte Wundheilung. Frostige, schwächliche Naturen. Negative Folgen von Impfungen. Verschlimmerung vor und während der Regel. Verbesserung durch Wärme und feucht-warmes Wetter.
Die Kieselsäure ist eine Verbindung aus Silizium und Sauerstoff und ein notwendiger Bestandteil (Stütz- und Bindegewebe) des pflanzlichen und tierischen Lebens. Sie ist ein langsam wirkendes, aber tiefgreifendes Mittel, niedrige Potenzen als D12 sind kaum wirksam. Mangel an innerem Halt, Schwäche, Frostigkeit.

Sulfur
Knotiger, brauner Stuhl. Durchfall und Verstopfung wechseln sich ab. Brennender, juckender After. Schmerzhafter Stuhlgang durch Einrisse am Anus oder Hämorrhoiden. Hält den Stuhlgang aufgrund der Schmerzen zurück. Übelriechende Stühle. Heißhunger, vor allem auf Süßigkeiten. Allgemeine Verschlimmerung morgens und zwischen 10.00 und 11.00 Uhr. Verbesserung durch trockenes Wetter und Wärme.
Schwefel ist ein wichtiges Konstitutionsmittel bei Problemen mit unreiner Haut und venöser Stauung, weshalb auch häufig über Hämorrhoiden geklagt wird. Gerötete Körperöffnungen. (Siehe auch die Kapitel Verdauungsbeschwerden und Durchfall)

7 Hämorrhoiden

Hämorrhoiden sind knotige Venenerweiterungen (Krampfadern) im Darmausgang und treten als sogenannte „heimliche Leiden der stillen Örter" recht häufig auf. 70 % der über 30-Jährigen haben Hämorrhoiden, aber nur bei einem kleinen Prozentsatz davon treten Beschwerden auf. Begünstigende Faktoren sind chronische Verstopfung, Übergewicht, Schwangerschaft und eine sitzende Tätigkeit. Man unterscheidet innere Hämorrhoiden, die sich manchmal nur durch Blutauflagerungen auf dem Stuhlgang bemerkbar machen, und äußere Hämorrhoiden, die zu den typischen Beschwerden führen, wie Schmerzen während und nach dem Stuhlgang, Juckreiz, Brennen, Nässe und Hitzegefühl.

All dies soll nicht vergessen lassen, dass die Venenpolster im Anus eine wichtige Unterstützung zum „Abdichten" des Darmausgangs darstellen.

Hausmittel und unterstützende Maßnahmen

Folgende Maßnahmen sind hilfreich, um die Entstehung von Hämorrhoiden zu verhindern:
- Regelmäßiger und täglicher Stuhlgang
- Ballaststoffreich essen und viel (2–3 l täglich) trinken, um Verstopfung zu vermeiden. Ballaststoffe sind sehr quellfähig, daher könnten sie bei zu wenig Flüssigkeit die Verstopfung sogar verstärken!
- Stark gewürzte Nahrungsmittel sowie Kaffee und Tee meiden
- Bei Stuhlgang übermäßiges Pressen und lange „Sitzungen" vermeiden
- Auf Abführmittel verzichten, weil dadurch der Körper sein normales Stuhlverhalten verlernt
- Nach dem Stuhlgang den Analbereich mit klarem Wasser reinigen
- Nach jedem Stuhlgang und 2–3 x täglich den Anus mit Rizinusöl (bzw. Melkfett mit Ringelblumenextrakt) einreiben
- Langes Sitzen auf kalten oder zu heißen Flächen vermeiden
- Regelmäßiger Sport, Gewichtsabnahme

Sitzbäder:
- 1–2 EL Eichenrinde werden mit 1 l kaltem Wasser übergossen und dann zum Sieden gebracht. 5 Minuten kochen lassen und dann abseihen. Den Sud in eine Sitzbadewanne gießen und warmes Wasser zugeben, bis eine Temperatur von 38 °C erreicht ist und der Analbereich gut bedeckt ist. Jeden 2. Tag etwa ¼ Stunde lang baden.
- Ein Handvoll Kamillenblüten mit 3 l kochendem Wasser übergießen, 10 Minuten ziehen lassen und dann abseihen. Den Sud in eine Sitzbadewanne gießen und warmes Wasser zugeben, bis eine Temperatur von 38 °C erreicht ist und der Analbereich gut bedeckt ist. Jeden Tag etwa ¼ Stunde lang baden, bis die Beschwerden abgeklungen sind.

Heilpflanzen

Hämorrhoiden werden meist örtlich mit Salben oder Zäpfchen behandelt. Gerbstoffhaltige Drogen wie **Eichenrinde** und **Tormentillwurzel** wirken zusammenziehend (adstringierend) und entzündungshemmend.

Hamamelisblätter weisen zudem noch einen blutstillenden Effekt auf.

Rosskastanie hat sich allgemein bei Venenschwäche bewährt, wie z. B. auch bei Krampfadern.

Manche Salben enthalten zusätzlich entzündungshemmende **Arnika-** oder **Kamillenextrakte**. (Bei Allergie auf Korbblütler sollte allerdings auf diese Bestandteile verzichtet werden.)

Bei stärkeren Beschwerden werden Kombinationspräparate eingesetzt, die neben den pflanzlichen Extrakten noch schmerzstillende Lokalanästhetika und/oder entzündungshemmende Substanzen enthalten.

Präparate

Faktu lind Salbe mit Hamamelis
100 g enth.: 6,25 g Destillat aus frischen Hamamelisblättern und -zweigen
Anwendung bei Hämorrhoiden

Hametum® mono Zäpfchen
1 Zpf. enth.: 400 mg Auszug aus Hamamelisblättern
Anwendung bei Hämorrhoiden mit Juckreiz, Brennen, leichten Blutungen

Lindigoa® S Filmtabletten
1 Filmtbl. enth.: Rosskastaniensamen-Trockenextrakt 186–243 mg
Anwendung bei Hämorrhoiden, venösen Durchblutungsstörungen, Krampfadern

Posterine® Zäpfchen
1 Zpf. enth.: Hamamelisblätter-Auszug 400 mg
Anwendung bei Juckreiz, Nässen und Brennen bei Hämorrhoiden sowie Schleimhautentzündungen im Analbereich

Retterspitz Grüne Heilsalbe
100 g enth.: Fichtennadelöl 1,2 g, Latschenkiefernöl 1,2 g, Thymol 0,3 g, Arnikatinktur 1,5 g
Anwendung bei Hämorrhoiden, Analbeschwerden (Juckreiz, Brennen, Schmerzen), Analfissuren

Weleda Hämorrhoidalzäpfchen
1 Zpf. enth.: Ethanol-Extr. aus Fol. Hamamelidis sicc. 10 mg, Ethanol-Extr. aus Cort. Aesculus sicc. 10 mg, Stibium metall. praep. 8 mg, Kakaobutter
Anwendung bei inneren und äußeren Hämorrhoiden, Fissuren, Juckreiz und Schmerzen am Anus

Weitere nichtpflanzliche Präparate

Phlogenzym® magensaftresistente Filmtabletten (s. Kap. Schnupfen)
1 Filmtbl. enth.: Bromelain 90 mg (entspr. 450 F.I.P.-E.), Trypsin 48 mg (entspr. 24 µkat), Rutosid 3H$_2$O 100 mg
Anwendung u.a. bei Venenleiden, Hämorrhoiden

Hämo-ratiopharm® Zäpfchen
1 Supp. enth.: Basisches Bismutgallat 200 mg, Zinkoxid 100 mg, Kamillenextrakt 80 mg
Anwendung bei Hämorrhoiden und Analfissuren

Schüssler-Salze

Nr. 1 Calcium fluoratum
zur Festigung des Bindegewebes und **Salbe Nr. 1** zum Auftragen

Nr. 11 Silicea und **Nr. 21 Zincum chloratum**
zur Festigung des Bindegewebes und Abheilung der Hämorrhoiden

Homöopathische Komplexmittel

Paeonia comp.-Heel® Tabletten
1 Tbl. enth.: Paeonia officinalis Trit. D3 120 mg, Graphites Trit. D6 60 mg, Strychnos Nux vomica Trit, D4 30 mg, Sulfur Trit. D4 30 mg, Acidum nitricum Trit. D8 30 mg, Hamamelis virginiana Trit. D3 30 mg
Anwendung bei entzündlichen Hautveränderungen und Einrissen im Analbereich; Hämorrhoiden

Similasan Hemosim Salbe und Globuli
Homöopathische Inhaltsstoffe: Acidum nitricum D10, Capsicum annuum D10, Graphites D8, Hamamelis virginiana D8
Anwendung bei äußeren und inneren Hämorrhoiden, Juckreiz, Brennschmerz,

stechenden Schmerzen, leichten Hämorrhoidalblutungen (helles Blut), Wundheit und Entzündungen am After

Homöopathische Einzelmittel

Hämorrhoiden sind oft mit Verstopfung vergesellschaftet. Entweder verursachen die Verstopfung und das starke Pressen die Stauung in den Hämorrhoidal-Venen, oder aufgrund der Beschwerden durch Hämorrhoiden wird der Stuhlgang vermieden und somit die Obstipation verstärkt. Siehe daher auch die Mittel aus dem Kapitel Verstopfung!

Aesculus
Brennende purpurfarbene Hämorrhoidenknoten. Brennende und schneidende Schmerzen im After. Schmerzen, als sei der Mastdarm voller Splitter oder Holzstücke. Die Schmerzen strahlen ins Kreuz aus oder schießen den Rücken aufwärts. Hämorrhoiden und Rückenschmerzen. Hämorrhoiden, die während der Schwangerschaft entstanden. Verschlimmerung im Stehen, nach dem Stuhlgang. Besserung, wenn die Hämorrhoiden bluten.
Aesculus hippocastanum, die Rosskastanie, wurde bei uns aus der Balkanhalbinsel und aus Asien eingeführt. Verwendet werden die frischen geschälten Früchte. Die Verbindung von Rückenschmerzen und Hämorrhoiden kann hinweisend sein.

Aesculus-Heel Tropfen
10 g enth.: 10 g Aesculus hippocastanum Dil. D2
Anwendung bei venösen Stauungszuständen mit Folgekrankheiten; Hämorrhoiden.

Aloe
Traubenartig hervordrängende Hämorrhoiden, brennende und stechende Hämorrhoiden, unkontrolliertes Abgehen von Stuhl, Blähungen. Gerötete Lippen. Verschlimmerung nach Bier, Verschlimmerung morgens. Verbesserung durch kaltes Wasser, kaltes Baden.
Aloe ferox (gemeint ist *nicht* Aloe vera) verursacht venöse Stauungen an vielen Körperstellen, wie z.B. auch im Anusbereich. Pfortaderstauung bei alten Biertrinkern und allgemein bei phlegmatischen Menschen.

Hamamelis
Bläulich gefärbte Hämorrhoiden. Reichlich blutende Hämorrhoiden. Wundes Gefühl am After, drückender Schmerz. Verschlimmerung durch feuchte, warme Luft. Hamamelis virginiana, die virginische Zaubernuss, stammt aus Nordamerika. Allgemein hilfreich bei venösen Blutungen und blutenden Hämorrhoiden

Nux vomica
Juckende Hämorrhoiden. Verstopfung mit hartem und knolligem Stuhl. Erfolgloser Stuhldrang, schmerzhafter Stuhlgang. Verursacht durch Stress, berufliche Anspannung, sitzende Lebenshaltung, Genussmittelmissbrauch und scharf gewürzte Speisen. Verschlimmerung nach Alkohol, Bier. Verbesserung durch Wärme, nach dem Stuhlgang.
Die Brechnuss ist ein gutes Mittel bei stressbedingten Hämorrhoiden.

Ratanhia
Wunden und Risse (Fissuren) am After. Brennende, schneidende und messerstichartige Schmerzen beim und bis zu Stunden nach dem Stuhlgang. After ist zusammengeschnürt, brennend, wie wenn Glassplitter darin wären. Wundheit und Nässen am Anus. Kurzfristige Verbesserung durch kaltes Wasser oder langsames Umhergehen. Verschlimmerung durch Berührung, beim oder nach dem Stuhlgang. Ratanhia, die Wurzel von Krameria triandra, stammt aus Zentralamerika und weist wichtige Rektalsymptome auf.

Sulfur
Brennen und Jucken am After. Mehrere kleine Hämorrhoiden und Rötung am After. Nässe im Rektalbereich durch Heraussickern von Sekret. Verlangen nach süßen und stark gewürzten Speisen. Verstopfung mit harten trockenen Stühlen oder Durchfall, der morgens aus dem Bett treibt. Unangenehm riechende Stühle. Gerötete Körperöffnungen (Mund, Anus, Nase). Verschlimmerung durch Waschen. Verschlimmerung der Hämorrhoiden durch Hitze und Verbesserung durch Kälte.

Weitere Mittel

Acidum nitricum
Blutende Hämorrhoiden, Afterjucken und -brennen, Splitterschmerz, d.h. heftige schneidende und anhaltende Schmerzen nach dem Stuhlgang, unzufriedene, reizbare und empfindliche Menschen; heißes Wetter verschlimmert.

Paeonia
Hämorrhoiden mit sehr schmerzhaften Stuhlentleerungen, jede Berührung des Rektums ist unerträglich, sehr schmerzhafte Analfissuren (Hauteinrisse am Anus).

NIEREN UND HARNWEGE

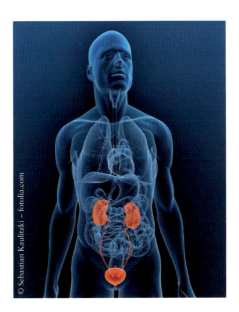

1 Infekte der ableitenden Harnwege

Harnwegsinfekte können die Harnröhre und Blase (= unterer Harnwegsinfekt) oder die Harnleiter und das Nierenbecken (= Nierenbeckenentzündung bzw. Infekt der oberen Harnwege) betreffen.

Akute Blasenentzündung
Die akute Blasenentzündung (akute Zystitis) entsteht meist durch bakterielle Infekte, welche vom Darmausgang über die Harnröhre in die Harnblase verschleppt werden. Sie beginnt daher meist mit einer akuten Harnröhrenentzündung (akute Urethritis). Wegen der Nähe des Darmausgangs zu der relativ kurzen Harnröhre sind Frauen und Mädchen wesentlich häufiger betroffen als Männer.

Begünstigt wird eine Blasenentzündung durch Störungen des Harnabflusses, einen Blasenkatheter und bei Frauen durch Geschlechtsverkehr. Weitere auslösende Faktoren sind Kälte, Nässe, Stress und mangelnde Intimhygiene.

Häufige Symptome sind:
- Häufiger Harndrang mit jeweils nur geringer Urinmenge (Pollakisurie)
- Beschwerden beim Wasserlassen wie z.B. Schmerzen oder Brennen (Dysurie)
- Evtl. (krampfartige) Schmerzen in der Blase (Blasentenesmen)
- Fieber und eine stärkere Beeinträchtigung des Allgemeinbefindens weisen auf eine Mitbeteiligung der oberen Harnwege (Harnleiter und Nieren) hin.
- Als **Reizblase** werden Beschwerden bezeichnet, die ähnlich wie eine Blasenentzündung verlaufen, bei denen jedoch keine Erreger im Urin feststellbar sind. Mögliche Ursachen hierfür sind unter anderem psychisch bedingte Blasenfunktionsstörungen.
- Bei wiederholten Harnwegsinfekten muss abgeklärt werden, ob begünstigende Faktoren wie z.B. Abflusshindernisse (Harnleiter- oder Harnröhrenverengungen, bei Männern auch eine Prostatavergrößerung) oder ein Diabetes mellitus vorliegen.

Akute Nieren- und Nierenbeckenentzündung
Die akute Nieren- und Nierenbeckenentzündung (Pyelonephritis) ist eine Entzündung des Nierenbeckens und des Nierengewebes. Sie entsteht vorwiegend durch das Aufsteigen von Krankheitserregern im Rahmen einer Blasenentzündung.

Die Krankheitszeichen sind meist heftig:
- Fieber über 38 °C und stark beeinträchtigtes Allgemeinbefinden
- Oft begleitet von Übelkeit und Erbrechen
- Ein oder beide Nierenlager (Lendengegend) sind klopfschmerzhaft. Häufig hat der Patient schon in Ruhe Rücken- oder Flankenschmerzen
- Möglicherweise bestehen zusätzlich die Zeichen einer Blasenentzündung

Hausmittel und unterstützende Maßnahmen

- Reichlich trinken, um die Harnwege durchzuspülen: mindestens 2–3 Liter am Tag, viel Blasen- und Nierentee trinken
- Bei bestehendem Harndrang sofort die Toilette aufsuchen, um ein Aufsteigen der Infektion zu verhindern und weil eine starke Blasenfüllung die Blasenschleimhaut schwächt
- Korrekte Intimhygiene: Den Genitalbereich von vorne nach hinten reinigen, um eine Keimeinschleppung aus dem Darm zu verhindern. Keine hautreizenden Seifen, Intimsprays oder Scheidenspülungen verwenden, welche die gesunde Bakterienflora stören können. Duschen ist besser als Baden
- Die Unterwäsche täglich wechseln und nur die eigenen Waschutensilien und Handtücher verwenden
- Nach dem Geschlechtsverkehr die Blase entleeren, um eventuelle Keime fortzuspülen
- Bei antibiotischer Behandlung muss auch der Partner behandelt werden, sonst kommt es zum sog. „Ping-Pong-Effekt" (immer wieder gegenseitiges Anstecken)
- Bei zeitlichem Zusammenhang zum Geschlechtsverkehr („Flitterwochen-Zystitis" bei Frauen): Waschen des Intimbereichs vor und nach dem Geschlechtsverkehr, Wasserlassen nach dem Geschlechtsverkehr
- Nicht auf kalten Flächen sitzen
- Vernünftige, dem Klima entsprechende Kleidung tragen und auf ausreichend warme Unterwäsche und warme Füße achten
- Ungünstig ist das Tragen von engen Hosen und Slips
- Bei akuten Infekten auf schleimhautreizende Nahrungs- und Genussmittel wie Kaffee, Alkohol und Gewürze verzichten
- Vitamin C hochdosiert (1000 mg 3 x täglich) ein paar Tage lang einnehmen
- Bei wiederkehrenden Infekten der Harnwege bei Frauen können auch psychische Faktoren eine Rolle spielen, wie z. B. unbewusste Partnerschaftsproblematiken
- Harnwegsinfekte nicht verschleppen, bei Fieber und Blut im Urin sofort zum Arzt gehen

Teemischungen

- Antibakterieller Nieren-Blasen-Tee: 3 gehäufte EL Bärentraubenblätter mit 1 l kaltem Wasser übergießen. Über Nacht ziehen lassen und dann abseihen. Mehrmals täglich frischen Kamillentee zubereiten (1 TL Kamillenblüten auf ¼ l heißes Wasser). Den heißen Kamillentee mit dem kalten Bärentraubenblätter-Absud im Verhältnis 1:1 mischen und lauwarm trinken.
- Bei Erkältung der Blase: 2 Handvoll Brennnesselblätter, je 1 Handvoll Holunderbeeren und Schlüsselblumen mischen, 1 TL dieser Mischung mit einer Tasse kochendem Wasser übergießen, 3 Minuten köcheln lassen und dann abseihen. Mehrmals täglich eine Tasse schluckweise trinken.
- Akute Blasenentzündung: je 15 g Birkenblätter, Odermenning mit Blüte, Schafgarbe mit Blüte und je 20 g Vogelknöterich und Bärentraubenblätter mischen. 2 EL der Mischung mit ½ l kochendem Wasser überbrühen, 15 Minuten ziehen lassen und dann abseihen. Den Tee schluckweise tagsüber trinken.
- Entkrampfender und entzündungshemmender Tee: 30 g Gänsefingerkraut mit je 20 g Goldrute, Bärentrauben- und Brunnenkresseblättern sowie 20 g Sonnenhut (Blüte mit Kraut) mischen. 2 EL der Mischung mit ½ l kochendem Wasser überbrühen, 15 Minuten ziehen lassen und dann abseihen. Den Tee schluckweise tagsüber trinken.
- Harntreibender Nieren- und Blasentee: Jeweils 25 g Hauhechelwurzel, Brennnesselkraut, Goldrutenkraut und Löwenzahnwurzel mischen und davon 3x täglich eine Tasse trinken.

Fertige Teemischungen

Bad Heilbrunner Harntee 450 tassenfertiges Teeaufgusspulver
100 g enth.: 21,4 g nativer Extrakt (4–7:1) aus: Birkenblättern 50 g, Orthosiphonblättern 37,5 g, Goldrutenkraut 37,5 g, Auszugsmittel: Wasser
Zur Durchspülung bei entzündlichen Erkrankungen der ableitenden Harnwege und als Vorbeugung bei Nierengrieß

Harntee 400 TAD N Granulat
1 g Granulat enth.: 26,01 mg Orthosiphonblätter (Katzenbart), 43,2 mg Birkenblätter, 21,33 mg Echte Goldrute-Kraut-Trockenextrakt, 456,25 mg Glukose

Anwendung bei Infektionen der Nieren und der ableitenden Harnwege, Vorbeugung bei Nierengrieß

Harntee 400 Tee-Granulat
100 g enth.: Birkenblätter 510 mg, Ringelblumenblüten 235 mg, Ackerschachtelhalm 470 mg, Fenchelfrüchte 210 mg, Queckenwurzel 470 mg, Wacholderbeeren 515 mg, Süßholzwurzel 470 mg, Hauhechelwurzel 425 mg, Orthosiphonis-Wurzel 375 mg, Bohnenhülsen 425 mg, Goldrutenkraut 510 mg, Bärentraubenblätter 605 mg
Anwendung bei akuten und chronischen Infektionen der Nieren und ableitenden Harnwege

Kneipp® Blasen- & Nieren-Tee
1 Aufgussbeutel enth.: Wirkstoffe: Schachtelhalmkraut 0,450 g, Riesengoldrutenkraut 0,375 g, Birkenblätter 0,300 g, Hauhechelwurzel 0,150 g; Sonstige Bestandteile: Hagebuttenschalen 0,075 g, Pfefferminzblätter 0,075 g, Ringelblumenblüten 0,075 g
Anwendung zur Erhöhung der Harnmenge bei Entzündungen im Bereich von Niere und Blase; zur Vorbeugung von Harngrieß und Harnsteinbildung

Sidroga Blasen- und Nierentee
Zusammensetzung: Birkenblätter 30 %, Orthosiphonblätter 25 %, Hauhechelwurzel 20 %, Riesengoldrutenkraut 20 %, Pfefferminzblätter 5 %
Anwendung zur Durchspülungstherapie bei Erkrankungen der ableitenden Harnwege und bei Nierengrieß

Heilpflanzen

Bei Infektionen der Harnwege bieten sich Pflanzenextrakte an, welche im Bereich der Nieren und Blase eine antibakterielle Wirkung entfalten. Hier sind in erster Linie die **Bärentraubenblätter** zu nennen. Das darin enthaltene Arbutin wird im Harn zu einer gegen Bakterien wirksamen Substanz umgewandelt, allerdings nur bei basischem Urin. Bärentraubenblätter enthalten sehr viele Gerbstoffe, was zu Übelkeit und Magenbeschwerden führen kann. In solchen Fällen bieten sich Preiselbeeren an, die zwar weniger Arbutin enthalten, aber dafür auch weniger Gerbstoffe, wodurch sie verträglicher sind. Bärentraubenblätter dürfen *nicht* während der Schwangerschaft und Stillzeit angewendet werden.

Goldrute, Brennnessel, Birkenblätter, Zinnkraut und **Cranberry** werden allein oder als Kombination mit anderen Pflanzenextrakten aufgrund ihrer harntreibenden Wirkung zur Durchspülungstherapie eingesetzt. Andere in Blasen- und Nierentees enthaltene Drogen verbessern die Durchblutung der Nieren und wirken somit auch harntreibend. Manche dieser Tees enthalten zusätzlich Pflanzen, die entzündungshemmend wirken, wie etwa **Süßholzwurzel** oder **Kamillenblüten**, oder krampflösende Drogen wie **Melissenblätter**.

Präparate

Angocin® Anti-Infekt N Filmtabletten
1 Filmtbl. enth.: Kapuzinerkressenkraut 200 mg, Meerrettichwurzel 80 mg
Anwendung bei Infektionen der Harnwege; grippalen Infekten

Aqualibra® Filmtabletten
1 Filmtbl. enth.: Trockenextrakt aus Hauhechelwurzel 80 mg, Trockenextrakt aus Orthosiphonblättern 90 mg, Trockenextrakt aus Goldrutenkraut 180 mg
Anwendung zur Durchspülung bei bakteriellen und entzündlichen Erkrankungen der Harnwege. Als Durchspülung zur Vorbeugung und Behandlung bei Harnsteinen und Nierengrieß

Canephron® N Dragees überzogene Tabletten
1 Tbl. enth.: Tausendgüldenkraut-Pulver 18 mg, Liebstöckelwurzel-Pulver 18 mg, Rosmarinblätter-Pulver 18 mg
Anwendung im Rahmen von chronisch-entzündlichen Erkrankungen der ableitenden Harnwege; als Durchspülung zur Vorbeugung der Harnsteinbildung

Carito® mono Kapseln
1 Kps. enth.: Trockenextrakt aus Orthosiphonblättern 250,2 mg
Anwendung zur Durchspülung bei bakteriellen und entzündlichen Erkrankungen der ableitenden Harnwege, z. B. Blasen- und Nierenbeckenentzündungen

Cystinol® N Lösung
10 ml enth.: Auszug aus Bärentraubenblättern 0,9 g, Auszug aus Echtem Goldrutenkraut 0,6 g
Anwendung bei entzündlichen Erkrankungen der ableitenden Harnwege wie Ureteritis, Cystitis, Reizblase

Cystinol long® Hartkapseln
1 Hartkps. enth.: Trockenextrakt aus echtem Goldrutenkraut 424,8 mg
Anwendung zur Durchspülung bei entzündlichen Erkrankungen der ableitenden Harnwege; bei Harnsteinen und Nierengrieß; Prophylaxe bei Harnsteinen und Nierengrieß

Cysto-Urgenin® Kapseln
1 Kps. enth.: Kürbissamenöl 583 mg
Anwendung zur Stärkung der Blasenfunktion, bei Reizblase

Kneipp® Birkenblätter Pflanzensaft
100 ml enth.: Presssaft aus frischen Birkenblättern 100 ml
Zur Durchspülung bei bakteriellen und entzündlichen Erkrankungen der ableitenden Harnwege und bei Nierengrieß

Kneipp® Entwässerung Brennnessel Dragees
1 Tbl. enth.: Brennnesselkrautpulver 185 mg, Trockenextrakt aus Brennnesselkraut
Anwendung zur Unterstützung der Ausscheidungsfunktion der Niere

nephro-loges®
100 g enth.: Flüssigextrakte aus 20 g Schachtelhalmkraut, 10 g Goldrutenkraut, 20 g Hauhechelwurzel, 10 g Petersilienwurzel
Anwendung bei bakteriellen und entzündlichen Erkrankungen der ableitenden Harnwege, Harnsteinen und Nierengrieß

Nephroselect® M Liquidum
100 g enth.: Birkenblätter 2 g, Schachtelhalmkraut 2 g, Hauhechelwurzel 1 g, Sabalfrüchte 0,2 g, Liebstöckelwurzel 1 g, Goldrutenkraut 3 g, Presssaft aus Kapuzinerkressenkraut 6,375 g
Anwendung bei akuten und chronischen Erkrankungen der Niere und der ableitenden Harnwege, Miktionsbeschwerden

Rhoival® Dragees
1 Drg. enth.: kleiner Odermenning 73 mg, Goldrutenkraut 73 mg, Johanniskraut 73 mg, Hirtentäschelkraut 100 mg, Arnikablüten 33 mg, Baldrianwurzel 250 mg
Anwendung bei Reizblase, Miktionsstörungen, vegetativen Funktionsstörungen der Harnblase, Enuresis nocturna (nächtl. Einnässen). Unterstützend bei Harnwegsinfektionen, Harnsteinleiden oder Erkrankungen der Prostata

Solidacur® 600 mg Filmtabletten
1 Filmtbl. enth.: Trockenextrakt aus Echtem Goldrutenkraut 600 mg
Anwendung zur Durchspülung bei entzündlichen Erkrankungen der ableitenden Harnwege, zur vorbeugenden Behandlung bei Harnsteinen und Nierengrieß

Solidagoren® N Tropfen
100 ml enth.: 79 ml Auszug aus Goldrutenkraut 25 g, Gänsefingerkraut 8,5 g, Schachtelhalmkraut 6 g
Anwendung zur Durchspülung bei entzündlichen Erkrankungen der ableitenden

Harnwege, Harnsteinen und Nierengrieß; zur vorbeugenden Behandlung bei Harnsteinen und Nierengrieß, bei Nierenentzündungen

Uvalysat® Bürger überzogene Tabletten
1 Tbl. enth.: Trockenextrakt aus Bärentraubenblättern 228–266 mg
Anwendung bei entzündlichen Erkrankungen der ableitenden Harnwege

Weitere nichtpflanzliche Präparate

Bei wiederkehrenden Harnwegsinfekten kann eine mikrobiologische Behandlung z. B. mit Urovaxom das Immunsystem stärken und Rückfällen vorbeugen.

Uro-Vaxom® Kapseln
1 Kps. enth.: lysierte, immunaktive Fraktionen aus ausgewählten E. coli-Stämmen 6 mg
Anwendung bei wiederkehrenden und chronischen Harnwegsinfektionen

Schüssler-Salze

Nr. 9 Natrium phosphoricum und **Nr. 3 Ferrum phosphoricum**
im Wechsel zu Beginn des Harnwegsinfekts

Nr. 11 Silicea und **Nr. 12 Calcium phosphoricum**
im Wechsel bei chronischen Beschwerden

Homöopathische Komplexmittel

Cysto-Gastreu® S R18 Tropfen
10 ml enth.: Berberis vulgaris D4 1 ml, Dulcamara D4 1 ml, Equisetum hiemale D6 1 ml, Eupatorium purpureum D6 1 ml
Anwendung bei Entzündungen der Blase und der ableitenden Harnwege

Reneel® NT Tabletten
1 Tbl. enth.: Berberis vulgaris Trit. D2 15 mg, Lytta vesicatoria Trit. D5 30 mg, Causticum Hahnemanni Trit. D4 60 mg, Plumbum aceticum Trit. D6 30 mg, Aluminium oxydatum Trit. D12 75 mg, Serenoa repens Trit. D2 30 mg
Anwendung bei entzündlichen Erkrankungen der ableitenden Harnwege

Similasan homöopathisches Arzneimittel bei Nieren-Blasen-Beschwerden

Globuli 15 g enth. Apis mellifica D6, Cantharis D6, Mercurius sublimatus corrosivus D6
Anwendung bei entzündlichen Erkrankungen der ableitenden Harnwege mit brennenden, stechenden und schneidenden Schmerzen vor, während und nach dem Wasserlassen, bei Krämpfen, Ziehen und Brennen in der Blase und in der Nierengegend, schmerzhaftem Harndrang

Uroselect Tabletten

1 Tbl. enth.: Cantharis D4 83,3 mg, Sarsaparilla D3 83,3 mg, Scilla D4 83,3 mg
Anwendung bei Reizungen der Harnblase mit Harnblasenentleerungsstörungen

Urotruw® N Mischung

10 ml enth.: Delphinium staphisagria D3 0,1 ml, Populus tremuloides D1 1,3 ml, Pulsatilla pratensis D4 0,1 ml, Serenoa repens D1 3 ml, Smilax Urtink. 2,5 ml
Anwendung zur Besserung der Beschwerden bei Harnblasenentzündung

Homöopathische Einzelmittel

Akute Blasenentzündungen und ebenso Probleme mit einer Reizblase lassen sich homöopathisch gut behandeln. Dagegen ist bei antibiotischer Behandlung oft das nächste Rezidiv (Rückfall) bereits vorprogrammiert! Bei Nierenbeckenentzündungen und fieberhaften Harnwegsinfekten ist es allerdings durchaus ratsam, auf die „antibiotische Notbremse" zurückzugreifen und erst danach mit homöopathischen Mitteln eine konstitutionelle Behandlung zu beginnen (beim homöopathischen Arzt oder Therapeuten).

Apis

Blasenentzündung, Nierenbeckenentzündung. Starker Harndrang, spärlicher, tropfenweiser Fluss. Brennende und stechende Schmerzen beim Wasserlassen. Die letzten Tropfen sind am schlimmsten. Schwieriges Urinieren bei Kindern. Unwillkürlicher Wasserabgang beim Husten. Schwellungen und Wasseransammlungen im Körper. Durstlosigkeit. Verursacht durch Hitze, Medikamentenallergie. Verschlimmerung durch Wärme. Verbesserung durch Kälte.
Apis mellifica ist die Honigbiene. Verwendet wird das ganze mit Alkohol getötete Tier. Besonders geeignet für aktive, vitale und geschäftige Menschen, die emsig sind wie Bienen.

Arsenicum album

Blasenentzündung mit brennenden Schmerzen, unabhängig von der Blasenentleerung. Spärlicher Harnfluss, die Blase ist wie gelähmt. Erschöpfung und Schwäche nach dem Wasserlassen. Nierenentzündung. Verursacht durch Lebensmittel- und Medikamentenallergie, Magen-Darm-Entzündung. Verschlimmerung nach Mitternacht und von 24.00–2.00 Uhr, beim Alleinsein. Verbesserung durch Wärme und warme Umschläge.

Arsenicum album ist Arsentrioxid, eine Verbindung aus Arsen und Sauerstoff, und passt konstitutionell insbesondere für ängstliche, ordentliche und angespannt besorgte Menschen.

Belladonna

Blasen- und Nierenbeckenentzündung im Anfangsstadium, plötzlicher Beginn. Plötzlicher starker Harndrang. Blasenschmerzen bei Erschütterung. Schweißausbrüche. Plötzliches hohes Fieber mit rotem Kopf. Verursacht durch Abkühlung. Verschlimmerung abends und nachts. Verschlimmerung durch Erschütterung und durch Husten.

Atropa belladonna, die Tollkirsche, ist ein bekanntes Mittel für die akute Entzündung.

Cantharis

Ständiger schmerzhafter Harndrang. Schneidende, brennende Schmerzen vor, während und nach dem Urinieren. Harn kommt nur tropfenweise und brennt wie Säure. Übermäßig gesteigerter Geschlechtstrieb. Verschlimmerung beim Urinieren, durch Kaffee, Verbesserung durch Reiben, mit den Händen auf den Unterleib drücken.

Cantharis, die spanische Fliege, ist ein Käfer, der in Mittel- und Südeuropa vorkommt. Verwendet wird das gesamte getrocknete Tier. Es ist das Hauptmittel bei schmerzhaften Blasenentzündungen.

Nux vomica

Blasenentzündung mit ständigem Harndrang. Möchte Wasser lassen, kann jedoch nicht. Es kommen immer nur ein paar Tropfen. Ärgerlich, aufbrausend, überempfindlich. Verursacht durch Schlafmangel, Alkohol, Medikamente, Kälte, Erkältung, Überanstrengung, ausschweifenden Lebenswandel. Verschlimmerung durch Kälte, kalte Räume, morgens, Kaffee. Verbesserung durch Wärme und Wasserlassen von kleinsten Mengen.

Strychnos nux vomica, die Brechnuss, wächst in Sri Lanka und Nordaustralien. Verwendet werden die reifen, getrockneten Samen. Nux vomica passt insbesondere für reizbare, ungeduldige und ehrgeizige Menschen.

Pulsatilla

Schmerzen beim Versuch, den Urin zurückzuhalten. Unregelmäßige, anfallsartige Schmerzen evtl. mit unwillkürlichem Urinabgang. Drang schon beim kleinsten Tropfen Urin in der Blase. Weinerlich, sucht Trost, wechselnde Stimmungen. Verursacht durch kalte Füße. Verschlimmerung durch Liegen, im Innenraum, in der Wärme. Verbesserung durch Bewegung draußen, Zuneigung.
Pulsatilla pratensis, die Wiesenküchenschelle, wächst in Nordeuropa. Verwendet wird die frische ganze Pflanze. Sanfte, leicht zu beeinflussende und abhängige Menschen. Frauenmittel.

Sarsaparilla

Blasenentzündung mit Schmerzen am Ende der Harnentleerung. Brennen beim Urinieren und häufiger Harndrang. Kann nur im Stehen urinieren. Rötliches Sediment im Urin, Nierenkoliken. Verschlimmerung am Ende der Harnentleerung.
Sarsaparilla, die Stechwinde, wächst in Zentralamerika und im nördlichen Südamerika. Verwendet wird die getrocknete Wurzel. Sehr gutes Arzneimittel für die unkomplizierte Blasenentzündung.

Staphysagria

Ständiges Brennen, wenn nicht uriniert wird. Häufiger Harndrang. Gefühl eines rollenden Urintropfens in der Harnröhre. Blasenentzündung seit dem ersten oder nach jedem Geschlechtsverkehr. Verursacht durch unterdrückten Ärger, Beleidigung, Entbindung, gelegte Katheter. Verbesserung durch Wärme. Verschlimmerung nach dem Urinieren.
Delphinium staphisagria, das Stefanskraut, wächst in Südeuropa. Es passt für liebenswürdige Menschen mit Beschwerden durch Kummer und unterdrückte Wut, Beschwerden nach operativen Eingriffen.

Weiteres Mittel

Petroselinum

Blasenentzündung mit intensivem Juckreiz und Kribbeln in der Harnröhre. Plötzlicher Harndrang. Harnprobleme bei Kindern.

2 Nierensteine und Nierengrieß

Beim Nierensteinleiden (Nephrolithiasis, Urolithiasis) bilden sich Steine in den ableitenden Harnwegen und können zu kolikartigen Schmerzen führen. Als Nierengrieß werden kleinste sandartige Ablagerungen im Nierenbecken bezeichnet.

Die genauen Mechanismen der Krankheitsentstehung sind bis heute nicht vollständig geklärt. Die Kristallisationstheorie besagt, dass sich bei einer zu hohen Konzentration bestimmter Harninhaltsstoffe kleine Kristalle bilden, die sich in der Folge vergrößern. Bakterielle Infektionen und Harnstau können das Steinwachstum begünstigen.

Kalziumhaltige Steine (Kalziumoxalat oder -phosphat) sind mit ca. 70–80 % die häufigsten Steine, gefolgt von Harnsäuresteinen in ca. 15 % der Fälle.

Die kolikartigen Schmerzanfälle entstehen durch eine Einklemmung des Steins z.B. im Harnleiter. Die Betroffenen haben heftige krampfartige Schmerzen, die wellenförmig wiederkehren. Während der im Nierenbecken oder oberen Bereich des Harnleiters festgeklemmte Stein eher in den Rücken ausstrahlt, strahlen die Schmerzen bei tief gelegenen Harnleitersteinen bis in den Hoden oder die Schamlippen aus.

Nicht jeder Stein führt zu Nierenkoliken. So verursachen z.B. große Nierenbeckensteine, die im Extremfall das ganze Nierenbecken ausfüllen (Nierenbeckenausgussstein), oftmals nur einen leichten und kaum bemerkbaren Dauerschmerz. Dennoch ist dieser Stein gefährlich, da er durch ständiges Reiben zu Entzündungen bis hin zur Schrumpfniere mit chronischem Nierenversagen führen kann.

Hausmittel und unterstützende Maßnahmen

- Reichlich Trinken (mehr als 2 l täglich) mit gleichmäßiger Flüssigkeitszufuhr über den ganzen Tag. Abendliches Trinken beugt einer zu starken Konzentration des Urins in der Nacht vor
- Ausreichend Bewegung, Vermeiden von Übergewicht
- Bei harnsäurehaltigen Steinen weitgehendes Meiden von Fleisch, Verzicht auf Innereien. Wurst, Fisch, Meeresfrüchte und Hülsenfrüchte reduzieren

- Bei Kalziumoxalatsteinen auf schwarzen Tee, Kakao, Schokolade, Spinat und Rhabarber verzichten, da diese vermehrt Oxalsäure enthalten
- je nach Steinart hilft eine Ansäuerung oder Alkalisierung (Basischmachen) des Urins, um eine weitere Steinbildung zu verhindern. Bei Harnsäure- und Kalziumoxalatsteinen sollte der Urin basisch gehalten werden, was z.B. durch eine überwiegend pflanzliche Ernährung und die Einnahme von sogenanntem Basensalz erreicht werden kann
- Warmes Bier soll sich harntreibend und durch den Hopfen entspannend auf die ableitenden Harnwege auswirken
- Konsequente Behandlung von Harnwegsinfekten bei infektbedingten Steinen
- Bei Koliken und Krämpfen (Arzt rufen!) bewähren sich warme Auflagen, z.B. ein Heublumensack oder warme Wickel

Teemischungen

- Bei Nierengrieß: 2–3 TL Bärentraubenblätter mit ¼ l kochendem Wasser übergießen, 10 Minuten ziehen lassen und dann abseihen. Den Tee tagsüber in kleinen Schlucken trinken.
- Wassertreibender Tee zur Vorbeugung von Nierensteinen: Löwenzahnkraut mit Wurzeln 20 g, Birkenblätter 10 g, Goldrutenkraut 10 g mischen. 2 TL der Mischung mit ½ l Wasser übergießen, ¼ Stunde ziehen lassen und dann abseihen. Täglich 2–3 Tassen trinken.

Fertige Mischungen

Bad Heilbrunner Harntee 450 tassenfertiges Teeaufgusspulver
100 g enth.: 21,4 g nativer Extrakt (4–7:1) aus: Birkenblättern 50 g, Orthosiphonblättern 37,5 g, Goldrutenkraut 37,5 g. Auszugsmittel: Wasser
Zur Durchspülung bei entzündlichen Erkrankungen der ableitenden Harnwege und als Vorbeugung bei Nierengrieß

Harntee 400 TAD N Granulat
1 g Granulat enthält: 26,01 mg Orthosiphonblätter (Katzenbart), 43,2 mg Birkenblätter, 21,33 mg Echte Goldrute-Kraut-Trockenextrakt, 456,25 mg Glukose
Anwendung bei Infektionen der Nieren und der ableitenden Harnwege, Vorbeugung bei Nierengrieß

Kneipp® Blasen- & Nieren-Tee
1 Aufgussbeutel enthält: Wirkstoffe: Schachtelhalmkraut 0,450 g, Riesengoldrutenkraut 0,375 g, Birkenblätter 0,300 g, Hauhechelwurzel 0,150 g. Sonstige Bestandteile: Hagebuttenschalen 0,075 g, Pfefferminzblätter 0,075 g, Ringelblumenblüten 0,075 g
Anwendung zur Erhöhung der Harnmenge bei Entzündungen im Bereich von Niere und Blase; zur Vorbeugung von Harngrieß und Harnsteinbildung

Sidroga Blasen- und Nierentee
Zusammensetzung: Birkenblätter (Betulae folium) 30 %, Orthosiphonblätter (Orthosiphonis folium) 25 %, Hauhechelwurzel (Ononidis radix) 20 %, Riesengoldrutenkraut (Solidaginis giganteae herba) 20 %, Pfefferminzblätter (Menthae piperitae folium) 5 %
Anwendung zur Durchspülungstherapie bei Erkrankungen der ableitenden Harnwege und bei Nierengrieß

Heilpflanzen

Hier können u.a. alle harntreibenden Heilkräuter Verwendung finden, wie in Abschnitt 1 beschrieben, nur sollten sie zusammen mit genügend Flüssigkeit eingenommen werden.

Präparate

Aqualibra® Filmtabletten
1 Filmtbl. enth.: Trockenextrakt aus Hauhechelwurzel 80 mg, Trockenextrakt aus Orthosiphonblättern 90 mg, Trockenextrakt aus Goldrutenkraut 180 mg
Anwendung zur Durchspülung bei bakteriellen und entzündlichen Erkrankungen der Harnwege. Als Durchspülung zur Vorbeugung und Behandlung bei Harnsteinen und Nierengrieß

Canephron® N Dragees
1 Tbl. enth.: Tausendgüldenkraut-Pulver 18 mg, Liebstöckelwurzel-Pulver 18 mg, Rosmarinblätter-Pulver 18 mg
Anwendung zur unterstützenden Behandlung bei leichten Beschwerden im Rahmen von entzündlichen Erkrankungen der ableitenden Harnwege; zur Durchspülung der Harnwege zur Verminderung der Ablagerung von Nierengrieß

Cystinol long® Kapseln Hartkapseln
1 Hartkps. enth.: Trockenextrakt aus echtem Goldrutenkraut 424,8 mg
Anwendung zur Durchspülung bei entzündlichen Erkrankungen der ableitenden Harnwege; bei Harnsteinen und Nierengrieß; Prophylaxe bei Harnsteinen und Nierengrieß

Kneipp® Birkenblätter Pflanzensaft
100 ml enth.: Presssaft aus frischen Birkenblättern 100 ml
Zur Durchspülung bei bakteriellen und entzündlichen Erkrankungen der ableitenden Harnwege und bei Nierengrieß

nephro-loges®
100 g enth.: Flüssigextrakte aus: 20 g Schachtelhalmkraut, 10 g Goldrutenkraut, 20 g Hauhechelwurzel, 10 g Petersilienwurzel
Anwendung bei bakteriellen und entzündlichen Erkrankungen der ableitenden Harnwege, Harnsteinen und Nierengrieß

Solidacur® 600 mg Filmtabletten
1 Filmtbl. enth.: Trockenextrakt aus Echtem Goldrutenkraut 600 mg
Anwendung zur Durchspülung bei entzündlichen Erkrankungen der ableitenden Harnwege; zur vorbeugenden Behandlung bei Harnsteinen und Nierengrieß

Solidagoren® N Tropfen
100 ml enth.: 79 ml Auszug aus: Goldrutenkraut 25 g, Gänsefingerkraut 8,5 g, Schachtelhalmkraut 6 g
Anwendung zur Durchspülung bei entzündlichen Erkrankungen der ableitenden Harnwege, Harnsteinen und Nierengrieß; zur vorbeugenden Behandlung bei Harnsteinen und Nierengrieß, bei Nierenentzündungen

Solidagoren® mono Hartkapseln
1 Hartkps. enth.: Trockenextrakt aus Echtem Goldrutenkraut 360 mg
Anwendung zur Durchspülung der Harnwege bei Harnsteinen und Nierengrieß; zur vorbeugenden Behandlung bei Harnsteinen und Nierengrieß

Urodil phyto Dragees
1 Drg. enth.: Trockenextrakt aus Birkenblättern 70 mg, Trockenextrakt aus Goldrutenkraut 80 mg, Trockenextrakt aus Orthosiphonblättern 80 mg
Anwendung zur Durchspülung bei entzündlichen Erkrankungen der ableitenden Harnwege, als Vorbeugung bei Nierengrieß

Schüssler-Salze

Nr. 7 Magnesium phosphoricum
als „heiße Sieben" bei Koliken (bis zum Eintreffen des Arztes!)

Nr. 9 Natrium phosphoricum
unterstützt die Ausscheidungsfunktionen der Niere und Galle bei Steinleiden, Gicht und Übersäuerung

Homöopathische Komplexmittel

Calculi H Tropfen
50 ml enth.: Acid. benzoicum D4 7,5 ml, Berberis vulgaris D4 7,5 ml, Calculi renales D9 10 ml, Epigaea repens D3 7,5 ml, Lytta vesicatoria D6 10 ml, Solidago virgaurea D3 7,5 ml. 0,4 ml, Solidago virgaurea D3 0,3 ml
Anwendung bei Blasen- und Nierenkonkrementen (Steinen und Grieß), Nieren- und Blasenentzündung, Harnröhrenentzündung

Nierentropfen Cosmochema®
10 ml enthalten: Berberis vulgaris Dil. D3 1,0 ml, Solidago virgaurea Dil. D3 1,0 ml, Lytta vesicatoria Dil. D5 0,8 ml
Anwendung zur unterstützenden Behandlung bei Nierenschwäche und Nierengrieß

Phönix Tartarus III/020 Tropfen
100 ml enth.: Acidum sulfuricum D2, Antimonium crudum D8 8 ml, Arnica D2, Aurum chloratum D5 3 ml, Campher 6,8 mg, Chelidonium maj. D3 3 ml, Corallium rubrum 150 mg, Kaliumnitrat 75 mg, Cuprum sulfuricum D4 10 ml, Digitalis D4 3 ml, Helleborus virid. D4 6 ml, Juniperus communis D1 5 ml, Kalium nitricum D3 9 ml, Mercurius sublimat. corrosiv. D6 5 ml, Orthosiphon D1 3 ml, Solidago Virga aurea D1 4 ml, Spiraea ulmaria 4 ml, 8 ml ethanolhaltiges Destillat aus Tartarus crudus 44,4 mg, Zincum metallicum D8 3 ml
Anwendung bei Grieß und Steinen im Nierenbecken, in Gallen- und Harnblase

Phönix Solidago II/035 B Tropfen
100 ml enth.: Acidum sulfuricum D2, Antimonium crudum D8 7 ml, Arnica D2 6 ml, Aurum chloratum D5 7 ml, 8 ml wässrige Lösung von Campher 13,6 mg, Cuprum sulfuricum D4 11 ml, Digitalis D4 6 ml, Helleborus virid. D4 6 ml, Hydrargyrum bichloratum D6 6 ml, Juniperus communis D1 9 ml, Solidago virga aurea, Spiraea ulmaria 7 ml, Urtica D2 6 ml

Anwendung bei Nephritis (Nierenentzündung), Pyelitis (Nierenbeckenentzündung), Nierenschwäche, Nierengrieß, Nierensteinen

Spascupreel® Tabletten
1 Tbl. enth.: Colocynthis D4, Ammonium bromatum Trit. D4 30 mg, Atropinum sulfuricum Trit. D6 30 mg, Veratrum album Trit. D6 30 mg, Magnesium phosphoricum Trit. D6 30 mg, Gelsemium sempervirens Trit. D6 30 mg, Agaricus D4 15 mg, Matricaria recutita Trit. D3 15 mg, Cuprum sulfuricum Trit. D6 15 mg, Aconitum napellus Trit. D6 60 mg, Passiflora incarnata Trit. D2 15 mg
Anwendung bei krampfartigen Beschwerden der Verdauungsorgane und bei Nierenkoliken

Homöopathische Einzelmittel

Homöopathische Mittel können den Organismus unterstützen, Steine loszuwerden, allerdings sollte auch bedacht werden, dass ein über mehrere Tage eingeklemmter Stein im Harnleiter zu bleibenden Nierenschäden führen kann! Daher ist eine fachärztliche Behandlung unbedingt erforderlich. Sie kann evtl. durch eine gleichzeitige homöopathische Behandlung unterstützt werden. Einige der möglichen Mittel werden hier nur kurz genannt:

Belladonna
Plötzliche rasende Schmerzen, besonders in der rechten Niere. Gerötetes erhitztes Gesicht, kalte Hände und Füße. Schlimmer durch Erschütterung, durch Husten und Niesen.

Berberis vulgaris
Nierenkolik mit scharfen, stechenden und schießenden Schmerzen, die in den gesamten Körper ausstrahlen können, etwa in Blase, Harnröhre, Hoden und Oberschenkel. Großer Harndrang, viel Nierengrieß, Harn mit rötlichem Sediment. Bewegung verschlimmert.

Lycopodium
Rechtseitige Nierenschmerzen. Abneigung gegen enge Kleidung. Rückenschmerzen besser durch Urinieren, trüber Urin mit rötlichem Sediment. Verschlimmerung von 16.00–20.00 Uhr.

Nux vomica
Nierenkolik mit starkem Stuhl- und Harndrang. Verursacht durch zuviel Essen und Alkohol, durch Zorn und Überarbeitung. Ruhelos und gereizt. Besser durch warme Anwendungen.

Sarsaparilla
Nierenkolik mit viel Harndrang und Schmerzen am Ende der Harnentleerung. Schmerzausstrahlung in die Blase. Schwacher Strahl, kann nur im Stehen urinieren. Trüber Urin mit oft rotem Sediment.

GESCHLECHTSORGANE

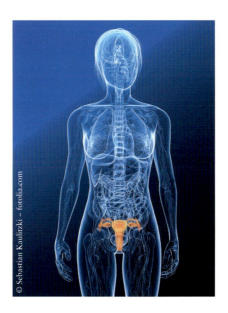

1 Menstruationsbeschwerden

Starke, krampfartige Schmerzen im Unterleib während der Monatsblutung (Menstruation) werden als **Dysmenorrhoe** bezeichnet. Als Ursache hierfür kommen unter anderem eine gutartige Vergrößerung der Gebärmuttermuskulatur (Uterus myomatosus), eine im Bauchraum versprengte Gebärmutterschleimhaut (Endometriose) und vielfältige psychosomatische Faktoren in Frage.

Zu den Menstruationsstörungen im weiteren Sinne zählen auch zyklusabhängige Beschwerden wie das **prämenstruelle Syndrom** (PMS) mit Beschwerden kurz vor der Menstruation wie Gereiztheit, depressiver Verstimmung, Kopfschmerzen, Kreislaufbeschwerden, verstärkten Schwellungen (Ödeme) und Spannungsgefühl in den Brüsten. Unmittelbar nach dem Einsetzen der Regelblutung normalisiert sich das Befinden wieder. Als Ursache hierfür wird eine Störung des Progesteron-Stoffwechsels vermutet.

Hausmittel und unterstützende Maßnahmen

Bei **Menstruationsbeschwerden** (Dysmenorrhoe):
- Wohltuend sind Wärme (Wärmflasche, heiße Dusche), manchmal aber auch Kälte (Eisbeutel) im Bauch- und Rückenbereich sowie Massagen im Rückenbereich
- Hilfreich ist ein Heublumensack aus der Apotheke, der erwärmt und auf den Unterbauch gelegt wird
- Bei zusätzlichem PMS eine leichte, salzarme und entwässernde Kost mit frischem Obst, Gemüse, Getreide und Ballaststoffen bevorzugen
- 10 Tage vor dem Einsetzen der Regel auf Alkohol und Kaffee weitestgehend verzichten, einige Tage vorher evtl. einen Reistag oder Obsttag einlegen
- Entspannend sind Sitz- oder Vollbäder mit Schafgarbe. Zur Bereitung eines Vollbades 75 g Schafgarbenkraut mit 1 l kochendem Wasser übergießen und 20 Minuten ziehen lassen, dann ins Badewasser (38 °C) geben, 15 Minuten baden
- Krampflösend wirkt auch ein Vollbad mit Rosmarin-Öl
- Eine Mischung von Eukalyptus-Öl und Melissen-Öl zu gleichen Teilen kann die Krämpfe lindern. Mehrmals täglich 20 Tropfen davon auf dem Unterbauch einmassieren

Teemischungen für schmerzhafte Regelblutung
- Schafgarbentee: 2 TL (getrocknetes Kraut mit Blüten) mit einer Tasse kochendem Wasser übergießen und 10 Minuten ziehen lassen, dann abseihen, tagsüber trinken.
- Frauenmanteltee: Zubereitung wie Schafgarbe.
- Himbeerblättertee: 25 g Himbeerblätter mit ½ l Wasser zum Kochen bringen, 10 Minuten stehen lassen, abseihen und schon in den letzten Tagen vor dem Eintreten der Periode trinken.
- Gänsefingerkraut, Frauenmantel, Hopfen und Baldrian zu gleichen Teilen mischen, 2 TL pro Tasse verwenden.

Bei **prämenstruellem Syndrom (PMS)** können die folgenden Maßnahmen vorbeugen bzw. die Beschwerden lindern:
- Ausreichend Bewegung: Mindestens dreimal pro Woche sollte der Puls über 120 Schlägen pro Minute liegen, mindestens 20 Minuten lang (nur bei gesundem Herz-Kreislauf!)
- In den Tagen vor den Menses auf fette und blähende Speisen verzichten, den Schwerpunkt eher auf ballaststoffreiche und kohlenhydratreiche Kost legen und viel trinken.

Teemischung zum Entwässern: je 25 g Birkenblätter, Schachtelhalmkraut, Goldrutenkraut und Orthisiphonblätter mischen und 2 TL pro Tasse aufgießen, 3 Tassen täglich trinken.

Harntreibende Tees können den Spannungen in den Brüsten sowie einer übermäßigen Wassereinlagerung und Gewichtszunahme entgegenwirken (siehe auch Kapitel „Nieren und Harnwege").

Heilpflanzen

Die Wirkung der **Mönchspfefferfrüchte** ist dem weibliche Geschlechtshormon Progesteron ähnlich. Mönchspfeffer (Agnus castus, Keuschlamm) wird bei Erkrankungen eingesetzt, die mit einem erhöhten Östrogenspiegel bzw. bei Gelbkörperschwäche mit einem Mangel an Progesteron einhergehen. Dazu gehören Zyklusstörungen und das prämenstruelle Syndrom (PMS). Auch Unfruchtbarkeit ohne organischen Befund (funktionelle Sterilität) und gutartige Veränderungen, schmerzhafte Beschwerden der Brust (Mastodynie) sowie hormonbedingte Akne zählen zu den Einsatzgebieten von Agnus castus. Der Name Mönchspfeffer bzw. Keuschlamm weist übrigens darauf hin, dass die Mönche damit ihr sexuelles Verlangen unter Kontrolle zu bekommen versuchten, was mit der progesteronähnlichen Wirkung zu erklären ist.

Die **Traubensilberkerze** (Cimicifuga racemosa) wurde ursprünglich in Nordamerika gegen Schlangenbisse und zur Geburtshilfe verwendet. Heute gehört sie in der Frauenheilkunde zu den am häufigsten eingesetzten pflanzlichen Heilmitteln. Der Extrakt des Wurzelstocks beeinflusst psychische Beschwerden wie depressive Verstimmungen und Schlaflosigkeit und kann hier vor allem in den

Wechseljahren eine harmonisierende Wirkung ausüben. Weitere Anwendungsgebiete sind Unregelmäßigkeiten der Menses bei jüngeren Mädchen und depressive Verstimmungen vor den Menses. Die in der Traubensilberkerze enthaltenen Saponine und das Isoflavon Formononetin sollen eine östrogenartige Wirkung aufweisen. Zudem besitzt die Heilpflanze schmerzstillende und entzündungshemmende Eigenschaften.

Das **Hirtentäschelkraut** hat in der Volksmedizin eine wichtige Bedeutung bei Gebärmutterblutungen und starken Menstruationsblutungen. Seine blutstillenden Eigenschaften werden mit bestimmten darin enthaltenen Eiweißverbindungen erklärt.

Die **Schafgarbe** wird von der Volksmedizin bei krampfartigen Unterleibsbeschwerden und schmerzhaften Regelblutungen eingesetzt. Den ätherischen Ölen werden krampflösende Eigenschaften zugesprochen, weshalb die Schafgarbe auch bei Verdauungsbeschwerden eingesetzt werden kann. Bei Unterleibsbeschwerden können Voll- oder Teilbäder mit Schafgarbe eingesetzt werden.

Präparate

Agnolyt® Madaus Hartkapseln
1 Hartkps. enth.: Trockenextrakt aus Keuschlammfrüchten 4 mg
Anwendung bei Störungen der Regelblutung (Zyklusanomalien), Schwellung der Brust, prämenstruellen Beschwerden

Agnucaston® Filmtabletten
1 Filmtbl. enth.: Trockenextrakt aus Keuschlammfrüchten 4 mg
Anwendung bei Störungen der Regelblutung (Zyklusanomalien), Schwellung der Brust, prämenstruellen Beschwerden

Cefadian® Filmtabletten
1 Filmtbl. enth.: Trockenextrakt aus Herba Anserinae (Gänsefingerkraut) 200 mg
Anwendung bei schmerzhafter Regelblutung

Epogam®/-1000 mg Weichkapseln
1 Weichkps. enth.: Nachtkerzensamenöl 500 mg/1000 mg
Anwendung u.a. bei PMS und schmerzhafter Regelblutung, zwei Wochen vorher beginnen und dann bis zur Menstruation einnehmen

Femicur® N Kapseln Hartkapseln
1 Hartkps. enth.: Trockenextrakt aus Mönchspfefferfrüchten 4 mg
Anwendung bei Störungen der Regelblutung (Zyklusanomalien), Schwellung der Brust, prämenstruellen Beschwerden

Florafem Dragees
1 Drg. enth.: Trockenextrakt aus Gänsefingerkraut 300 mg
Anwendung bei leichten Beschwerden der Regelblutung

Menodoron® Dilution
10 g enth.: Majoran 0,3 g, Eichenrinde 1,5 g, Schafgarbe 2 g, Hirtentäschelkraut 1,5 g, Brennnessel 1,2 g
Anwendung bei Menstruationsbeschwerden, z.B. Menorrhagien, Dysmenorrhoen, unregelmäßiger Menstruation

Remifemin® Tabletten
1 Tbl. enth.: Trockenextrakt aus Cimicifuga-Wurzelstock (6–11:1) 2,5 mg
Anwendung bei psychischen und vegetativen Beschwerden im Zusammenhang mit der Menstruation und bei Wechseljahresbeschwerden

Styptysat® Bürger überzogene Tabletten
1 überzog. Tbl. enth.: Trockenextrakt aus Hirtentäschelkraut 200 mg
Anwendung bei verlängerter und verstärkter Regelblutung

Weleda Lavendelöl 10 % Ölige Einreibung
10 ml enth.: Aetheroleum lavandulae 10 % 10 ml, natives Olivenöl
Anwendung gemäß der anthroposophischen Lehre u.a. bei Menstruationsstörungen als äußerliche Einreibung am Unterbauch

Weitere nichtpflanzliche Präparate

Magnesium Verla® N Dragees magensaftresistente Tabletten
1 Tbl. enth.: Magnesiumbis (hydrogen-L-glutamat) $4H_2O$ 90 mg, Magnesiumcitrat $9H_2O$ 205 mg

Magnesium-Diasporal® 300 Granulat
1 Briefchen (5 g) enth.: Magnesiumcitrat H_2O-frei 1830 mg, Magnesiumgehalt: 12 mmol
Anwendung bei krampfartigen Menstruationsbeschwerden

Vitamin B$_6$-Hevert®
1 Tbl. enth.: Pyridoxin-HCl 100 mg
Anwendung u.a. bei krampfartigen Menstruationsbeschwerden
Vitamin B6 (Pyridoxin) hilft möglicherweise das PMS zu lindern und sollte in einer Dosis von zweimal 100 mg täglich ab der zweiten Zyklushälfte bis zur Menstruation eingenommen werden, evtl. zusammen mit einem Nachtkerzenöl-Präparat.

Schüssler-Salze

Nr. 7 Magnesium phosphoricum
als „heiße Sieben" bei schmerzhafter Menstruation

Nr. 2 Calcium phosphoricum:
unregelmäßige Menstruation bei blassen Frauen

Nr. 3 Ferrum phosphoricum:
unregelmäßige Menstruation bei Frauen mit Anämie

Nr. 5 Kalium phosphoricum, Nr. 7 Magensium phosphoricum und **Nr. 8 Natrium chloratum**
bei prämenstruellem Syndrom (Beschwerden vor der Regelblutung)

Homöopathische Komplexmittel

Agnus Hevert® femin Tropfen
100 ml enth.: Agnus castus Urtink. 30 ml, Cimicifuga D2 20 ml, Pulsatilla D4 40 ml, Zincum val. D3 10 ml
Anwendung bei Regelstörungen mit Nervosität

Dysmenorrhoe-Gastreu® S R75 Tropfen
10 g enth.: Caulophyllum D2 2 g, Cimicifuga D3 2 g, Magnesium phosphoricum D6 1 g, Viburnum opulus D2 2 g
Anwendung bei Menstruationsbeschwerden

Mastodynon® Tabletten
1 Tbl. enth.: Agnus castus Urtink. 162 mg, Caulophyllum thalictroides D4 81 mg, Cyclamen D4 81 mg, Ignatia D6 81 mg, Iris D2 162 mg, Lilium tigrinum D3 81 mg

Anwendung bei Beschwerden vor der Regelblutung, Beschwerden während der Regelblutung und Zyklusstörungen

Pascofemin® Spasmo Mischung
10 g enth.: Caulophyllum thalictroides D3 7 g, Viburnum prunifolium D3 1 g, Colocynthis D3 1 g, Pulsatilla D3 1 g
Anwendung bei krampfartigen Regelbeschwerden

Similisan Periosim
Homöopathische Inhaltsstoffe: Belladonna (Atropa belladonna) D6, Potentilla anserina D6, Viburnum opulus D6
Anwendung bei Periodenbeschwerden mit Krämpfen, Krämpfen vor und während der Periodenblutung, ziehenden Schmerzen im Unterbauch mit Ausstrahlung zum Rücken und zu den Oberschenkeln vor oder während der Menstruation

Spascupreel Tabletten
1 Tbl. enth.: Colocynthis D4, Ammonium bromatum D4, Atropinum sulfuricum D6, Veratrum D6, Magnesium phosphoricum D6, Gelsemium sempervirens D6, Agaricus D4, Matricaria recutita D3, Cuprum sulfuricum D6, Aconitum napellus D6, Passiflora incarnata D2.
Anwendung bei krampfartigen Beschwerden u.a. im Zusammenhang mit der Menstruation

Homöopathische Einzelmittel

Bei prämenstruellem Syndrom
Bei prämenstruellem Syndrom kommen homöopathisch vorwiegend die tief wirkenden Konstitutionsmittel zur Geltung, allerdings sollten diese im Rahmen einer ausführlichen Anamnese und Repertorisation (Auswertung der Befragung zur Auffindung des entsprechenden Mittels) beim erfahrenen Homöopathen ermittelt werden. Im Folgenden werden einige kurz vorgestellt. Oft bewährt sich auch eine Kombination mit einem phytotherapeutischen Präparat (z. B. mit Agnus castus).

Calcium carbonicum
PMS mit Ängsten, Kopfschmerzen und empfindlichen, geschwollenen Brüsten. Verstärkte Blutungen und Zwischenblutungen vor allem um die Zeit des Klimakteriums. Die Regel ist zu früh, zu reichlich, zu lange andauernd. Erschöpfung, Energiemangel. Kalte Schweißausbrüche, saurer Geruch. Neigung zur Fettleibig-

keit. Starkes sexuelles Verlangen. Verursacht durch Überarbeitung, Überforderung. Verschlimmerung durch geistige und körperliche Anstrengung. Verschlimmerung durch Kälte und Nässe. Verbesserung bei trockenem Klima.
Calcium carbonicum ist der weiße Kalk der Austernschale und passt konstitutionell insbesondere für überlastete, von ihrer Arbeit überwältigte Menschen mit ausgeprägtem Pflichtgefühl und Ängsten.

Lachesis
PMS mit Reizbarkeit, Depressionen, Kopfschmerzen, Hitzewallungen und Eifersucht, starkem Sexualtrieb. Verbesserung beim Einsetzen der Monatsblutung. Verschlimmerung durch warmes, schwüles Wetter, Verschlimmerung durch Menschenansammlungen und enge Kleidung. Verschlimmerung morgens.
Lachesis muta, die Buschmeisterschlange, ist in Mittel- und Südamerika heimisch. Verwendet wird das frisch gewonnene Schlangengift. Das Mittel passt konstitutionell insbesondere für leidenschaftliche, redselige Menschen mit intensiver Ausstrahlung und Themen von Eifersucht und Neid. Wichtiges Mittel für das Klimakterium.

Lycopodium
Menstruation zu früh, zu spät, zu stark oder mit Neigung zu Zwischenblutungen. Missmutig, verzagt und verfroren vor den Menses. Verspätete geschlechtliche Entwicklung. Scharfer Ausfluss oder trockene Scheide. Fehlender oder übersteigerter Sexualtrieb. Jeder Druck auf den Bauch ist unangenehm. Verlangen nach Süßigkeiten, Abneigung von blähenden Speisen. Reizbarkeit, tyrannisches Verhalten, Depressionen, Ängste um die Gesundheit. Verschlimmerung durch Wärme im geschlossenen Raum. Verschlimmerung nachmittags zwischen 16.00 und 20.00 Uhr.
Lycopodium clavatum, der Bärlapp, wächst auf allen fünf Kontinenten. Verwendet werden die getrockneten Sporen. Das Mittel passt konstitutionell insbesondere für wache und lebendige Menschen mit Problemen wegen übersteigerten oder geringen Selbstbewusstseins.

Natrium muriaticum
Menstruation zu spät und spärlich oder stark und zu früh. Wassereinlagerungen, geschwollene Brüste und Traurigkeit vor der Menstruation. Dünne, scharfe Leukorrhoe. Trockene Scheide und Abneigung gegen Geschlechtsverkehr. Verlangen nach salzigen Speisen. Ernst, übermäßig korrekt und pflichtbewusst. Abneigung gegen Gesellschaft. Depressionen. Unfähigkeit zu bzw. häufiges Weinen, Verzweiflung. Abneigung gegen Trost. Verschlimmerung durch Sonne. Verschlimmerung vormittags um 10.00 Uhr.
Natrium muriaticum ist Natriumchlorid, d.h. Kochsalz, das durch Verreibung homöopathisch aufgeschlossen wird. Das Mittel passt konstitutionell insbesondere für verschlossene, verantwortungsbewusste, würdevolle und von Kummer tief getroffene Menschen.

Nux vomica

Große Reizbarkeit vor der Periode. Menstruation zu stark und zu lang. Krampfartiges Drängen der Gebärmutter nach unten. Große Verfrorenheit. Stuhldrang, Verstopfung oder häufiger Harndrang vor oder während der Periode. Starker Geschlechtstrieb. Verursacht durch Stress, Sucht- und Genussmittelmissbrauch. Verschlimmerung durch Kälte, morgens und durch Stress.
Strychnos nux vomica, die Brechnuss, wächst in Sri Lanka und Nordaustralien. Verwendet werden die reifen, getrockneten Samen. Das Mittel passt konstitutionell insbesondere für reizbare, ungeduldige und ehrgeizige Menschen mit starkem innerem Antrieb.

Pulsatilla

Verspätete, schwache und unregelmäßige Menstruation, die auch leicht ausbleibt. Sehr schmerzhafte Monatsblutung. Vor und während der Regel Gefühlsschwankungen mit plötzlichen Tränenausbrüchen, Frösteln, Hitzewallungen, Übelkeit, Brustschmerzen. Weißer, milder Scheidenausfluss, aber auch dünn und scharf. Starke sexuelle Energie, wobei meist die Betonung auf der emotionalen Seite liegt. Abneigung gegen Geschlechtsverkehr, die auf moralisch-religiösen Überzeugungen basiert. Verbesserung durch Bewegung an der frischen Luft. Verschlimmerung durch Wärme, Bettwärme, Zimmerluft. Verschlimmerung durch fette und reichhaltige Speisen. Verschlimmerung vor oder während der Menstruation, durch unterdrückte Menses. Verbesserung durch tröstenden Zuspruch.
Die Küchenschelle passt konstitutionell insbesondere für sanfte, offene, leicht beeinflussbare und abhängige Menschen mit wechselhaften Stimmungen und einem Hang zum Weinen.

Sepia

Prämenstruelle Reizbarkeit und aggressives Verhalten, Depressionen und Weinen mit einer Abneigung gegen Gesellschaft und Verlangen, allein zu sein. Zu späte oder zu frühe Menstruation. Gefühl von Herabdrängen im Unterleib, als würde der Beckeninhalt herausfallen, muss daher mit gekreuzten Beinen sitzen. Wund machender Ausfluss, Juckreiz, Brennen der Vulva. Abneigung gegen Geschlechtsverkehr. Emotional losgelöst und distanziert von der Familie. Verbesserung durch Tanzen, Joggen und jegliche Art von Sport. Verschlimmerung vor und während der Menstruation. Verschlimmerung während der Schwangerschaft und während der Wechseljahre. Verschlimmerung durch Geschlechtsverkehr.
Sepia officinalis ist ein Tintenfisch, der im Mittelmehr, Atlantik und in der Nordsee vorkommt. Verwendet wird der getrocknete Inhalt des Tintenbeutels. Das Mittel passt konstitutionell insbesondere für ärgerlich gereizte, kritisierende und weinerliche Menschen mit einer emotionalen Distanz gegenüber der Familie.

Sulfur

Die Menses ist zu früh, zu stark, zu lang oder auch zu spät. Brennender, wund machender Ausfluss. Gerötete Körperöffnungen (Lippen, Lider, After). Verlangen nach Süßigkeiten. Übelriechender Stuhlgang, Blähungen. Verschlimmerung durch Nässe, Kälte, Waschen oder Baden.

Sulfur ist pulverisierter Schwefel (= Schwefelblüte), der durch Verreibung homöopathisch verarbeitet wird. Das Mittel passt konstitutionell insbesondere für extrovertierte, freundliche und gesellschaftlich aktive Menschen mit einem Hang zur Prahlerei, oder zu intellektuellen, philosophischen Typen mit einer schwachen Bindung zur Familie.

Mittel für schmerzhafte Menstruation

Bevor mit einer homöopathischen Behandlung begonnen wird, sollte die schulmedizinische Diagnose gestellt sein, um Erkrankungen wie Endometriose, Gebärmuttermyome oder bösartige Erkrankungen auszuschließen. Gerade bei den vielen Formen der Dysmenorrhoe ohne klar feststellbare körperliche Ursache kann die Homöopathie gut helfen, wie auch bei Endometriose, die schulmedizinisch nur recht unbefriedigend behandelbar ist.

Belladonna

Wehenartige Schmerzen während der Menstruation, die kommen und gehen, heftige nach unten ziehende Schmerzen, als ob die Gebärmutter herauskommen würde. Die Gebärmutter erscheint schwer und blutüberfüllt. Zu frühe, zu heftige, sich heiß anfühlende Blutung, oder reichliches rotes Blut mit großen dunklen Klumpen. Glühend heißer, roter Kopf. Verschlimmerung durch Sinneseindrücke wie Licht, Lärm, Berührung und Erschütterung.

Atropa belladonna, die Tollkirsche, wächst in Europa, Asien und Lateinamerika. Hinweisend für das Mittel ist die Blut-Überfülle (Hyperämie).

Chamomilla

Unerträgliche wehenartige Schmerzen. Koliken während der Menstruation. Absonderung von dunklem, verklumptem Blut. Starke Schmerzempfindlichkeit. Äußerst launisch und gereizt mit Wutausbrüchen. Verschlimmerung durch Wärme und nachts.

Chamomilla, die echte Kamille, wächst in Europa und Asien. Verwendet wird die ganze frische Pflanze. Hinweisend ist die große Schmerzempfindlichkeit und ärgerliche Gereiztheit.

China
Erschöpfung und Schwäche nach starker Menstruationsblutung. Kalte Schweißausbrüche, Frieren. Schwindel mit pulsierenden Kopfschmerzen und Ohrensausen. Nervöse Reizbarkeit, ärgerliche und überempfindliche Stimmung. Bauchschmerzen und Blähungen. Verbesserung durch Wärme und Zudecken, durch festen Druck.
Cinchona succirubra, der Chinarindenbaum, wächst in Südamerika und Ostindien. Das Mittel passt insbesondere für Schwäche und Hinfälligkeit mit nervöser Gereiztheit nach größeren Verlusten von Blut oder anderen Körpersäften.

Cimicifuga
Heftige Menstruationsschmerzen und Schmerzen unmittelbar vor der Regel. Krampfartige, schießende Schmerzen durch das Becken hindurch oder in die Oberschenkel hinein. Menses sind reichlich, dunkel und geronnen. Rheumatische Beschwerden, Nackenschmerzen. Stimmungsschwankungen: Extrovertiert und geschwätzig oder düstere, trübsinnige Stimmung. Verschlimmerung durch Kälte. Verschlimmerung rheumatischer Beschwerden während der Regel.
Actaea racemosa, Cimicifuga oder Wanzenkraut wächst in Amerika und Kanada und wird in Europa als Gartenpflanze kultiviert. Das Mittel passt insbesondere für die Verbindung aus hysterischen und rheumatischen Beschwerden mit heftigen stechenden und schießenden Schmerzen.

Cocculus
Wehen- und krampfartige Menstruation. Kann vor Schmerzen und Schwäche kaum stehen. Kopfschmerzen, Schwindel und Schwäche. Folgen von Schlafmangel (Nachtwachen, Krankenpflege), Jetlag (Zeitumstellung bei langen Flugreisen), körperlicher Anstrengung, Überarbeitung, Sorgen um andere. Verschlimmerung durch Schlafentzug. Verschlimmerung beim Fahren und Reisen.
Anamirta cocculus, eine Schlingpflanze, wächst in Sri Lanka und Java. Verwendet werden die reifen getrockneten Früchte (Kockelskörner). Hinweisend für das Mittel ist die Kombination aus Schwindel, Schwäche und Folgen von Überarbeitung und Schlafentzug.

Colocynthis
Plötzliche kolikartige Menstruationsschmerzen. Bohrende Schmerzen in den Eierstöcken. Krümmt sich vor Schmerzen. Presst die Faust in Bauch und Unterleib. Ärgerlich gereiztes Gemüt. Reichliche Menses bei sitzender Lebensweise. Folgen von Ärger, Demütigung, Beleidigung. Verschlimmerung durch Ärger, Kälte, Strecken der Beine. Verbesserung durch Zusammenkrümmen, Wärmflasche, festen Druck.
Citrullus colocynthis, die Koloquinte, wächst in Ostafrika und Asien. Hinweisend für das Mittel sind kolikartige Schmerzen und Besserung durch Zusammenkrümmen und Druck. Folgen von Ärger und Demütigung.

Gelsemium

Wehenartige ausstrahlende Schmerzen in den Hüften und im Rücken. Menses verspätet, spärlich. Zittrige Schwäche. Schwere oder hängende Augenlider. Müdigkeit, müder Blick. Dumpfe Kopfschmerzen, die vom Nacken in Stirn und Augen ausstrahlen. Apathisch, Verlangen, allein zu sein. Folgen von schlechten Nachrichten, Schreck, Erwartungsspannung (Prüfungen, Lampenfieber). Verschlimmerung durch feuchtwarmes Wetter, Denken an die Beschwerden.

Gelsemium sempervirens, der falsche Jasmin, wächst in Nord- und Mittelamerika. Verwendet wird der frische Wurzelstock. Hinweisend für das Mittel ist die zittrige Schwäche und Erschöpfung vor allem in Verbindung mit der genannten Causa (Auslöser).

Ignatia

Krampfartige Menstruationsschmerzen, die bis hin zur Ohnmacht führen können. Menses sind zu früh, dunkel oder verspätet. Frauen mit leicht verletzbaren Gefühlen, theatralischem Auftreten. Tiefes Seufzen, Jammern, Schluchzen. Stimmungsschwankungen und überempfindliche Reaktionen. Steigert sich in die Beschwerden hinein. Folgen von Kummer, enttäuschter Liebe, Eifersucht. Schlimmer durch Kaffee und Tabakrauch.

Ignatia amara, die Ignazbohne, wächst auf den Philippinen. Verwendet werden die reifen getrockneten Samen. Hinweisend für das Mittel ist die Causa (Auslöser) in Verbindung mit den genannten Gemütssymptomen.

Magnesium phosphoricum

Krampfartige, schneidende und einschießende Menstruationsschmerzen. Verbesserung der Schmerzen mit dem Eintritt der Blutung. Nervöse Empfindlichkeit. Verbesserung durch Hitze und Druck. Verschlimmerung durch Kälte.

Magnesium phosphoricum ist Magnesiumhydrogenphosphat, eine Verbindung aus Magnesium und Phosphorsäure. Hinweisend für das Mittel sind überempfindliche Reizbarkeit und die kolikartigen Schmerzen in Verbindung mit den genannten Modalitäten.

2 Scheideninfektionen

Die gesunde Vagina baut mithilfe der physiologischen Bakterienflora einen sauren pH-Wert auf und ist dadurch recht widerstandsfähig gegen Infektionen. Scheidenspülungen und Antibiotika können jedoch das Scheidenmilieu so verändern, dass pathogene Bakterien (z. B. Gardnerella vaginalis, Entero-, Staphylo- und Streptokokken), Pilze oder Trichomonaden aufkeimen und zu einer Scheidenentzündung (Kolpitis) führen. Häufige Symptome sind brennende Schmerzen, Juckreiz, Schmerzen sowie ein verstärkter Ausfluss (Fluor). Häufig bestehen Schmerzen beim Wasserlassen und beim Geschlechtsverkehr.

Die schulmedizinische Behandlung erfolgt je nach Erreger mit entsprechenden Cremes und Zäpfchen. Bei infektiöser Ursache ist zur Vermeidung von Rückfällen (Ping-Pong-Effekt) eine gleichzeitige Partnerbehandlung erforderlich.

Hausmittel und unterstützende Maßnahmen

- Scheideninfektionen werden häufig beim Geschlechtsverkehr übertragen. Den besten Schutz (vor allem bei wechselnden Partnern) bieten deshalb Kondome. Die Ansteckung in der Sauna oder auf der Toilette ist dagegen eher selten
- Um sich nicht selbst mit Bakterien aus dem Darm zu infizieren, sollten folgende Ratschläge zur Intimpflege beachtet werden:
  - Unterwäsche aus kochbaren Materialien (Baumwolle) benutzen
  - Keine Waschlappen verwenden
  - Den Genitalbereich nur mit Wasser waschen, allenfalls mit einer milden pH-neutralen oder leicht sauren Waschlotion
  - Nach dem Stuhlgang immer von vorn nach hinten reinigen, nicht umgekehrt
- Bei häufigen Pilzinfektionen den Zuckerkonsum einschränken
- Antibiotische Behandlungen wenn möglich vermeiden, weil dadurch die Scheidenflora zerstört wird
- Ein mit Naturjogurt getränkter Tampon, der in die Scheide eingeführt wird, kann die Regeneration der Scheidenflora unterstützen. Er sollte alle 4 Stunden ausgetauscht werden. (Ähnlich wirken Vaginalzäpfchen wie unter Präparate aufgeführt, die unter anderem Milchsäurebakterien enthalten)
- Sitzbäder mit Essigwasser oder australischem Teebaumöl (10 Tropfen ins Wasser geben) sollen das Scheidenmilieu unterstützen
- Teebaumöl auf einen Tampon geben und einführen (Verträglichkeit vorher prüfen)

- Knoblauch wirkt entzündungshemmend und antibakteriell. Eine Knoblauchzehe in Gaze einwickeln (so kann sie leicht wieder entfernt werden) und einführen.
- Ozoniertes Olivenöl (mit Ozon versetzt) örtlich anwenden

Sitzbäder und Waschungen
- Intimwaschung mit weißer Taubnessel und Frauenmantel oder Thymian. Jeweils einen gehäuften TL mit 1 l kochendem Wasser übergießen, 10 Minuten ziehen lassen und abseihen. Nach dem Auskühlen den Intimbereich damit waschen
- Weiße Taubnesselblüten für Sitzbäder verwenden (50 g auf 500 ml Wasser, Zubereitung wie oben)
- Sitzbäder mit Kamillenextrakt (Gebrauchsanweisung beachten) bei 37 °C, 10 Minuten, 3 x pro Woche

Pflanzliche und nichtpflanzliche Präparate

Döderlein Med Vaginalkapseln
1 Kps. enth.: 20 mg vermehrungsfähiges Lactobacillus gasseri-Kulturlyophilisat
Anwendung zur Wiederherstellung eines normalen Scheidenmilieus u.a. durch Einstellung des notwendigen leicht sauren pH-Wertes und durch Bildung von Hemmstoffen gegen krankheitserregende Bakterien. Auch störende Hefepilze werden vermindert

Gynoflor® Vaginaltabletten
1 Vaginaltbl. enth.: Lactobacillus acidophilus-Kulturlyophilisat 50 mg (mit mind. 108 lebensfähigen oder vermehrungsfähigen Keimen), Estriol 0,03 mg
Anwendung bei Ausfluss (Fluor), Kolpitis mit Störungen der Vaginalflora, insbesondere zur Nachbehandlung nach lokaler Antibiotika-, Chemo- und Sulfonamidtherapie

Lactisan® Lösung
Anwendung bei Störungen der Vaginalflora, Fluor vaginalis, Vaginitis, Kolpitis, auch bakterieller Art; Schäden durch Anwendung von Antibiotika

Majorana/Melissa Vaginaltabletten
1 Vaginaltbl. enth.: Auszug aus Herba Majorana 0,05 g, Auszug aus Fol. Melissae 0,05 g
Anwendung bei Störungen der Vaginalflora, Fluor vaginalis, zur Nachbehandlung nach Antibiotika

Vagiflor® Vaginalzäpfchen
1 Vaginalzpf. enth.: 1 g gefriergetrocknete Kulturen des L. acidophilus mit 10^7–10^8 lebensfähigen Keimen
Zur Wiederherstellung und Aufrechterhaltung der Scheidenflora, wenn diese in der Schwangerschaft, durch Erkrankungen der Scheide (Ausfluss, Entzündung, Infektion) bzw. durch notwendige therapeutische Maßnahmen (Antibiotika, Chemotherapeutika) geschädigt oder zerstört ist.

Schüssler-Salze

Nr. 4 Kalium chloratum
bei mildem, weißlichem und dickklebrigen Ausfluss

Nr. 8 Natrium chloratum
bei brennendem und dünn-wässrigem Ausfluss

Nr. 10 Natrium sulfuricum
bei Pilzerkrankungen

Homöopathische Komplexmittel

Fluor-Zäpfchen S Cosmochema®
1 Zpf. (= 2,0 g) enth: Vitex agnus-castus Dil. D3 11 mg, Echinacea Dil. D2 11 mg, Thuja occidentalis Dil. D2 11 mg, Lilium lancifolium Dil. D4 11 mg, Kreosotum Dil. D6 11 mg, Hepar sulfuris Dil. D10 11 mg, Hydrastis canadensis Dil. D6 11 mg, Daphne mezereum Dil. D4 11 mg, Acidum carbolicum Dil. D8 11 mg, Conium maculatum Dil. D4 11 mg, Aluminium oxydatum Dil. D10 11 mg, Argentum nitricum Dil. D6 11 mg
Anwendung bei Weißfluss, Fluor vaginalis

Homöopathische Einzelmittel

Die homöopathischen Mittel können gut mit einem örtlich anwendbaren Präparat zum Aufbau der Scheidenflora kombiniert werden.

Kreosotum
Ausfluss mit eitrig-gelben und wund machenden Absonderungen aus der Scheide. Starker Juckreiz und Wundheit der Vulva. Brennende Schmerzen. Starke, vermehr-

te Monatsblutung, Blutung nach und Abneigung gegen Koitus. Verschlimmerung durch Kälte und zwischen den Menses. Besserung durch Wärme und Bewegung.
Kreosotum ist ein Extrakt aus Buchenholz-Teer, das durch Verkohlen von Buchenholz und anschließender Destillation gewonnen wird. Kennzeichnend sind die scharfen, wund machenden Absonderungen.

Lilium tigrinum
Dünner, scharfer, bräunlicher Ausfluss, herabdrängendes Gefühl im Unterleib mit dem Verlangen nach Gegendruck, erhöhter Geschlechtstrieb, funktionelle Herzbeschwerden. Besserung durch Überkreuzen der Beine.
Die Tigerlilie hat Einfluss auf die Beckenorgane mit dem Gefühl starken Herabdrängens und einer starken Sexualität bzw. Triebunterdrückung.

Mercurius solubilis
Scharfer Ausfluss mit Brennen und Wundheit der Vulva. Der Ausfluss ist grünlich und blutig. Misstrauisch, hastig, verletzbar, impulsiv. Verschlimmerung sowohl durch Hitze als auch durch Kälte. Verschlimmerung nachts.
Mercurius solubilis ist Quecksilber und eine Mischung aus Quecksilberverbindungen mit Sauerstoff und Stickstoff. Das Mittel passt konstitutionell insbesondere für verschlossene und emotional intensive Menschen.

Pulsatilla
Milder dickflüssiger, milchiger oder grünlich-gelber Ausfluss, unregelmäßige oder kurze Monatsblutung, wenig Durst, weinerliche und anhängliche Stimmung. Verschlimmerung im Liegen. Verbesserung bei Bewegung an der frischen Luft.
Die Küchenschelle oder Kuhschelle passt konstitutionell insbesondere für sanfte, schüchterne und leicht zu beeinflussende Menschen.

Sepia
Scharfer, juckender Ausfluss. Prämenstruelles Syndrom. Gebärmuttersenkung, abwärts drängendes Gefühl im Unterleib. Abneigung gegen Geschlechtsverkehr. Abneigung gegen Gesellschaft, vor allem vor der Periode. Besserung durch körperliche Anstrengung, durch Tanzen.
Die Tintenfischtinte passt konstitutionell insbesondere für reizbare, emotional gleichgültige oder weinerliche Menschen, die sich oft überfordern.

3 Klimakterium

Wechseljahresbeschwerden (Klimakterium, klimakterisches Syndrom) werden etwa ab dem 45. Lebensjahr durch das Erlöschen der Eierstockfunktion und den daraus folgenden Hormonabfall verursacht. Zu den Symptomen gehören Hitzewallungen, Schweißausbrüche und Hautrötungen sowie allgemeine Beschwerden wie Schwindel, Herzklopfen, Schwächegefühl, erhöhte Reizbarkeit und Nervosität, Depressionen und Schlafstörungen.

Schulmedizinisch wird im Allgemeinen eine Hormonersatztherapie empfohlen, wobei inzwischen die Bedenken diesbezüglich immer lauter werden: Zwar lindert die Gabe von Östrogenen eindrucksvoll viele Wechseljahresbeschwerden und vermindert das Risiko einer Osteoporose, doch erhöht sie nach heutigem Kenntnisstand auch das Risiko von Schlaganfall, Thrombosen und Brustkrebs.

Oft geht das Klimakterium mit einer allgemeinen Lebenskrise einher, und die Hormonmangelerscheinungen sind nur ein Teil davon. Andererseits kann diese Zeit auch eine gute Gelegenheit darstellen, das eigene Leben neu zu ordnen oder sich neuen Aufgaben zuzuwenden. Frauen, die beruflich aktiv sind, haben nachweislich weniger Wechseljahresbeschwerden.

Hausmittel und unterstützende Maßnahmen

- Am hilfreichsten gegen Wechseljahresbeschwerden scheint ein aktives und mit befriedigenden Aufgaben erfülltes Leben zu sein, mit ausreichend körperlicher Bewegung unter Vermeidung chronischer Überforderungen
- Gesunde Ernährung: beinhaltet calcium- und basenreiche Vollwertkost mit viel Obst und Gemüse, bevorzugt aus biologischem Anbau
- Sojaprodukte haben einen hohen Anteil an pflanzlichen Östrogenen (Phytoöstrogenen) und sollten in die Ernährung integriert werden
- Vitamin E scheint sich positiv auf die klimakterischen Beschwerden auszuwirken und ist in kaltgepressten pflanzlichen Ölen, Nüssen, Samen und Getreidekeimen enthalten. Als Nahrungs-

ergänzung sind auch hochdosierte Vitamin-E-Präparate zu empfehlen
- Wechselfußbäder helfen das vegetative Nervensystem zu stabilisieren
- Frauen mit einer positiven Einstellung gegenüber ihren Wechseljahren leiden weniger an Beschwerden

Tees und äußerliche Anwendungen
- Bei Wechseljahresbeschwerden: 1 TL Rosmarin mit 1 Tasse kochendem Wasser überbrühen und 10 Minuten ziehen lassen, täglich 2–3 Tassen trinken
- 20 g Baldrianwurzel, 25 g Melisse, 25 g Thymian, 25 g Kamille, 15 g Eriobotrya Folium mischen. 2 TL der Mischung mit ¼ l kochendem Wasser überbrühen, 10 Minuten ziehen lassen und dann abseihen. 2- bis 3-mal täglich eine Tasse trinken.
- Gegen Hitzewallungen: 20 g Raute, 30 g Rosmarin, 10 g Euphorbium Radix und 55 g Baldrian mischen. 3 TL der Mischung mit ¼ l kochendem Wasser überbrühen, 10 Minuten ziehen lassen und dann abseihen. 1- bis 2-mal täglich eine Tasse trinken.
- Schweißhemmender Tee: 1 gehäuften TL Salbeiblätter mit ¼ l kochendem Wasser überbrühen, 15 Minuten ziehen lassen, täglich 2 Tassen ungesüßt trinken.

Wohltuende Massage: 4 Tropfen Zypressenöl mit 2 EL Sojaöl mischen und den ganzen Körper damit einreiben

Heilpflanzen

Günstig ist eine Kombination von hormonell wirksamen und beruhigenden Heilpflanzen.

Extrakte der **Traubensilberkerze** (Cimicifuga racemosa) weisen eine östrogenartige Wirkung auf und bessern körperliche und psychische Beschwerden wie depressive Verstimmungen und Schlaflosigkeit. In geringerem Maß besitzen auch **Rotklee, Hopfen und Rhabarber** östrogenartige Eigenschaften.

Mönchspfeffer, der ebenfalls eine hormonartige Wirkung aufweist, wird eher bei wechseljahresbedingten Zyklusstörungen eingesetzt.

Bei psychischen Beschwerden wie Unruhe, Angstzuständen und depressiven Verstimmungen kann **Johanniskraut** eingesetzt werden, dessen Wirksamkeit in vielen klinischen Studien bestätigt werden konnte.

Gegen Angstzustände, Kopfschmerzen, Schlafstörungen und Hitzewallungen können evtl. auch Extrakte der **Kava-Kava-Wurzel** oder **Baldrian** helfen.

Nervöse Herzbeschwerden können mit herzwirksamen Pflanzen wie **Herzgespann** oder **Weißdorn** behandelt werden.

Präparate

Femikliman® uno Filmtabletten
1 Filmtbl. enth.: Trockenextrakt aus Cimicifuga-Wurzelstock 6,5 mg
Anwendung zur Besserung von psychischen und neurovegetativen Beschwerden, bedingt durch die Wechseljahre

Femicur® N Kapseln Hartkapseln
1 Hartkps. enth.: Trockenextrakt aus Mönchspfefferfrüchten 4 mg
Anwendung bei Regelbeschwerden und prämenstruellen Beschwerden im Zusammenhang mit dem Klimakterium

Phyto-Strol® Loges
1 magensaftresistente Tbl. enth.: 4 mg Trockenextrakt aus Rhapontikrhabarberwurzel
Anwendung bei durch die Wechseljahre bedingten psychischen und neurovegetativen Beschwerden wie Hitzewallungen bzw. Schweißausbrüche, Schlafstörungen, depressive Verstimmungen und Ängstlichkeit

Remifemin® Tabletten
1 Tbl. enth.: Trockenextrakt aus Cimicifuga-Wurzelstock 2,5 mg
Anwendung bei Wechseljahresbeschwerden wie Hitzewallungen, Schweißausbrüchen, Schlafstörungen

Remifemin® plus Filmtabletten
1 Filmtbl. enth.: Extr. Herba Hyperici sicc. (Johanniskraut), Extr. Rhiz. Cimicifugae sicc. (Wanzenkraut)
Anwendung bei klimakterischen Beschwerden wie Hitzewallungen, Schweißausbrüche, depressive Verstimmungszustände und psychovegetative Störungen wie Niedergeschlagenheit, innere Anspannung, Reizbarkeit, Konzentrationsschwä-

che, Schlaflosigkeit, Angst und/oder nervöse Unruhe sowie bei prämenstruellen psychovegetativen Beschwerden

Schüssler-Salze

Kombination bei Wechseljahresbeschwerden:
Nr. 5 Kalium phosphoricum morgens und Nr. 10 Natrium sulfuricum vormittags und Nr. 12 Calcium sulfuricum nachmittags und Nr. 11 Silicea abends; jeweils 3 Tbl. in heißem Wasser aufgelöst trinken

Homöopathische Komplexmittel

Cefakliman® N
Enthält pflanzliche und homöopathische Wirkstoffe: Hypericum, Cimicifuga, Lachesis mutus dil. D8, Sanguinaria canadensis dil. D3
Anwendung bei Wechseljahrbeschwerden

Klifem® spag. Tropfen
100 g enth.: Aletris farinosa D2 13 g, Graphites D8 12 g, Helonias dioica D3 13 g, Jaborandi spag. D3 10 g, Lachesis D6 14 g, Pulsatilla spag. D3 10 g, Sanguinaria canadensis spag. D6 13 g, Lamium album Urtink. 15 g
Anwendung bei klimakterischen Beschwerden mit Hitzewallungen, Schweißausbrüchen und labiler Stimmungslage

Klimaktoplant® H Tabletten
1 Tbl. enth.: Cimicifuga D2 25 mg, Sepia D2 25 mg, Ignatia D3 25 mg, Sanguinaria D2 25 mg
Anwendung bei Wechseljahresbeschwerden wie Hitzewallungen, Schweißausbrüchen, Herzklopfen, innerer Unruhe, Schlafstörungen und depressiven Verstimmungen

Klimasyx Lösung
10 g enth.: Cimicifuga racemosa D5 3,34 g, Lachesis mutus D8 3,33 g, Sanguinaria canadensis D4 3,33 g
Anwendung bei Beschwerden in den Wechseljahren

Neuroselect Tropfen
100 g enth.: Lycopus virg. D2 20 g, Pulsatilla D4 20 g, Passifl. incarn. D2 40 g, Gelsemium D4 20 g
Anwendung bei nervösen Störungen mit Herzklopfen auch im Rahmen des Klimakteriums

Pascofemin® Tabletten
1 Tbl. enth.: Senecio aureus D5 10 mg, Cimicifuga D6 30 mg, Agnus castus D2 30 mg, Aletris farinosa D3 10 mg, Pulsatilla D4 10 mg, Helonias dioica D3 10 mg, Lilium tigrinum D3 10 mg, Ignatia D4 10 mg, Caulophyllum thalictroides D2 10 mg
Anwendung bei Störung der Regelblutung im Klimakterium

Pflüger's Frauentonikum HM
100 g enthalten: Aletris farinosa Dil. D1 2,0 g, Caulophyllum thalictroides Dil. D2 4,0 g, Cimicifuga racemosa Dil. D3 2,0 g, Fraxinus americana Dil. D2 2,0 g, Lilium lancifolium Dil. D4 vinos 4,0 g, Sepia Dil. D6 4,0 g, Strychnos ignatii Dil. D4 vinos 2,0 g, Turnera diffusa Urtink. 4,0 g, Valeriana officinalis Urtink. 2,0 g
Anwendung bei klimakterischen Störungen mit nervösen Verstimmungszuständen

Agnus Hevert® femin Tropfen
100 ml enth.: Agnus castus Urtink. 30 ml, Cimicifuga D2 20 ml, Pulsatilla D4 40 ml, Zincum val. D3 10 ml
Anwendung bei klimakterischen Beschwerden und Regelstörungen mit Nervosität

Homöopathische Einzelmittel

Die homöopathische Behandlung von Wechseljahresbeschwerden erfolgt am besten durch ausgebildete Homöopathen. Die folgenden tief wirkenden Konstitutionsmittel können dabei auch mit pflanzlichen Präparaten kombiniert werden.

Cimicifuga
Heftigste Menstruationsschmerzen. Rheumatische Beschwerden, wie z.B. steifer Nacken. Kopfschmerzen und geistige Dumpfheit. Starke Stimmungsschwankungen. Trübsinnigkeit und düstere Stimmungen. Manie, Geschwätzigkeit und theatralisches Auftreten. Verschlimmerung während der Periode. Verschlimmerung im Klimakterium.
Cimicifuga racemosa (= Actaea racemosa), das Wanzenkraut, wächst in Europa, Asien und Nordamerika. Verwendet wird der frische Wurzelstock. Es wird auch als pflanzliches Mittel gegen Wechseljahresbeschwerden angeboten (siehe Präparate).

Lachesis
Prämenstruelle Beschwerden, wie Reizbarkeit, Depressionen, Kopfschmerzen, Hitzewallungen. Kann keine enge Kleidung vertragen (Rollkragenpullover, Gürtel). Geistig rege, viele Ideen, redselig bis hin zur Schwatzhaftigkeit. Eifersucht und Neid. Wahnhafte Ideen, Misstrauen, Verfolgungswahn. Beschwerden ver-

mehrt auf der linken Seite. Starker Sexualtrieb. Verschlimmerung morgens und nach dem Schlaf. Verschlimmerung vor der Menstruation, Verschlimmerung im Klimakterium. Verschlimmerung durch Hitze und Menschenansammlungen. Verschlimmerung durch enge Kleidung, besonders am Hals.

Die Buschmeisterschlange passt konstitutionell insbesondere für leidenschaftliche Menschen mit einer intensiven Ausstrahlung. Wichtiges Mittel für Wechseljahrsbeschwerden.

Natrium muriaticum

Von Kummer tief getroffen, schwere Depressionen, denkt immer wieder an vergangene Kränkungen. Übergenau und perfektionistisch. Verlangen nach salzigen Speisen. Abneigung gegen Fett und reichhaltige Speisen. Kopfschmerzen und Migräne. Trockenheit in der Scheide. Abneigung gegen Geschlechtsverkehr. Verursacht durch Kränkung, Demütigung. Verschlimmerung durch Sonne. Verschlimmerung morgens um 10.00 Uhr.

Das homöopathische Kochsalz passt konstitutionell insbesondere für verschlossene und verantwortungsbewusste Menschen mit stillem Kummer.

Pulsatilla

Unregelmäßige und schwache Menstruation, schmerzhafte Menstruation. Die Personen sind „nah am Wasser gebaut", wechselhaften Stimmungen unterworfen, abhängig von der Zuneigung anderer. Warmblütig, Verlangen nach frischer Luft. Verbesserung im Freien, bei Bewegung. Verschlimmerung in der Menopause. Verschlimmerung durch fette und reichhaltige Speisen.

Die Küchenschelle passt konstitutionell insbesondere für sanfte, schüchterne und leicht zu beeinflussende Menschen.

Sepia

Hitzewallungen und Schweiße, Unruhe und Reizbarkeit. Unwillkürliches Weinen. Emotional distanziert zu Familienangehörigen. Prämenstruelle Reizbarkeit, Depressionen und Weinen. Juckreiz der Genitalien, Ausfluss. Abneigung gegen Geschlechtsverkehr, gegen sexuelle Berührung. Verbesserung durch körperliche Bewegung, Tanzen. Verschlimmerung in der Menopause.

Die homöopathische Tintenfischtinte passt konstitutionell insbesondere für emotional distanzierte Menschen mit unwillkürlichem Weinen und Reizbarkeit.

Sulfur

Hitzewallungen und Schweiße. Unangenehm riechende Schweiße und Körperabsonderungen. Gelber, übelriechender Ausfluss. Juckreiz im Genitalbereich. Unordentlich, vernachlässigt sich. Kontaktfreudig, begeistert von großartigen Ideen. Scharfsinnig und intelligent oder zerstreut und unorganisiert. Starrsinn und Reizbarkeit. Verlangen nach Süßigkeiten, gewürzten Speisen und Alkohol. Verschlimmerung in der Bettwärme und durch Hitze. Verschlimmerung im Winter. Schwefel passt konstitutionell insbesondere für extrovertiert selbstüberhebliche bzw. unordentlich schlampige Menschen.

4 Prostataentzündung und -vergrößerung

Prostatavergrößerung
Die gutartig vergrößerte Prostata (Prostatahyperplasie, Prostataadenom, benigne Prostatahyperplasie, kurz BPH) ist eine häufige Erkrankung bei Männern im Alter von über 50 Jahren. Die Prostata (Vorsteherdrüse), liegt am Ausgang der Blase und umgibt dort die Harnröhre, so dass diese eingeengt wird. Die Hälfte aller Prostataadenome verursachen keine Beschwerden, weil sie die Harnröhre nicht beengen.

Das Wasserlassen ist erschwert, die Betroffenen müssen häufig auf die Toilette gehen (auch nachts) und haben Mühe die Blase vollständig zu entleeren. Im fortgeschrittenen Stadium ist die Harnröhre so stark eingeengt, dass eine vollständige Entleerung der Blase nicht mehr möglich ist. Der Patient hat fast ständig Harndrang, kann aber immer nur geringe Mengen Urin lassen. Schließlich kommt es aufgrund der übervollen Blase zu einem Rückstau des Harns in die Nieren, bis hin zu einer Nierenschädigung.

Die schulmedizinische Behandlung besteht im frühen Stadium in der Gabe von synthetischen Medikamenten, welche die Symptome verbessern bzw. die Prostata verkleinern. Sie sind jedoch nicht ohne allgemeine Nebenwirkungen, weshalb gerne auch pflanzliche Präparate verschrieben werden.

Im fortgeschrittenen Stadium muss die vergrößerte Prostata operativ entfernt werden. Dabei wird sie zumeist mit einem durch die Harnröhre eingeführten Endoskop ausgeschält (transurethrale Elektroresektion der Prostata, kurz TUR-Prostata oder TUR-P). Die Potenz bleibt bei 90 % der Operierten erhalten. Allerdings wird der Patient unfruchtbar, weil sich der Samenerguss nun in die Blase ergießt (retrograde Ejakulation). Einige Kliniken setzen auch verschiedene Laserverfahren zur Abtragung des Gewebes ein.

Prostatitis
Die Prostatitis ist eine Entzündung der Vorsteherdrüse (Prostata) und wird meist durch bakterielle Infekte verursacht, die über die Harnröhre eingedrungen sind. Die chronische Prostatitis entsteht oft auf dem Boden einer nicht ausgeheilten akuten Prostatitis.

Bei der akuten Entzündung bestehen schweres allgemeines Krankheitsgefühl, Fieber, Schmerzen beim Wasserlassen, häufiger Harndrang und ein Ausfluss aus der Harnröhre. Zudem kann es aufgrund der Nähe der Prostata zum Darm zu Stuhldrang und Schmerzen beim Stuhlgang kommen.

Die schulmedizinische Behandlung besteht vorwiegend in der Gabe geeigneter Antibiotika.

Hausmittel und unterstützende Maßnahmen

Bei gutartiger Prostatavergrößerung
- Nicht zu lange sitzen, vor allem nicht auf kalten Flächen, und warme Unterwäsche tragen
- Eine Überdehnung der Blase (z.B. durch Trinken großer Flüssigkeitsmengen oder Verschieben des Toilettengangs bei Harndrang) vermeiden
- Auf kalte Getränke verzichten
- Örtlich am Unterbauch angewandte Wärme (Wärmeflasche, Heublumensack) und ansteigende Fußbäder und Sitzbäder können das Wasserlassen erleichtern, sind aber nur bei beginnender Vergrößerung zu empfehlen
- Die folgenden Nahrungsmittel sind bei gutartiger Prostatavergrößerung hilfreich, weil sie schwach wirkende pflanzliche Östrogene (Lignane, Isoflavonoide) enthalten: Soja, Getreide, Leinsamen, Gemüse (insbesondere Möhren, Brokkoli, Erbsen, Lauch, Kürbis) und Früchte
- Abzuraten dagegen ist von einer ballaststoffarmen Ernährung mit einem hohen Anteil an tierischen Fetten. Wassertreibende Getränke wie Kaffee, schwarzer Tee und Alkohol sollten reduziert werden
- Dreimal täglich 5–10 Kürbiskerne essen und dabei gründlich kauen

Bei akuter Prostataentzündung
- Arzt konsultieren, Bettruhe
- Lokale Wärme zur Beschwerdelinderung etwa durch eine Wärmflasche oder feuchtwarme Auflagen
- Für regelmäßigen, weichen Stuhlgang sorgen

Bei chronischer Prostatitis
- Unterkühlung vermeiden, warme Unterwäsche tragen und nach dem Schwimmen sofort die nasse Badekleidung wechseln
- Körperliche Schonung und sexuelle Karenz sind nicht erforderlich

Allgemein unterstützend bei anhaltenden oder häufig wiederkehrenden Prostatainfektionen sind eine Änderung des Lebensstils, Stressabbau, Psychotherapie, Bädertherapie, eine Regulierung des Stuhlgangs sowie durchblutungsfördernde pflanzliche Arzneimittel.

Teemischungen
- 1 gehäuften EL Weidenröschen (ganzes Kraut mit Blüten) mit einer Tasse heißem Wasser überbrühen und 10 Minuten ziehen lassen. Vor dem Trinken noch einige Tropfen Brennnesseltinktur hinzufügen, morgens und abends eine Tasse trinken.
- Brennnesseltinktur: kleingeschnittene Brennnesselwurzeln in ein Gefäß geben und zu gleichen Teilen mit Wasser und Korn bedecken. Morgens und abends schütteln und nach 4 Wochen in dunkle Glasflaschen füllen. 2 Tropfen 2 x täglich zusammen mit Weidenröschentee einnehmen.
- Goldrutentee hilft auch bei gleichzeitigen Entzündungsprozessen in der Prostata: 2 TL des echten Goldrutenkrauts mit einer Tasse Wasser überbrühen und 10 Minuten ziehen lassen, täglich 2–3 Tassen trinken.
- 2 TL Brennnesselblätter mit ¼ l kochendem Wasser übergießen, 10 Minuten ziehen lassen, abseihen und täglich 2 Tassen ungesüßt trinken.

Heilpflanzen

Zur Behandlung der gutartigen Prostatavergrößerung gibt es eine Reihe guter pflanzlicher Präparate. Diese enthalten Extrakte aus **Sägepalmenfrüchten, Brennnesselwurzeln** oder **Kürbissamen**. Die Extrakte enthalten Sterinverbindungen und Polysaccharide, die den Hormonstoffwechsel und die Zellvermehrung beeinflussen, aber auch entzündungshemmend und gegen Schwellungen wirken. Die beiden letzteren Wirkungen gelten als besonders hilfreich, weil vor allem bei beginnender Prostatavergrößerung entzündliche Schwellungen die Vergrößerung verursachen.

Präparate

Bazoton® uno Filmtabletten
1 Filmtbl. enth.: Brennnesselwurzel-Trockenextrakt 459 mg
Anwendung bei Beschwerden aufgrund gutartiger Prostatavergrößerung

Harzol® Kapseln
1 Kps. enth.: Phytosterol 10 mg
Anwendung bei Beschwerden aufgrund gutartiger Prostatavergrößerung

Phlogenzym® magensaftresistente Filmtabletten
1 Filmtbl. enth.: Bromelaine 90 mg (entspr. 450 F.I.P.-E.), Trypsin 48 mg (entspr. 24 µkat), Rutosid 3 H_2O 100 mg
Anwendung bei entzündlichen Prozessen u.a. der Prostata, Entzündungen des Urogenitaltrakts, auch in Kombination mit Antibiotika.

Prosta Fink® Forte 500 mg Kapseln
1 Weichkps. enth.: Dickextrakt aus Kürbissamen 500 mg
Anwendung bei Beschwerden aufgrund gutartiger Prostatavergrößerung

Prostaforton® uno Filmtabletten
1 Filmtbl. enth.: Trockenextrakt aus Brennnesselwurzel 285 mg
Anwendung bei Beschwerden aufgrund gutartiger Prostatavergrößerung

Prostagutt® uno Kapseln
1 Kps. enth.: Extrakt aus Sägepalmenfrüchten 320 mg
Anwendung bei Beschwerden aufgrund gutartiger Prostatavergrößerung

Rhoival® Dragees
1 Drg. enth.: Kleiner Odermenning 73 mg, Goldrutenkraut 73 mg, Johanniskraut 73 mg, Hirtentäschelkraut 100 mg, Arnikablüten 33 mg, Baldrianwurzel 250 mg

Anwendung bei Reizblase, Miktionsstörungen, vegetativen Funktionsstörungen der Harnblase, Enuresis nocturna (nächtlichem Einnässen). Unterstützend bei Harnwegsinfektionen, Harnsteinleiden oder Erkrankungen der Prostata

Talso® Uno N Weichkapseln
1 Weichkps. enth.: Sägepalmenfrüchte-Extrakt 320 mg
Anwendung bei Beschwerden aufgrund gutartiger Prostatavergrößerung

Schüssler-Salze

Nr. 3 Ferrum phosphoricum und Nr. 10 Natrium sulfuricum
bei akuter Entzündung der Prostata

Nr. 7 Magnesium phosphoricum und Nr. 15 Kalium jodatum
bei schmerzhafter Prostatavergrößerung

Homöopathische Komplexmittel

Prostata-Gastreu® N R25 (Tropfen)
10 ml enth.: Chimaphila umbellate D3 1 ml, Conium D5 1 ml, Ferrum picrinicum D4 1 ml, Pareira brava D2 1 ml, Populus tremuloides D3 1 ml, Pulsatilla D3 1 ml, Sabal serrulatum D2 1 ml
Anwendung bei Vergrößerung der Prostata mit auftretenden Nebenerscheinungen

Uroselect Tabletten
1 Tbl. enth.: Cantharis D4 83,3 mg, Sarsaparilla D3 83,3 mg, Scilla D4 83,3 mg
Anwendung bei Reizungen der Harnblase mit Harnblasenentleerungsstörungen

Homöopathische Einzelmittel

Die chronische Prostataentzündung lässt sich schulmedizinisch meist nur unbefriedigend behandeln. Antibiotika müssen immer wieder verordnet werden, weil sie meist nur für eine kurze Weile helfen. Der Infekt wird zwar kurzfristig bekämpft, aber die zugrunde liegende Störung bleibt bestehen. Mit homöopathischen Mitteln dagegen wird auf einer tieferen Ebene die Selbstheilung angeregt. Dabei sollte insbesondere auf die Symptome vor dem Beginn der antibiotischen Behandlung geachtet werden, weil Antibiotika die Symptomatik verdecken bzw. verschleiern können.

Bei der gutartigen Prostatavergrößerung ist eine Kombination von pflanzlichen Präparaten (z.B. Sägepalmenextrakt) mit einem homöopathischen Mittel durchaus sinnvoll, bevor mit chirurgischen Methoden sozusagen die Notbremse gezogen wird.

Belladonna
Bei akuter Prostataentzündung (akute Prostatitis), klopfenden, pochenden Schmerzen in der Prostata. Fieber mit rotem Kopf, Licht- und Lärmempfindlichkeit. Verursacht durch Unterkühlung. Verschlimmerung bei Berührung, auch bei Untersuchung.
Die Tollkirsche kann auch unterstützend zur schulmedizinischen Behandlung bei akuter Prostataentzündung eingesetzt werden.

Cimaphila
Vergrößerte Prostata mit erschwertem Harnabgang, Prostataentzündung. Muss lange pressen, bevor der Harnfluss einsetzt. Schmerzhaftes, brennendes Wasserlassen, häufiger Harndrang. Empfindung wie ein Ball im unteren Becken. Verursacht durch Sitzen auf kalten Flächen. Verschlimmerung durch Kälte und Feuchtigkeit.
Chimaphila umbellata, das doldenblütige Wintergrün oder Winterlieb, wächst im nördlichen Europa, Asien und Nordamerika. Verwendet wird die frische blühende Pflanze. Es ist ein bewährtes Mittel bei Prostataentzündung und -vergrößerung.

Conium
Sehr harte Prostatavergrößerung. Gefühl von Schwere im Becken. Unterbrochener Harnstrahl, der Urin geht bei Entspannung leichter ab. Starker Sexualtrieb, der unterdrückt wird. Vorzeitiger Samenerguss. Sexuelle Schwäche oder Überreizung. Verschlimmerung durch körperliche oder geistige Anstrengung, Kälte. Verschlimmerung durch Unterdrückung des Sexualtriebs.
Conium maculatum, der gefleckte Schierling, wächst in Europa und Asien. Verwendet wird das frische, blühende Kraut. Das Mittel passt konstitutionell insbesondere für ältere, emotional verschlossene, gefühlsmäßig verhärtete Menschen mit einem Abbau der geistigen Kräfte.

Pulsatilla
Akute und chronische Entzündung der Prostata. Schmerzhaftes Wasserlassen, anhaltender Blasendrang. Hodenentzündungen. Verursacht durch Erkältung, unterdrückte Gonorrhoe (Tripper). Verschlimmerung durch äußere Wärme. Verbesserung durch Bewegung.
Die Küchenschelle passt konstitutionell insbesondere für sanfte, leicht zu beeinflussende und anhängliche Menschen.

Sabal serrulata

Vergrößerung und Schwellung der Prostata. Harndrang und erschwertes Wasserlassen. Blasenbeschwerden als Folge einer Prostatavergrößerung. Schmerzen in Hoden und Nebenhoden. Unterdrückte oder pervertierte sexuelle Neigungen.
Sabal serrulata, die Sägepalme, wächst in Nordamerika. Verwendet werden die frischen reifen Früchte. Sie kann auch als pflanzliches Präparat bei Prostatabeschwerden eingesetzt werden.

Staphisagria

Prostatavergrößerung oder -entzündung. Häufiger Harndrang, Gefühl, als fließe ständig ein Tropfen Urin durch die Harnröhre. Starkes sexuelles Verlangen oder Impotenz, ständige Masturbation. Abneigung gegen das andere Geschlecht. Folgen unterdrückter Wut, sexuellen Missbrauchs, nach Operationen. Verschlimmerung durch Ärger und gekränkten Stolz. Verschlimmerung durch Geschlechtsverkehr. Verbesserung durch Wärme.
Der Rittersporn passt konstitutionell insbesondere für liebenswerte, unterdrückte Menschen mit Beschwerden durch Kummer.

Thuja

Vergrößerte und/oder entzündete Prostata. Erschwertes Wasserlassen, gespaltener Harnstrahl. Warzen an den Geschlechtsorganen. Depressionen, Mangel an Selbstvertrauen. Verursacht durch schlecht vertragene Impfungen, unterdrückte Gonorrhoe (Tripper). Verschlimmerung durch kaltes und feuchtes Wetter.
Thuja occidentalis, der abendländische Lebensbaum, kommt ursprünglich aus Nordamerika und wird bei uns vielfach kultiviert. Das Mittel passt konstitutionell insbesondere für Menschen mit schwachem Selbstwertgefühl bzw. heimlichtuerischen oder lügnerischen Tendenzen, um ihr Gefühl der Wertlosigkeit zu verbergen.

Weitere Mittel

Nux vomica

Akute und chronische Prostatitis mit starkem Drängen und Pressen. Schmerzhaft nach der Ejakulation. Verursacht durch Zorn, Alkohol und Stress.

Selenium

Prostatavergrößerung bei älteren Männern. Unfreiwilliges Harntröpfeln oder Tröpfeln von Prostatasekret. Schlimmer nach Harn- oder Stuhlentleerung. Impotenz.

Sulfur

Prostatitis mit deutlichem Brennen in der Harnröhre oder in der Prostata. Schlimmer nach Koitus und beim Stehen.

BLUT UND IMMUNSYSTEM

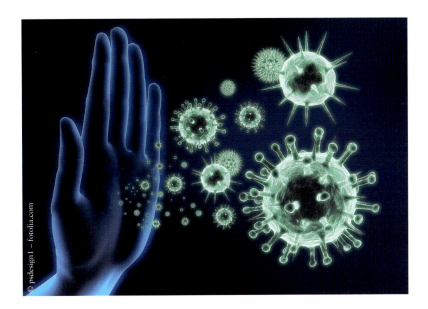

1 Anämie

Bei einer Anämie (Blutarmut) sind die roten Blutkörperchen (Erythrozyten) bzw. der rote Blutfarbstoff (Hämoglobin) vermindert. Häufige Symptome sind Blässe, geringere Belastbarkeit, Müdigkeit, Herzklopfen und Schwindel. Bei Anämien gibt es viele und zum Teil genetische Ursachen, die häufigste (80 %) ist der Eisenmangel.

Eisenmangelanämien werden entweder durch vermehrte Blutverluste oder durch eine verminderte Eisenaufnahme verursacht. Mögliche Ursachen sind:
- Chronische Blutverluste (z.B. Magen-Darm-Blutungen, zu häufige oder zu starke Menstruationsblutungen)
- Eine zu geringe Eisenaufnahme mit der Nahrung

- Eine verminderte Eisenaufnahme im Darm nach Magenentfernung oder bei bestimmten Darmerkrankungen
- Ein erhöhter Eisenbedarf bei Schwangeren oder Kindern
- Eine Störung der Bildung des roten Blutfarbstoffs (Hämoglobin) und/oder der roten Blutkörperchen (Erythrozyten)

Hausmittel und unterstützende Maßnahmen

- Tierisches Eisen (z.B. aus Fleisch, Leber, Eiern) wird vom Organismus besser aufgenommen als pflanzliches Eisen (z.B. aus Kartoffeln, Gemüse, Getreide, allen schwarzen Beeren)
- Genügend Vitamin C (in Obstsäften enthalten, wie z.B. Orangen-, Grapefruit- oder Johannisbeersaft) vor der Mahlzeit verbessert die Eisenaufnahme
- Schwarzer Tee, Kaffee (auch Cola), Kakao und Rotwein enthalten die Gerbsäure Tannin, die mit Eisen schwer lösliche Komplexe bildet. Diese Getränke nur etwa 1–2 Stunden nach einer eisenhaltigen Mahlzeit trinken
- Spinat und Rhabarber enthalten viel Oxalsäure, welche die Eisenaufnahme ebenso verschlechtert. Ähnliches gilt für Vollkornprodukte (!) und die darin enthaltene Phytinsäure. Daher Müsli besser zusammen mit Vitamin C-haltigen Früchten essen
- Neben Eisen ist auch eine ausreichende Zufuhr von Vitamin B12 und Folsäure für die Blutbildung erforderlich. Der Vitamin B12-Speicher des Körpers ist nach wenigen Monaten erschöpft und kann nur langsam wieder aufgefüllt werden
- Bei strengen Vegetariern liegt häufig ein chronischer Vitamin B12- und Folsäure-Mangel vor. Vitamin B12 ist vermehrt in Hülsenfrüchten, Sojaprodukten und milchsauer vergorenen Produkten (z.B. Sauerkraut) vorhanden und Folsäure in Hefe, grünem Gemüse, Sojaprodukten und Vollkornprodukten
- Bei chronischer Magenschleimhautentzündung (Gastritis) kann das Vitamin B12 vom Dünndarm nicht aufgenommen werden, weil dazu ein von der Magenschleimhaut abgegebener Verdauungsfaktor (intrinsic factor) fehlt. Vitamin B12 sollte daher medikamentös (evtl. als Injektion) verabreicht werden.

Teemischungen

- Für Frauen mit Blutarmut: Je 1 TL Brennnesselkraut und Frauenmantel wird mit einer Tasse kochendem Wasser überbrüht, 10 Minuten ziehen lassen und dann abseihen. Tgl. 3 Tassen trinken.
- 2 TL junge Walderdbeerblätter mit ¼ l Wasser überbrühen, 10 Minuten ziehen lassen und dann abseihen. Tagsüber trinken.
- 2 EL Heckenrosenfrüchte (Hagebutten) in ¼ l kaltem Wasser einige Stunden ziehen lassen und dann abseihen und auf Trinktemperatur erwärmen. Tagsüber trinken.

Heilpflanzen

Eisenhaltige Heilpflanzen sind z.B. **Löwenzahn, Brennnessel, Tausendgüldenkraut, Brombeerblätter** und **Zinnkraut**. Diese können manifeste Eisenmangelzustände kaum ausgleichen, jedoch unterstützend eingesetzt werden, z.B. durch eine Kur mit Brennnesselsaft.

Kombinationen mit pflanzlichen Inhaltsstoffen und Eisensalzen haben sich als sehr hilfreich bei Eisenmangel erwiesen, insbesondere weil die chemischen Eisenpräparate oft schlecht vertragen werden (Magenprobleme, Verdauungsstörungen).

Präparate

Floradix® Eisen-Folsäure-Dragees
1 Tbl. enth.: Thiaminchlorid-HCl 0,5 mg, Folsäure 0,4 mg, Riboflavin 1,5 mg, Nicotinamid 10 mg, Eisen(II)-gluconat 40 mg, Ascorbinsäure; Trockenmischextrakt aus Brennnesselkraut, Queckenwurzelstock, Weißdornblättern mit Blüten, Tausendgüldenkraut, Rotalgenthallus, Spinatblättern und Hagebutten-Trockenextrakt
Anwendung bei Anämie und zur Besserung des Allgemeinbefindens

Floradix Kräuterblut®-S-Saft
100 g enth.: 46 g Dekokt aus: Thall. Macrocystis pyrifera 460 mg, Herba Urticae 460 mg, Rhiz. Graminis 230 mg, Herba Millefolii 230 mg, Fruct. Foeniculi 230 mg, Rad. Dauc. carot. 230 mg, Germ. Tritici 230 mg, Pericarp. Aurantii 230 mg, Rad. Angelicae 115 mg, Herba Equiseti 115 mg, Fruct. Juniperi 115 mg, 22 g wässriger Hefeauszug (1:10) aus: Eisen-Vitamin B-Spezialhefe Eisen(II)-gluconat 635 mg (entspr. 75 mg Fe_2)

Anwendung bei erhöhtem Eisenbedarf. Für Schwangere und Stillende sowie für Frauen mit Kinderwunsch zur Deckung des erhöhten Bedarfs und zum Auffüllen der Eisenspeicher

Schüssler-Salze

Nr. 3 Ferrum phosphoricum und **Nr. 17 Manganum sulfuricum**
zur Verbesserung der Eisenaufnahme

Nr. 2 Calcium phosphoricum
bei nervöser Erschöpfung, Anämie bei Schulkindern

Homöopathische Komplexmittel

Prunuseisen, Globuli velati
Wirkstoff: Prunus spinosa e floribus et summitatibus ferm cum Ferro Dil. D3
Anwendung bei Schwäche- und Erschöpfungszuständen, Rekonvaleszenz, Blutarmut (Anämie), Blutunterdruck (Hypotonie)

Homöopathische Einzelmittel

Die homöopathischen Mittel können (wie auch die Schüssler-Salze) die Eisenaufnahme verbessern und evtl. auch zusammen mit einem Eisenpräparat eingenommen werden.

Arsenicum album
Sehr erschöpft und verfroren, eiskalte Hände und Füße, blasses, kränkliches Gesicht; Verschlimmerung nachts, vor allem nach Mitternacht, Besserung durch Wärme.
Arsen passt konstitutionell insbesondere für verfrorene Menschen z.B. mit zwanghafter Genauigkeit und Ordentlichkeit.

China
Nach Blutverlusten, Schwäche nach schweren Erkrankungen, nervöse Überempfindlichkeit.
Die Chinabaumrinde ist insbesondere bei Folgen von schwächenden Erkrankungen oder starken Blutverlusten angezeigt.

Ferrum phosphoricum
Blutarmut, blasse oder fleckig rote Gesichtsfarbe. Nervös, empfindlich, Verschlimmerung abends.
Eisenphosphat als Schüssler-Salz oder als homöopathisches Präparat verbessert die Eisenaufnahme.

Kalium carbonicum
Anämie mit ausgeprägter Schwäche und Kälteempfindlichkeit. Stechende Schmerzen. Reizbar und voller Ängste. Allgemeine Verschlechterung durch kaltes Wetter und frühmorgens 2.00–4.00 Uhr.
Kaliumcarbonat passt konstitutionell insbesondere für pflichtbewusste korrekte Menschen mit Schwarz-Weiß-Denken.

Natrium muriaticum
Eine einzelne Dosis D200 bei Depressionen mit Anämie.
Homöopathisches Kochsalz ist ein tiefwirkendes Mittel bei korrekten und sehr hilfsbereiten Menschen, die von schweren Zeiten gezeichnet wurden. Es hilft, alte Kränkungen und Verletzungen loszulassen.

2 Abwehrschwäche

Bei einer erhöhten Infektanfälligkeit mit z. B. mehr als drei schweren Erkältungen im Jahr spricht man von einer Abwehrschwäche. Diese kann vielfältige Ursachen haben:
- Falsche Lebensweise wie Ernährungsfehler (zu viel oder zu wenig), Bewegungsmangel, Hochleistungssport, Nikotin- und Alkoholmissbrauch
- Umwelteinflüsse wie übermäßige Kälte, Hitze, ultraviolette und radioaktive Strahlung sowie Umweltgifte
- Chronische Erkrankungen wie z. B. Diabetes mellitus oder Gicht
- Tumorerkrankungen
- Manche insbesondere durch Viren bedingte Infektionskrankheiten wie Masern, Mononukleose, Windpocken und natürlich auch HIV
- Psychischer Dauerstress
- Depressive Verstimmungen
- Angeborene Immunmangelsyndrome

- Antibiotika und Immunsuppressiva, d.h. verschiedene Medikamente, welche die Immunabwehr unterdrücken, wie Glukokortikoide und Zytostatika

Hausmittel und unterstützende Maßnahmen

Bei wiederholt auftretenden (rezidivierenden) und chronischen Infekten insbesondere der oberen Atemwege (Schnupfen und Nasennebenhöhlenentzündungen, Hals- und Mandelentzündungen, Husten bzw. Bronchitis) lassen sich mit naturheilkundlichen Behandlungen gute Erfolge erzielen. Dagegen sind sie für schwere und angeborene Immundefekte kaum geeignet.

Allgemein hilfreiche Maßnahmen sind:
- Gesunde und frischkostreiche Ernährung zur ausreichenden Versorgung insbesondere mit den Vitaminen C, D und E
- Viel Bewegung an der frischen Luft
- Auf warme Füße achten
- Wechselduschen oder wechselwarme Arm- und Fußbäder (siehe auch Kneipp-Verfahren in „Naturheilkunde kompakt")
- Sauna (wenn gerade kein akuter Infekt vorliegt)
- Nikotin- und Alkoholkonsum reduzieren

Naturheilkundliche Behandlungsstrategien

Im Darm befindet sich ein großer Teil des Immunsystems, insofern kann eine gestörte Darmflora zu einer erhöhten Infektanfälligkeit führen. Eine Symbioselenkung bzw. Darmsanierung vermag daher die Immunsituation deutlich zu verbessern (siehe auch Kapitel Verdauungsbeschwerden).

Neue Wege beschreitet die sogenannte Mikroimmuntherapie, bei der zuerst mittels sehr differenzierter Laboruntersuchungen die Immunsituation diagnostiziert und anschließend mit speziellen homöopathisch potenzierten Abwehrstoffen das Immunsystem moduliert wird.

Eine Immunmodulation (Veränderung der Abwehrsituation) ist auch durch bestimmte Bakterienpräparate möglich. Die abgetöteten oder inaktivierten Bakterien werden nach einem bestimmten

Schema eingenommen und aktivieren damit das unspezifische Immunsystem. Diese Methode eignet sich besonders für rezidivierende (wiederkehrende) Harnwegs- oder Bronchialinfekte.

Heilpflanzen

Einigen Heilpflanzen wird aufgrund ihrer Inhaltsstoffe (ätherische Öle und Polysaccharide) eine immunstimulierende bzw. -modulierende Wirkung zugesprochen.

Der **Sonnenhut** (Echinacea) ist die bekannteste Heilpflanze zur Anregung der Immunabwehr. Er steigert die unspezifische Abwehr, indem er Leukozyten (Granulozyten und Makrophagen, d.h. bestimmte weiße Blutkörperchen) vermehrt und aktiviert.

Weitere pflanzliche Immunmodulatoren sind der **wilde Indigo** (Baptisia tinctoria), der **Lebensbaum** (Thuja occidentalis) und der **Wasserhanf** (Eupatorium perfoliatum).

Die **Ginsengwurzel** enthält 10 Saponine, die auch als Ginsenoside bezeichnet werden und deren Wirkung in vielen Studien erforscht wurde. Psychischer und physischer Stress wird besser toleriert, die Leistungsfähigkeit wird erhöht und das Immunsystem stimuliert.

Die **Eleutherokokkus**- oder Taigawurzel stammt aus Sibirien und weist ähnliche Anwendungsgebiete auf, wie nachlassende Leistungsfähigkeit, Müdigkeit, Schwächegefühl und Rekonvaleszenz. Sie soll den Stoffwechsel anregen und die Abwehrkräfte stärken.

Das Extrakt der **Kapland-Pelargonie** (Pelargonium sidoides) wird zur Immunstimulierung bei Erkältungskrankheiten und zur Schleimlösung eingesetzt.

Werden pflanzliche Immunstimulanzien zur Behandlung eines Infekts eingesetzt, ist Folgendes zu beachten:
- Sie sollten bereits bei den allerersten Anzeichen (Prodromi) eingenommen werden
- Als maximale Anwendungsdauer werden 5–6 Tage empfohlen
- Ist die akute Infektion bereits auf dem Höhepunkt angelangt, wie z.B. bei Fieber, sollten sie abgesetzt werden, denn sie würden das Immunsystem überstimulieren bzw. dadurch schwächen. (siehe Kap. IV.2 in „Naturheilkunde kompakt")

- Zur Vorbeugung können Immunstimulanzien zweimal jährlich 4–6 Wochen lang eingenommen werden, jedoch immer mit einer kurzen Pause (z. B. 5 Tage lang einnehmen, 3 Tage Pause). Sie sind nicht für eine dauerhafte Einnahme geeignet
- Manche Immunstimulanzien wie z. B. der Sonnenhut enthalten Substanzen, die Allergien auslösen können. Sie sollten daher wegen der Gefahr eines allergischen Schocks nicht injiziert (gespritzt) werden!
- Immunstimulanzien dürfen *nicht* bei Allergien, Leukämie, Multipler Sklerose, Diabetes mellitus, Autoimmunerkrankungen und HIV-Infektionen verwendet werden.

Viele der im Folgenden genannten Heilmittel sind auch für die Zeit der Genesung (Rekonvaleszenz) nach schweren Erkrankungen geeignet, da zumeist ähnliche Symptome vorliegen, wie Abwehrschwäche, Erschöpfung und Müdigkeit.

Teemischungen
- **Holunderblütentee** zur Vorbeugung: ¼ l kochendes Wasser über 1 gehäuften TL Holunderblüten gießen und nach 10 Minuten abseihen. Evtl. mit Honig süßen und mäßig warm trinken. Alle 3–4 Stunden eine Tasse trinken.
- **Lindenblütentee** für Zeiten besonderer Ansteckungsgefahr: 1 TL getrocknete Lindenblüten mit ¼ l kochendem Wasser übergießen und nach 10 Minuten abseihen, evtl. mit Honig süßen. Alle 3–4 Stunden eine Tasse trinken.
- 1 TL Melissengeist aus der Apotheke in ein Glas heißes Wasser geben, mit 1 TL Honig süßen und 2 x täglich einnehmen.

Präparate

Contramutan® D Dragees; -N Saft; -Tropfen
1 Drg. enth.: Echinacea angustifolia 50 mg, Aconitum 15 µg, Belladonna 15 µg, Eupatorium perfol. 50 µg
Anwendung bei fieberhaften und grippalen Infekten, Katarrhen und Entzündungen im Nasen- und Rachenraum. Auch zur Vorbeugung bei erhöhter Ansteckungsgefahr

Echinacin® Madaus Capsetten® Lutschpastillen
1 Lutschpast. enth.: getrockneten Presssaft aus frischem blühendem Purpursonnenhutkraut 88,5 mg
Zur unterstützenden Behandlung rezidivierender Infekte im Bereich der Atemwege und rezidivierender Infekte der ableitenden Harnwege

Eleu-Kokk® überzogene Tablette
1 Tbl. enth.: Trockenextrakt aus Eleutherococcus senticosus-Wurzeln 65 mg
Anwendung: Tonikum zur Stärkung und Kräftigung bei Müdigkeits- und Schwächegefühl, nachlassender Leistungs- und Konzentrationsfähigkeit sowie in der Rekonvaleszenz

Esberitox® Tabletten
1 Tbl. enth.: 3,2 mg Trockenextrakt aus Färberhülsenwurzelstock, Purpursonnenhutwurzel, blassfarbener Sonnenhutwurzel, Lebensbaumspitzen und -blättern
Anwendung zur Unterstützung der Abwehrkräfte bei Erkältungskrankheiten

florabio naturreiner Heilpflanzensaft Sonnenhut/Echinacea-Presssaft
100 ml enth.: Presssaft aus frischem Purpursonnenhutkraut 100 ml
Anwendung bei wiederkehrenden Infekten im Bereich der Atemwege und der ableitenden Harnwege

Ginseng SL Hartkapseln
1 Hartkps. enth.: Trockenextrakt aus Ginsengwurzeln 166,7 mg
Anwendung als Tonikum zur Stärkung und Kräftigung bei Müdigkeits- und Schwächegefühl sowie bei nachlassender Leistungs- und Konzentrationsfähigkeit

Resistan® Tropfen
100 g enth.: Echinacea angustifolia 12 g, Eupatorium perfoliatum 2,9 g, Baptisia 2 g, Arnika D2 2 g
Anwendung bei grippalen Infekten, Erkältungskrankheiten und fieberhaften Erkrankungen. Zur unterstützenden Behandlung bei Infektionen und Infektionsneigung

Salus® Echinacea Tropfen
100 g enth.: 15 g alkoholischen Auszug aus Rad. Echinaceae pallida (1:6,66)
Zur Stimulierung der Abwehrkräfte, vorbeugend gegen Infekte

Umckaloabo® 20 mg Filmtabletten
1 Filmtbl. enth.: 20 mg Auszug aus Pelargonium sidoides-Wurzeln, getrocknet
Anwendung zur Steigerung der Abwehrkraft bei Erkältungen und zur Schleimlösung bei Bronchitis (Entzündung der Bronchien)

Weitere nichtpflanzliche Präparate

anabol-loges® Kapseln
1 Kps. enth.: α-Tocopherolacetat (Vit. E) 55 mg, Magnesiumhydrogenphosphat 3H_2O 9 mg, Gereinigte Kieselerde 6 mg, Johanniskraut-Trockenextrakt 4,2 mg
Anwendung u.a. in der Rekonvaleszenz (zur Verbesserung der Regeneration nach körperlichen und psychischen Leistungsansprüchen)

Broncho-Munal® Granulat für Kinder
1 Btl. enth.: lyophilisierten, normierten Bakterienextrakt zu gleichen Teilen aus Haemophilus influenzae, Diplococcus pneumoniae, Klebsiella pneumoniae, Klebsiella ozaenae, Staphylococcus aureus, Streptococcus pyogenes, Streptococcus viridans, Neisseria catarrhalis 3,5 mg. Staphylococcus aureus, Streptococcus pyogenes, Streptococcus viridans, Neisseria catarrhalis 7 mg/3,5 mg
Anwendung bei rezidivierenden Infektionen der oberen und unteren Luftwege, insbesondere infolge chronischer Atemwegserkrankungen wie z.B. Bronchitis oder Sinusitis

Broncho-Vaxom® Kapseln Kinder/Erwachsene
1 Kps. enth.: lyophilisierten, normierten Bakterienextrakt 3,5 mg/7 mg zu gleichen Teilen aus Haemophilus influenzae, Diplococcus pneumoniae, Klebsiella pneumoniae und ozaenae, Staphylococcus aureus, Streptococcus pyogenes und viridans, Neisseria catarrhalis
Anwendung bei rezidivierenden Infektionen der oberen und unteren Luftwege, insbesondere infolge chronischer Atemwegserkrankungen (wie z.B. Bronchitis, Sinusitis)

Rephalysin® C Dragees
1 Drg. (magensaftresistent) enth.: 50 mg getrocknete Kultur physiologischer Escherichia coli mit 108 nicht lebensfähigen Keimen
Anwendung u.a. zur Modulation des Immunsystems bei chronisch-rezidivierenden Infekten bzw. Infektanfälligkeit. Nach- und Begleittherapie bei Gabe von Antibiotika

Ribomunyl® uno Granulat
1 Btl. enth.: Ribosomenfraktion von: 35 % Klebsiella pneumoniae, 30 % Streptococcus pneumoniae, 30 % Streptococcus pyogenes Gruppe A, 5 % Haemophilus influenzae 0,3571 mg, Membranfraktion von Klebsiella pneumoniae 0,6250 mg
Anwendung bei wiederholt auftretenden akuten und chronischen bakteriellen Infektionen der oberen und unteren Atemwege

Symbioflor® 2 Tropfen
1 ml enth.: Escherichia coli (Zellen und Autolysat aus 107 Bakterien)
Anwendung zur Regulierung körpereigener Abwehrkräfte, bei gastrointestinalen Störungen, in Kombination und aufbauend mit Prosymbioflor und Symbioflor 1

Uro-Vaxom® Kapseln
1 Kps. enth.: lysierte, immunaktive Fraktionen aus ausgewählten E. coli-Stämmen 6 mg
Anwendung zur Abwehrsteigerung bei rezidivierenden und chronischen Harnwegsinfektionen

Vitaminpräparate

Cetebe® Kapseln
1 Kps. enth.: Ascorbinsäure (Vitamin C) 500 mg mit Retard-Wirkung
Anwendung bei Vitamin-C-Mangel und erhöhtem Vitamin-C-Bedarf, z. B. nach Operationen, während der Wundheilung, in Stresssituationen. Vorbeugung von Infektionskrankheiten wie Erkältungen und grippalen Infekten

Supradyn® B neu Brausetabletten
1 Brausetbl. enth.: Retinolpalmitat (Vit. A) 5 000 I.E. Thiaminnitrat (Vit. B1) 20 mg, Riboflavin-5'-phosphat, Mononatriumsalz $2H_2O$ 6,8 mg (entspr. 5 mg Vit. B2), Nicotinamid 50 mg, Pyridoxin-HCl (Vit. B6) 10 mg, Calciumpantothenat 11,6 mg, Biotin 0,25 mg, Cyanocobalamin (Vit. B12) 5 µg, Ascorbinsäure (Vit. C) 150 mg, alpha-Tocopherolacetat (Vit. E) 10 mg, Glycerol-1(2)-dihydrogenphosphat-Gemisch der Calciumsalze $2H_2O$ 262 mg, Eisen(II)-carbonat-Lactose-Saccharose-Komplexe 12,5 mg (entspr. 6 mg Fe_2)
Anwendung bei Vitaminmangelzuständen und daraus resultierender Erschöpfung und Abwehrschwäche

Schüssler-Salze

Schema zur Anregung der Immunabwehr, jeweils 3 Wochen lang 3 x 2 Tbl. täglich:
Nr. 3 Ferrum phosphoricum über 3 Wochen, dann
Nr. 6 Kalium sulfuricum 3 Wochen lang, dann
Nr. 7 Magnesium phosphoricum

Homöopathische Komplexmittel

Echinacea Oligoplex Liquidum
100 g enth.: Echinacea angustifolia D2 12,5 g, Arctium lappa D4 12,5 g, Baptisia D2 12,5 g, Colocynthis D4 12,5 g, Lachesis D8 12,5 g, Mercurius cyanatus D4 12,5 g, Rhus toxicodendron D4 12,5 g, Sulfur D6 12,5 g
Anwendung zur Steigerung der körpereigenen Abwehr bei entzündlichen Erkrankungen

Lymphomyosot® N Tropfen
10 g (= 10,5 ml) enth.: Myosotis arvensis D3 0,5 g, Veronica officinalis D3 0,5 g, Teucrium scorodonia D3 0,5 g, Pinus silvestris D4 0,5 g, Gentiana lutea D5 0,5 g, Equisetum hiemale D4 0,5 g, Smilax D6 0,5 g, Scrophularia nodosa D3 0,5 g, Calcium phosphoricum D12 0,5 g, Natrium sulfuricum D4 0,5 g, Fumaria officinalis D4 0,5 g, Levothyroxinum D12 0,5 g, Aranea diadema D6 0,5 g, Geranium robertianum D4 1 g, Nasturtium officinale D4 1 g, Ferrum jodatum D12 1 g
Anwendung bei Abwehrschwäche, Lymphknotenschwellungen durch Infektionen

Homöopathische Komplexmittel in Kombination mit pflanzlichen Präparaten

Echinacin® akut Madaus Mischung
10 g (= 10,4 ml) enth.: Aconitum D4 1,5 g, Baptisia D2 1,5 g, Belladonna D4 1,5 g, Bryonia D2 1,5 g, Myristica sebifera D3 1 g, Echinacea Urtink. 3 g
Anwendung zur Stärkung der Abwehr bei entzündlichen Erkrankungen

Hevertotox Tropfen
100 ml enth.: Baptisia D1 3 ml, Bryonia D3 9,1 ml, Crotalus D8 9,1 ml, Echinacea Urtink. 6 ml, Kalium chlorat. D4 9,1 ml, Lachesis D8 9,1 ml, Silicea D8 9,1 ml, Thuja Urtink. 4,5 ml, Uva ursi Urtink. 4,5 ml, Viscum album Urtink. 4,5 ml, Extr. Rad. Echinacea fld. (1:1) 9,1 ml, Tinct. Thujae 4,5 ml

Reiztherapeutikum bei infektiösen Prozessen; zur Bildung körpereigener Abwehrstoffe

Lymphozil® forte E Tabletten
1 Tbl. enth.: Trockenextrakt (3,6–5,2:1) aus Echinacea pallida-Wurzel 4 mg (Auszugsmittel: Ethanol 30 % V/V)), Calc. carbonic. Hahn. D3 20 mg, Lachesis D6 10 mg, 2,5 mg
Anwendung bei Infektanfälligkeit aufgrund einer temporären Abwehrschwäche, chronisch-rezidivierenden Erkrankungen der Atemwege, grippalen Infekten, chronischen und entzündlichen Haut- und Schleimhauterkrankungen

Pascotox® Tabletten
1 Tbl. enth.: Trockenextrakt aus Echinacea pallida-Wurzeln 9 mg, Auszugsmittel: Ethanol 30 % m/m, Baptisia D4 16 mg, Bryonia D1 16 mg, Eupatorium perfoliatum D2 16 mg, Thuja D4 16 mg, Lachesis D8 16 mg
Unspezifisches Reiztherapeutikum zur Steigerung der körpereigenen Abwehrkräfte

toxi-loges® Tropfen
10 g (= 10 ml) enth.: Echinacea 2 g, Eupatorium perfoliatum 1 g, Baptisia 1 g, China 0,4 g, Bryonia D4 vinos. 1,85 g, Aconitum D4 vinos. 1,85 g, Ipecacuanha D4 vinos. 1,85 g
Anwendung zur Verbesserung der Immunabwehr bei Infekten der oberen Atemwege

Toxiselect® Tropfen
100 g enth.: Echinacea purpurea Urtink. 40 g, Lachesis D8 20 g, Sulfur D10 10 g, Bryonia D4 20 g, Apis mellifica D3 10 g
Anwendung bei Anfälligkeit für eitrige Infektionen aller Art, septischen Prozessen, schlecht heilenden Wunden, Phlegmonen, Infekten der Atemwege, insbesondere bei Schleimhautkatarrhen

Homöopathische Einzelmittel

Bei chronischer Infektneigung und Abwehrschwäche wird die individuelle Verordnung eines **Konstitutionsmittels** durch einen erfahrenen Homöopathen empfohlen.

Weitere Mittel

China in der Rekonvaleszenz nach schweren Erkrankungen
Ferrum phosphoricum bei Abwehrschwäche und Blutarmut
Okoubaka zur Prophylaxe von Erkältungskrankheiten

3 Allergien

Allergien sind erworbene, spezifische Überempfindlichkeitsreaktionen gegenüber eigentlich ungefährlichen Fremdstoffen (Antigenen). Die Allergie wird bei einem früheren Kontakt erworben, was als Sensibilisierung bezeichnet wird. Bei einem späteren erneuten Antigenkontakt kommt es durch die inzwischen vom Organismus gebildeten Antikörper zur allergischen Reaktion.

Fremdstoffe, die allergische Reaktionen auslösen können, werden auch als **Allergene** bezeichnet.

- Inhalationsallergene wie Pollen, tierische Zellen, Hausstaub (bzw. Exkremente der Hausstaubmilbe) oder Schimmelpilze führen u.a. zu Asthma bronchiale, Heuschnupfen und Neurodermitis.
- Nahrungsmittelallergene z.B. in Milch und Milchprodukten, Eiern und insbesondere Eiklar, Zitrusfrüchten und Kiwis, Getreide (Weizen) und Nüssen, Meeresfrüchten und Fisch. Sie führen zu vielfältigen Beschwerden des Magen-Darm-Trakts, Neurodermitis und Asthma bronchiale, aber auch zu allgemeinen Symptomen wie chronischer Müdigkeit, Gereiztheit, Kopfschmerzen, Hals-Nase-Ohren-(HNO-)Symptomen, rheumatischen Beschwerden und Hautsymptomen. Die in den USA häufig vorkommende Erdnussallergie scheint darauf zurückzuführen zu sein, dass die Kinder dort sehr früh mit Erdnussprodukten in Kontakt kommen.
- Kontaktallergene wie z.B. Salben, Nickel, Latex führen zum Kontaktekzem (einer örtlichen Entzündungsreaktion).
- Injektionsallergene, meist tierische Gifte, z.B. von Bienen, aber auch Röntgenkontrastmittel und manche gespritzten Medikamente führen zu allergischen Reaktionen bis hin zum anaphy-

laktischen Schock (lebensbedrohliche allergische Reaktion mit Kreislaufzusammenbruch).

Allergisches Kontaktekzem
Das allergische Kontaktekzem entsteht durch eine örtliche allergische Reaktion nach Hautkontakt mit einer bestimmten Substanz. Es kommt zu Rötung, Schwellung, Bläschenbildung und Juckreiz. Die Symptome beginnen typischerweise 12–48 Stunden nach dem Allergenkontakt.

Das Kontaktekzem ist bei Erwachsenen eine der häufigsten Hauterkrankungen überhaupt. 20 % aller Berufskrankheiten sind allergische Kontaktekzeme. Gefährdet sind z.B. Maurer, Frisöre, Maler/Lackierer, Reinigungspersonal usw. Häufige Allergene sind Latex, Chromat und Nickel.

Ein akutes allergisches Kontaktekzem heilt in der Regel narbenlos ab, sobald kein Kontakt mehr stattfindet. Kann das Allergen jedoch nicht gemieden werden, so wird die Erkrankung chronisch.

Bei fortdauerndem Allergenkontakt kann ein chronisches Kontaktekzem entstehen. Die Haut des Patienten ist verdickt, zeigt ein vergröbertes Hautfaltenrelief und schuppt. Die Betroffenen leiden unter Juckreiz und die Haut leidet zusätzlich unter dem andauernden Kratzen.

Hausmittel und unterstützende Maßnahmen bei Allergien

- Als wichtigste Maßnahme bei der Behandlung von Allergien gilt die Allergenkarenz, also das Meiden der auslösenden Antigene. Doch viele Antigene sind versteckt auch dort vorhanden, wo man sie zunächst gar nicht vermutet. Beispiele hierfür sind die zahlreichen – teilweise nicht deklarationspflichtigen – Zusatzstoffe in Nahrungsmitteln oder Textilien
- Zu empfehlen ist eine vorwiegend vegetarische Kost, bei der auf denaturierte Nahrungsmittel und die darin enthaltenen Lebensmittelzusätze (Farb-, Konservierungs-, Aromastoffe) weitestgehend verzichtet wird
- Bei Verdacht auf Nahrungsmittelallergien evtl. 1 Woche Heilfasten (siehe dazu „Naturheilkunde kompakt"), danach stufenweises Einführen verschiedener Nahrungsmittel

- Trennkost nach Hay oder Ernährungsmaßnahmen nach F.X. Mayr können sich ebenfalls als hilfreich herausstellen
- Bei der Pollenallergie ist ein völliges Meiden des Antigens meist nicht möglich, jedoch evtl. eine Verminderung der Belastung mit Blütenpollen durch eine geeignete Freizeit- und Urlaubsplanung
- Ein klimatherapeutischer Aufenthalt im Hochgebirge kann hilfreich sein
- Bei Milbenallergien ist meist eine Wohnungssanierung erforderlich. Dazu gehören z.B. Synthetik- statt Daunenbettdecken, Kunststoff- statt Rosshaarmatratzen, gut waschbare Fenstervorhänge, Bettvorleger und Badezimmerteppiche, leicht (und auch feucht) zu reinigende Möbel ohne „staubfangende" Verzierungen und falls erforderlich sogar der Verzicht auf Tiere und Zimmerpflanzen
- Berufsbedingte Kontaktekzeme erfordern meist einen Berufswechsel
- Stress, körperliche und seelische Überanstrengungen können das Immunsystem beeinträchtigen

Eine familiäre (genetische) Veranlagung scheint eine gewisse Rolle zu spielen, weshalb in betroffenen Familien die folgenden vorbeugende Maßnahmen empfohlen werden:
- Babys sollten sechs Monate ausschließlich gestillt werden
- Säuglinge sollten im ganzen ersten Lebensjahr keine besonders allergieträchtigen Lebensmittel wie z.B. Eier, Fisch oder Nüsse bekommen
- Auch Passivrauch vor wie nach der Geburt ist ungünstig
- Reichlich Kontakt zu „harmlosen" Mikroben (z.B. Spielen mit Erde und Sand) verhilft dem Immunsystem des Kindes zu Trainingserfahrungen und verhindert damit möglicherweise das Auftreten von Allergien
- Im Gegensatz zu Katzen scheinen Hunde im Haushalt die Allergiegefahr nicht zu erhöhen

Teemischung
- Tee zur Entgiftung und Anregung des Stoffwechsels: 20 g zerstoßene Mariendistelfrüchte, 20 g Löwenzahnwurzeln mit Kraut

und je 10 g Brennnessel, Birkenblätter und Goldrute mischen, 1–2 Tl mit ¼ l Wasser übergießen und 10–20 Minuten ziehen lassen, dann abseihen und 2 Tassen täglich davon trinken. Zu empfehlen als Kur für etwa 4 Wochen zweimal im Jahr.

Heilpflanzen

Stoffwechselanregende und ausleitende Heilpflanzen wie **Löwenzahn, Brennnessel und Salbeigamander** unterstützen evtl. die Ausschwemmung von Giftstoffen und verbessern damit die Stoffwechsellage.

Nachtkerzenöl, Borretschsamen und **Bittersüß** haben manchmal einen günstigen Einfluss auf allergische Reaktionen, insbesondere bei Neurodermitis.

Da einige immunmodulierende Pflanzen wie z. B. der Sonnenhut (Echinacea) ein allergenes Potential aufweisen, sollten sie bei Allergien *nicht* zur Anwendung kommen. Ebenso können andere Korbblütler wie Arnika oder Kamille Allergien auslösen.

Präparate

Cefabene® Salbe
100 g enth.: Auszug aus Dulcamarae stipites 10 g
Anwendung äußerlich bei chronischen und allergischen Ekzemen

Epogam®/-1000 Kapseln
1 Kps. enth.: Nachtkerzensamenöl 466–536 mg/932–1073 mg (entspr. 40 mg/80 mg Gamolensäure)
Anwendung bei atopischem Ekzem (Neurodermitis)

Gammacur® Kapseln
1 Kps. enth.: Nachtkerzensamenöl 500 mg
Anwendung bei atopischem Ekzem (Neurodermitis)

Halicar® Creme
10 g enth.: Cardiospermum Urtink. 1 g
Anwendung äußerlich bei Entzündungen der Haut mit Juckreiz, z. B. Ekzeme, Neurodermitis

Sinupret® forte Dragees
1 Drg. enth.: pulverisierte Drogen: Eisenkraut 36 mg, Enzianwurzel 12 mg, Gartensauerampferkraut 36 mg, Holunderblüten 36 mg, Schlüsselblumenblüten mit Kelch 36 mg
Akute und chronische, auch allergische Entzündungen der Nasennebenhöhlen. Sinupret wirkt zwar nicht antiallergisch, aber durch eine Verbesserung der physiologischen Abwehrfunktion unterstützend

Solapsor® Bürger Dragees
1 Drg. enth.: Trockenextrakt aus Bittersüßstängel 50 mg
Anwendung bei chronischem Ekzem

Unigamol® Kapseln
1 Kps. enth.: Nachtkerzensamenöl 382–518 mg (entspr. 40 mg Gamolensäure)
Anwendung bei atopischem Ekzem (Neurodermitis)

Nichtpflanzliche Präparate

Colibiogen® Kinder Liquidum
1 ml enth.: Zellfreie Lsg. aus 1,3×108 lysierten Escherichia coli II, Stamm Laves
Anwendung u.a. bei Hautallergien und intestinal bedingten Hautaffektionen, bei Polymorpher Lichtdermatose, Neurodermitis, Heuschnupfen
Bei geschädigter Darmflora sollte mit mikrobiologischen Präparaten die Darmflora wieder aufgebaut werden. 70 % des Immunsystems befinden sich im Darm!

Calcium 500/-1000 Hexal® Brausetabletten
1 Brausetbl. enth.: Calciumcarbonat 1250 mg/2500 mg (entspr. 500 mg/1000 mg Calcium)
Calcium stabilisiert die Zellmembran und vermag allergische Reaktionen etwas zu dämpfen

Schüssler-Salze

Nr. 2 Calcium phosphoricum
D6 allgemein bei allergischen Reaktionen

Nr. 8 Natrium chloratum
eher für dünne Menschen, Heuschnupfen mit klarem Sekret

Nr. 22 Calcium carbonicum
bei frostigen und eher phlegmatischen Kindern mit Milchschorf als Baby

Homöopathische Komplexmittel

Allergie-Injektopas Injektionslösung
1 Amp. 2 ml enth.: Acid. formicicum D4 14 mg, Arsenicum album D8 2 mg, Aurum metallicum D6 2 mg, Cuprum D6 2 mg
Als Injektion zur Reiz- und Umstimmungstherapie, bei Asthma bronchiale, Heuschnupfen, allergischen Haut- bzw. Schleimhauterkrankungen. Allergie injektopas: 0,3/0,6/1 ml alle 2–3 Tage 2 x, dann 1 x pro Woche

allergo-loges® Tropfen zum Einnehmen
10 g enth.: Acid. formicicum D4 0,33 g, Apis mellifica D4 0,33 g, Cardiospermum D2 0,08 g, Galphimia glauca D3 0,33 g, Hydrocotyle asiatica D3 0,4 g, Luffa operculata D4 0,4 g
Anwendung bei Allergien, insbesondere bei allergischen Hauterkrankungen, sowie Heuschnupfen

Cistus canadensis Oligoplex Liquidum
100 g enth.: Cistus canadensis D3 14,3 g, Anacardium D4 14,3 g, Arsenicum album D8 14,3 g, Berberis aquifolium D2 14,3 g, Cantharis D4 14,3 g, Hydrocotyle asiatica D3 14,3 g, Mezereum D4 14,3 g
Anwendung bei Juckkrisen durch Ekzeme

Ekzevowen®-Salbe
100 g enth.: Acidum arsenicosum D4 1 g, Ringelblume 2 g, indischer Wassernabel 5 g, Lytta ves. D4 1 g, gewöhnliche Maholie 1 g, Perubalsam 1 g, ostindischer Tintenbaum 1 g, Stiefmütterchen 3 g, Zinkoxid 5 g
Anwendung bei juckenden Ekzemen

Pascallerg® Tabletten
1 Tbl. enth.: Alumen chromic. D1 25 mg, Acid. formic. D2 2,5 mg, Gelsemium D2 2,5 mg
Anwendung bei allergischen Haut- und Schleimhautkatarrhen, Heuschnupfen, Asthma

Proaller® spag. Tropfen
100 g enth.: Ailanthus glandulosa D4 19 g, Comocladia dentata D4 12 g, Euphrasia spag. D3 19 g, Okoubaka D3 19 g, Gratiola off. Urtink. 2 g, Juglans regia spag. Urtink. 9 g, Sarsaparilla Urtink. 10 g, Taraxacum off. spag. Urtink. 10 g
Anwendung bei Allergien, Heufieber, Neurodermitis, Milchschorf

Homöopathische Einzelmittel

Eine Allergie ist Zeichen eines Ungleichgewichts im Immunsystem und erfordert die Verordnung eines **konstitutionellen Mittels** beim klassischen Homöopathen, abhängig von der Gesamtheit der Symptome.

Hauptmittel für allergischen Schnupfen sind:

Allium cepa

Schnupfen mit scharfem Nasensekret, das sogar die Nase oder Oberlippe wund machen kann. Reichlich wässriges Sekret, die Nase läuft wie ein Wasserhahn. Starker Tränenfluss, der in der Regel mild ist. Heftiges Niesen. Schlimmer auf der linken Seite, in warmen Räumen. Besser an der frischen Luft.
Die Wirkung der Küchenzwiebel ist allseits bekannt und kann homöopathisch genutzt werden.

Arsenicum album

Scharfer, wässriger Schnupfen. Das Sekret läuft aus der Nase, die völlig verstopft ist. Rechtsseitiger Schnupfen. Niesen durch heftiges Kitzeln an einer Stelle. Brennende Schmerzen in der Nase, den Augen und im Hals, besser durch heiße Getränke. Besser in warmen Räumen. Schlimmer durch Kälte.
Hinweisend für Arsen ist Schwäche, die große Verfrorenheit und die Verbesserung durch Hitze.

Euphrasia

Heuschnupfen mit entzündeten Augen, extreme Reizung mit Brennen und Juckreiz. Lichtempfindlichkeit, Blinzeln. Mildes, aber reichliches Nasensekret. Heuasthma. Verschlimmerung durch eine warme Brise.
Euphrasia, der Augentrost, stellt in seinen Symptomen – scharfe Tränen und mildes Nasensekret – das Gegenteil zu Allium cepa dar.

Natrium muriaticum

Heuschnupfen bei verstandesbetonten Menschen mit verdrängten seelischen Problemen. Reichlicher Schnupfen mit eiweißartigem Sekret. Niesanfälle, erfolgloser Niesreiz. Verschlimmerung bei Wind.
Die seelischen Aspekte sind beim Natriumchlorid oft hinweisend.

Nux vomica

Entsetzliches Niesen und Schnupfen beim Aufstehen morgens. Fließschnupfen morgens und tagsüber. Die Nase ist außerordentlich trocken und nachts im Bett verstopft. Schlimmer morgens beim Erwachen, an der frischen Luft und nach dem Essen. Besser in warmen Räumen und durch warme Getränke.

Die Brechnuss ist das klassische Mittel für Manager: hektisches Umfeld, viel Stress, viel Stimulanzienmissbrauch. Gereiztes, ärgerliches Gemüt, besonders morgens.

Sabadilla
Heuschnupfen mit enormen Niesanfällen, schwächendes Niesen. Ständiger Juckreiz und Kitzeln in der Nase. Die Augenlider sind rot und brennen. Starker wässriger Schnupfen mit verstopfter Nase. Schlimmer an der frischen Luft. Besser in warmen Räumen und durch warme Getränke.

Das mexikanische Läusekraut verrät schon durch seinen Namen seine Wirkungsrichtung, den heftiger Juckreiz.

Weitere Optionen
Weitere „halb-homöopathische" Optionen sind:
- Eigenblutbehandlung mit potenziertem Eigenblut nach Imhäuser, bei der Blut entnommen, homöopathisch potenziert und als Tropfen in steigender Potenz eingenommen wird
- Das potenzierte Allergen aufsteigend in C6, C7, C9, C12 jeweils eine Woche lang 5 Tropfen täglich einnehmen, ab C30 einmal wöchentlich
- 2 l Allerg (Labo'Life-Mikroimmuntherapie) mit homöopathisch potenzierten immunologisch aktiven Substanzen zur Umstimmung bei Allergien

HERZ-KREISLAUF-SYSTEM UND GEFÄSSE

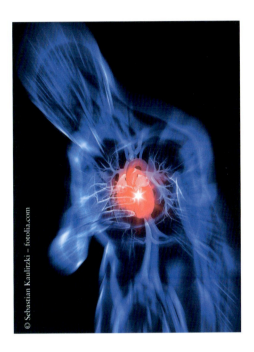

1 Funktionelle Herz-Kreislauf-Störungen und Herzmuskelschwäche

Funktionelle Herz-Kreislauf-Störungen
Wir werden nur dann auf unseren eigenen Herzschlag aufmerksam, wenn wir bewusst darauf achten oder wenn sich Rhythmus, Frequenz oder Qualität der Herzschläge verändern. Funktionelle Herz-Kreislauf-Störungen bezeichnen Störungen, bei denen keine organischen (körperlichen) Erkrankungen als Ursache medizinisch feststellbar sind. Als **Herzklopfen** (Palpitation) bezeichnet man all-

gemein das unangenehme Empfinden des eigenen Herzschlages. Beim **Herzrasen** (Tachykardie) schlägt das Herz zu schnell. Eine **Herzrhythmusstörung** (Arrhythmie) geht mit **Herzstolpern** (Extrasystolen) und unregelmäßigem Puls einher.

Herzmuskelschwäche

Bei Herzmuskelschwäche (Herzinsuffizienz) kann das Herz nicht mehr die erforderliche Pumpleistung erbringen. Sie tritt als Folge verschiedener Herz-Kreislauf-Erkrankungen auf.

Die häufigsten Ursachen einer **chronischen Herzinsuffizienz** sind die koronare Herzkrankheit (KHK) und der Bluthochdruck (arterielle Hypertonie), die oft gemeinsam auftreten. Weitere Ursachen sind entzündliche Herzerkrankungen, Herzrhythmusstörungen und Herzmuskelerkrankungen (Kardiomyopathien).

Bei der **Linksherzinsuffizienz** staut sich das Blut in die Lunge zurück. Wichtigste Symptome sind Atemnot bei Belastung oder in Ruhe, eine Blauverfärbung der Haut und Schleimhäute (Zyanose), Hustenreiz, ein schneller Puls (Tachykardie) und Herzrhythmusstörungen.

Bei der **Rechtsherzinsuffizienz** staut sich das Blut im venösen System des Körperkreislaufs. Sichtbare Zeichen sind lagerungsabhängige Schwellungen (Ödeme) vor allem an Knöcheln und Unterschenkeln, Halsvenenstauung und Zyanose. Durch den Blut-Rückstau in den Magenvenen leiden die Patienten unter Appetitlosigkeit und Übelkeit.

Die Nachtruhe ist sowohl bei der Rechts- als auch bei der Linksherzinsuffizienz gestört, da die Betroffenen nachts mehrfach aufstehen müssen, um Wasser zu lassen (Nykturie). Nachts wird das geschwächte Herz durch die Bettruhe entlastet, und die Nieren werden besser durchblutet, sodass Ödeme leichter ausgeschwemmt werden können.

Die schulmedizinische Einteilung der Herzinsuffizienz erfolgt nach dem folgenden (NYHA-)Schema:

Insuffizienz-Stadium	Beschwerden
I	Keine Beschwerden bei normaler Belastung, aber Nachweis einer beginnenden Herzerkrankung durch (technische) Untersuchungen
II	Leichte Beschwerden bei normaler Belastung, mäßige Leistungsminderung
III	Erhebliche Leistungsminderung bei normaler Belastung
IV	Bereits in Ruhe auftretende Atemnot

Stadium I und II sind einer naturheilkundlichen Therapie gut zugänglich, die Stadien III und IV sind unbedingt schulmedizinisch zu behandeln!

Hausmittel und unterstützende Maßnahmen

- Reduktion von Übergewicht, nur mäßiger Alkoholkonsum, Rauchen aufgeben
- Bei leichter Ausprägung kann regelmäßiges Ausdauertraining, z.B. in speziellen Sportgruppen, helfen
- Bei Übergewicht ist eine schonende Gewichtsreduktion anzustreben
- Günstig ist eine basenreiche, kochsalzarme und überwiegend laktovegetabile Vollwert-Ernährung (wenig Fleisch)
- Scharfe Gewürze wie Ingwer, Muskat, Paprika und Galgant helfen das leicht geschwächte Altersherz wieder in Schwung zu bringen
- Regelmäßige Obst- und Reistage regen die Wasserausscheidung an und entlasten das Herz
- Bei Übersäuerung (Kontrolle mit Urin-Stick) kann zusätzlich ein Basensalz eingenommen werden
- Keine lang andauernde Kälteeinwirkung. Kälte verengt die peripheren Gefäße und erhöht damit den Widerstand, gegen den das Herz arbeiten muss
- Milde Kältereize wie z.B. ein Unterarmguss regen dagegen den Kreislauf an
- Hohen Blutdruck unbedingt medikamentös gut einstellen
- Herzinsuffizienz gehört in **ärztliche Behandlung**!

Teemischungen und Kräuterzubereitungen
- Tee gegen nervöse Herzbeschwerden: 40 g Weißdornblätter und -blüten, 15 g Johanniskraut, 15 g Mistelkraut, 12 g Herzgespannkraut und 8 g Melissenblätter mischen, 1–2 TL dieser Mischung mit 125 ml kochendem Wasser übergießen und 10 Minuten ziehen lassen. Täglich 2 Tassen trinken
- Honig-Petersilien-Wein nach Hildegard von Bingen: 19 Stängel frische Petersilie mit Blättern mit 2 EL Weinessig 5 Minuten lang aufkochen, dann 100 g Honig oder Fruchtzucker und 1 l naturreinen Wein hinzugeben, 5 Minuten leicht köcheln lassen, dann durch einen Kaffeefilter abseihen und in Flaschen füllen. 3 x täglich nach dem Essen ein Likörgläschen davon einnehmen.
- 1 TL getrocknete Weißdornblätter mit einer Tasse heißem Wasser überbrühen, 10 Minuten ziehen lassen und dann abseihen. Je nach Geschmack mit Honig oder Sanddornsaft süßen und als Kur 6–8 Wochen lang täglich 2 Tassen trinken.

Heilpflanzen

Zur Behandlung der Herzmuskelschwäche eignen sich aus dem Bereich der pflanzlichen Präparate vor allem die **Weißdornextrakte**. Die Wirksamkeit der Inhaltsstoffe (Flavonoide und oligomere Procyanidine) konnte in mehreren klinischen Studien nachgewiesen werden. Weißdornextrakte haben vielfältige Wirkungen am Herzmuskel. Sie können die Kontraktionskraft verbessern und somit zu einer verbesserten Pumpleistung beitragen. Auch erweitern sie die Herzkranzgefäße, was zu einer verbesserten Durchblutung führt. Die ausschließliche Behandlung mit Weißdornextrakten ist nur bei beginnendem Leistungsabfall des Herzens im Alter (Altersherz) und bei leichter Angina pectoris (siehe Abschnitt über zu niedrigen Blutdruck) geeignet. Ansonsten können sie auch zusätzlich zur schulmedizinischen Behandlung eingesetzt werden. Weißdornextrakte finden bei nervösen Herzbeschwerden (ohne organischen Befund) Verwendung und werden dann oft mit beruhigenden Pflanzenextrakten wie Baldrian oder Melisse kombiniert.

Der **Fingerhut** entstammt dem alten Heilkräuterwissen, darf aber wegen der geringen therapeutischen Breite der darin enthaltenen hochwirksamen Herzglykoside nur als standardisiertes schulmedizinisches Präparat (z. B. Lanitop, Lanicor) eingenommen werden. Herzstärkend wirksame Herzglykoside zweiter Ordnung sind in Heilpflanzen wie **Maiglöckchen, Meerzwiebel, Adonisröschen** und **Oleander** enthalten. Diese dürfen jedoch *nicht* zusammen mit Digitalis-Präparaten eingenommen werden. Bei Überdosierung kommt es leicht zu Vergiftungserscheinungen! Herzglykosid-Kombinationen sind aufgrund ihrer toxischen Wirkung (bei zu hoher Dosierung!) vor allem in homöopathischen Zubereitungen zu finden.

Präparate

Convallocor SL 100 Dragees
1 Drg. enth.: Extr. Flor. Crataegi sicc. 43,5–50 mg, Extr. Herba Convallariae sicc. 91–100 mg
Anwendung bei Altersherz, leichter Herzinsuffizienz, Störungen des Herzmuskelstoffwechsels, Stenokardien und Arrhythmien

cor-loges® Dragees
1 Drg. (dünndarmlöslich) enth.: Maiglöckchen-Trockenextrakt, Meerzwiebel-Trockenextrakt
Anwendung bei leichter Herzinsuffizienz, Ödemen, Angina pectoris-Syndrom; bei kardial bedingter Atemnot und Altersherz

Crataegutt® novo 450 Filmtabletten
Zus.: 1 Filmtbl. enth.: Trockenextrakt aus Weißdornblättern mit Blüten 450 mg
Anwendung bei nachlassender Leistungsfähigkeit des Herzens (entspricht Stadium II nach NYHA)

Evisco® Mistel Urtinktur Tropfen
10 ml enth.: Viscum album Urtink. 10 ml
Anwendung bei niedrigem Blutdruck, Schwindelgefühl, funktionellen Herzbeschwerden wie Beklemmungsgefühl in der Herzgegend

florabio naturreiner Heilpflanzensaft Weißdorn-Presssaft
100 ml enth.: 70 ml Presssaft aus frischen Weißdornblättern mit Blüten
Traditionell angewendet zur Unterstützung der Herz-Kreislauf-Funktion

Goldtropfen-Hetterich®
1 g enth.: Weißdornbeeren 70 mg, Baldrianwurzel 15 mg, Maiglöckchenkraut 5 mg, Besenginsterkraut 5 mg; Campher 1 mg, Tetrachlorogold(III)säure (= Goldchlorid) 0,01 mg
Anwendung bei Altersherz sowie Herzneurosen

Kneipp® Herzsalbe Unguentum Cardiacum Kneipp®
100 g enth.: Ol. Rosmarini 8 g, Campher 4 g, Levomenthol 4 g
Anwendung bei nervösen und funktionellen Herzbeschwerden

Korodin® Herz-Kreislauf-Tropfen
100 g enth.: Campher 2,5 g, Weißdornfrüchte 97,3 g
Anwendung bei funktionellen Herz- und Kreislaufstörungen, Druck und Beklemmungsgefühl in der Herzgegend sowie Kreislaufregulationsstörungen bei zu niedrigem Blutdruck

Kytta-Cor® novo Filmtabletten
1 Filmtbl. enth.: Trockenextrakt aus Weißdornblättern mit Blüten 300 mg
Anwendung bei nachlassender Leistungsfähigkeit des Herzens (Stadium I und II), Druck und Beklemmungsgefühl in der Herzgegend

Miroton® N forte Dragees
1 Drg. enth.: Adoniskraut 42,3 mg, Maiglöckchenkraut 8,75 mg, Echte Meerzwiebel 0,13 mg
Anwendung bei leichten Formen der Herzleistungsschwäche

Nephrisan P Kapseln
1 Kps. enth.: Trockenextrakt aus Meerzwiebeln 0,9 mg, Trockenextrakt aus Weißdornblättern und -blüten 100 mg
Anwendung bei leichteren Formen der Herzinsuffizienz, auch bei verminderter Nierenleistung

Orthangin® N forte Kapseln
1 Kps. enth.: Trockenextrakt aus Weißdornblättern mit Blüten 214–400 mg
Anwendung bei nachlassender Leistungsfähigkeit des Herzens (Stadium I u. II), Druck- und Beklemmungsgefühl in der Herzgegend, bei noch nicht digitalisbedürftigem Altersherz

Nichtpflanzliche Präparate

Coenzym Q10-Präparate sollen nach neueren Untersuchungen die Herzfunktion verbessern.

Bei Mangel an Magnesium oder Kalium insbesondere im Zusammenhang mit Herzglykosiden sind diese Mineralstoffe unbedingt zu ergänzen, z.B. mit Tromcardin®

Praecordin® S Salbe
100 g enth.: Starkes Campheröl 6 g, Levomenthol 2 g, Benzylnicotinat 0,2 g
Anwendung als Herzsalbe bei funktionellen und nervösen Herzbeschwerden

Tromcardin®/-forte magensaftresistente Tabletten
1 Tbl. enth.: Racemisches Kaliumhydrogenaspartat ½H_2O 175 mg/360,42 mg, Racemisches Magnesiumhydrogenaspartat, Magnesiumhydrogenaspartat

Schüssler-Salze

Nr. 7 Magnesium phosphoricum
bei spontan auftretendem Herzstechen ohne vorherige Belastung als „heiße Sieben" oder als Salbe Nr. 7 örtlich auftragen

Nr. 6 Kalium phosphoricum
bei nervösem, angstbedingtem Herzklopfen

Nr. 17 Manganum sulfuricum
bei Herzklopfen mit unregelmäßigem Rhythmus (unbedingt vom Arzt abklären lassen!)

Homöopathische Komplexmittel

Angioton® S Lösung zum Einnehmen
100 g enth.: Crataegus Urtink. 50 g, Convallaria majalis Urtink. 10 g, Adonis vernalis Urtink. 1 g, Valeriana Urtink. 10 g, Cactus Urtink. 3 g, Lobelia inflata D3 5,5 g, Äther D1 3 g
Anwendung bei Kreislaufregulationsstörungen als Folge von Hypotonie, Kreislaufschwäche oder -labilität bei Jugendlichen und im Alter sowie nach Infektionen, Operationen oder längerer Bettlägerigkeit

Cardioselect N Tropfen
100 g enth.: Crataegus Urtink. 40 g, Cactus D3 20 g, Arnica D4 20 g, Spigelia D4 20 g
Anwendung bei Herz- und Kreislaufstörungen

Diacard® Mischung
100 g enth.: Valeriana Urtink. = D1 2 g, Aether sulfuricus D1 2,5 g, Camphora D2 5 g, Cactus D2 10 g, Crataegus D2 25 g

Anwendung bei funktionellen Herzbeschwerden bei allgemeiner vegetativer Labilität

Habstal-Cor N Flüssige Verdünnung zum Einnehmen
100 g enth.: Crataegus Urtink. 25 g, Digitalis purpurea D2 0,25 g, Spigelia D4 25 g, Strophanthus D4 25 g
Anwendung bei Herzschwäche, Altersherz, Herzrhythmusstörungen, Angina pectoris und Störungen des Blutdruckes

Neuroselect Tropfen
100 g enth.: Lycopus virg. D2 20 g, Pulsatilla D4 20 g, Passifl. incarn. D2 40 g, Gelsemium D4 20 g
Anwendung bei nervösen Störungen mit Herzklopfen

Rytmopasc® Tropfen
100 g enth.: Crataegus Urtink. 38,65 g, Spartium scoparium Urtink. 9,5 g, Lilium tigrinum Urtink. 24,15 g, Apocynum Urtink. 9,5 g, Veratrum viride D2 1 g, Gelsemium D2 1 g, Glonoinum D3 0,5 g, Cheiranthus cheiri Urtink. 0,5 g
Anwendung bei Herzrhythmusstörungen und koronaren Durchblutungsstörungen

Sedocardin® Tabletten
1 Tbl. enth.: Arnica montana D1, Nerium oleander D1 je 10 mg, Valeriana officinalis Urtink. 20 mg, Convallaria majalis Urtink., Crataegus Urtink. je 30 mg
Anwendung bei Altersherz, Herz- und Kreislaufschwäche, Herzleistungsschwäche im Stadium I und II; Stenokardie (schneller Puls)

Scillacor Tinktur Flüssige Verdünnung zum Einnehmen
100 ml enth.: Crataegus Urtink. 80 ml, Selenicereus grandiflorus Urtink. 16 ml, Urginea maritima var. rubra D2 1 ml, Convallaria majalis D2 1 ml, Adonis vernalis D2 1 ml, Veratrum album D2 1 ml
Anwendung bei Herzinsuffizienz, koronarer Herzkrankheit, Altersherz

Steicardin® N Mischung flüssiger Verdünnungen zum Einnehmen
100 ml enth.: Crataegus D1 40 ml, Convallaria majalis D3 10 ml, Strophanthus gratus D3 10 ml, Selenicereus grandiflorus D1 30 ml
Anwendung bei Herzschwäche

Homöopathische Einzelmittel

Homöopathische Mittel können bei funktionellen Herzbeschwerden und insbesondere bei psychosomatischem Hintergrund oft gut helfen. Eine konstitutionelle Behandlung beim erfahrenen Homöopathen kann langfristig bessere Erfolge bringen. Bei beginnender Herzinsuffizienz (Stadium I–II) wäre eine Kombination z.B. mit Weißdorn-Präparaten zu empfehlen. Ansonsten hat bei manifesten Herzerkrankungen die schulmedizinische Behandlung den Vorrang und kann allenfalls durch homöopathische Mittel ergänzt werden.

Hauptmittel bei Herzrhythmusstörungen

Argentum nitricum
Heftiges, tumultartiges Herzklopfen. Schlimmer nachts, in Rechtsseitenlage, bei Gedanken an das Problem, durch Süßigkeiten, plötzliche und ungewohnte Anstrengung. Besserung durch schnelles Gehen, durch Druck mit der Hand auf das Brustbein.

Hinweisend für Silbernitrat ist die hastige Eile, viele und insbesondere die eigene Gesundheit betreffende Ängste, die eben auch zu Herzklopfen führen können.

Arsenicum album
Funktionelle Herzrhythmusstörungen durch Angst, Fieber oder Anstrengung. Wichtiges Mittel bei Vorhofflimmern. Schlimmer nachts, besonders nach Mitternacht. Kälteempfindlichkeit, Besserung durch Wärme.

Weißarsenik ist ein wichtiges Mittel für Schwäche, Erschöpfung, Frostigkeit und nächtliche Verschlimmerung. Es kann auch bei fortgeschrittenen Erkrankungen hilfreich sein.

Digitalis
Herzrhythmusstörungen, verlangsamter Puls oder übersteigerte Herzfrequenz. Die Empfindung, das Herz könnte bei der geringsten Bewegung aufhören zu schlagen. Schlimmer durch Aufregung, schlimmer durch Anstrengung.

Die homöopathischen Symptome des Fingerhuts entsprechen nach der Simile-Regel genau den Vergiftungssymptomen bei Überdosierung von Digitalispräparaten.

Lachesis
Herzklopfen und Völlegefühl mit berstender Empfindung in der Brust. Bluthochdruck, Ohnmachtsanfälle. Sehr redselig. Eifersucht und Misstrauen. Schlimmer nachts, morgens und in Linksseitenlage. Schlimmer im Klimakterium und durch unterdrückte Menses z.B. nach Gebärmutterentfernung. Schlimmer durch Hitze und in überfüllten Räumen.

Hinweisend für die Buschmeisterschlange sind oft die Modalitäten, die bessern bzw. verschlechtern.

Phosphor
Herzklopfen, funktionelle Herzrhythmusstörungen. Schlimmer in Linksseitenlage, durch Emotionen, während Gewitter, bei leichter Anstrengung. Besser durch kalte Getränke, durch Liegen besonders in Rechtsseitenlage, nach kurzem Schlaf. Gelber Phosphor ist ein gutes Mittel für leicht erregbare Menschen mit großer Sensibilität und nervöser Schwäche.

Spigelia
Heftiges Herzklopfen. Auf der Brust sichtbarer und hörbarer Herzschlag. Schlimmer durch leichte Bewegung oder Anstrengung. Schlimmer beim Vornüberbeugen, im Sitzen und durch tiefes Einatmen. Besser durch heiße Getränke.
Das Wurmkraut ist ein wichtiges kleineres Mittel für Beschwerden durch Herzklopfen.

Weitere Mittel

Aconitum
Herzklopfen mit Unruhe, das nachts aufweckt, schneller harter Puls. Verursacht durch Schreck oder Furcht. Atemnot. Verschlimmerung nachts.

Cimicifuga
Herzbeschwerden im Klimakterium, Depressionen, Rückenschmerzen, Migräne; Verschlimmerung morgens.

Coffea
Herzklopfen, schneller Puls, lebhafte Gefühlserregung, Schlaflosigkeit durch andauernden Gedankenfluss, nach zu viel Kaffee, schlimmer durch Lärm und nachts.

Convallaria
Gefühl, als ob das Herz zu schlagen aufhört und wieder einsetzt; Verschlimmerung durch Wärme.

Lycopus
Herzangst, nervöses Herzklopfen bei Rauchern und bei Schilddrüsenüberfunktion.

2 Bluthochdruck

Von Bluthochdruck (arterieller Hypertonie) spricht man bei dauerhafter, nicht situationsabhängiger Blutdruckerhöhung über

140/90 mmHg. Hypertonie ist in unserer Gesellschaft eine der häufigsten Erkrankungen überhaupt (ca. 50 % aller Erwachsenen!).

Bluthochdruck entsteht durch vielerlei Ursachen, wie genetische Faktoren, falsche Ernährung, ungünstiger Lebensstil (Bewegungsarmut), ungesunde Ernährung, Stress bzw. unheilsame Verhaltensweisen bei Stress. Risikofaktoren für Hypertonie sind Übergewicht, Rauchen, Alkohol, Diabetes mellitus, übermäßiger Kochsalzkonsum und manche Medikamente (z. B. Kortison, Pille).

Weitere Ursachen für Bluthochdruck sind Nierenerkrankungen, Erkrankungen des Hormonsystems (z. B. Schilddrüsenüberfunktion, Cushing-Syndrom) oder der Gefäße (z. B. Arteriosklerose).

Die meisten Patienten haben überhaupt keine Beschwerden und die Blutdruckerhöhung wird oft zufällig diagnostiziert. Einige Patienten klagen über (morgendlichen) Kopfdruck oder Kopfschmerzen, Ohrensausen, Herzklopfen, Atemnot (Dyspnoe), Schwindel oder Schweißausbrüche, welche insbesondere bei Belastung auftreten.

Das Problem von Bluthochdruck sind die langfristigen Folgen: Je länger eine Hypertonie besteht und je höher der Blutdruck ist, desto größer ist die Gefahr von bleibenden Schäden, wie Arteriosklerose („Gefäßverkalkung"), Netzhautschäden bis hin zur Erblindung, ein Schlaganfall, ein fortschreitender Nierenschaden sowie eine Arteriosklerose der Herzkranzgefäße mit den Folgeerkrankungen Angina pectoris und Herzinfarkt. Allerdings ist es bei hoch betagten Menschen manchmal auch nicht sinnvoll, den Blutdruck medikamentös auf die Idealwerte hinunterzudrücken, weil dies die Gehirndurchblutung insbesondere bei vorliegender Arteriosklerose deutlich verschlechtern kann.

Hausmittel und unterstützende Maßnahmen

- Übergewicht reduzieren (eine Gewichtsreduktion um 1 kg führt zu einer Senkung des systolischen Blutdruckwertes um ca. 2 mmHg).
- Nikotin reduzieren, d.h. mit dem Rauchen aufhören
- Alkohol reduzieren. Maximal 20–30 g (Männer) bzw. 10–20 g (Frauen) Alkohol täglich (Alkohol hat einen deutlich blutdrucksteigernden Effekt)

- Kochsalz reduzieren (max. 6 g/Tag). Vorsicht vor „verstecktem" Salz in Konserven, Fertigsaucen, Wurst, Käse etc. Kochsalz kann durch Kräuter und Gewürze ersetzt werden
- Generell wird eine Ernährung mit reichlich Obst und Gemüse und wenig Fett unter Bevorzugung ungesättigter Fette empfohlen
- Stressabbau bzw. Erlernen von Stressbewältigungsstrategien
- Mildes Ausdauertraining (z. B. schnelles Gehen, Joggen, Schwimmen) mindestens dreimal wöchentlich über 20–30 Minuten (besser 30–45 Minuten), möglichst zuerst die Belastung durch den Arzt testen lassen. Keine Kraft- und Kampfsportarten oder Sportarten mit hohen „Belastungsspitzen"
- Wechselduschen, warme Fußbäder
- Entspannungsverfahren wie Meditation oder autogenes Training unterstützen den Stressabbau und therapeutische Gespräche helfen beim Erkennen von „Hochdruck-Situationen" sowie beim Finden neuer Strategien zur Konfliktbewältigung
- Regelmäßige Arztbesuche zur Erkennung von weiteren Risikofaktoren für Gefäßerkrankungen und Spätkomplikationen

Teemischungen
- 1 TL Herzgespann-Kraut mit einer Tasse kochendem Wasser überbrühen, ziehen lassen und dann abseihen. Tgl. 2 Tassen trinken.
- 1 TL Rosmarin-Blätter mit einer Tasse kochendem Wasser überbrühen, 10 Minuten ziehen lassen und dann abseihen. Täglich 2–3 Tassen trinken.
- 20 g Baldrian-Wurzeln, 20 g Pomeranzenblätter, 20 g Kamillenblüten, 10 g Lavendelblüten und 10 g Rosmarin mischen, 1 EL der Mischung mit 1 Tasse kochend heißem Wasser übergießen und 15 Minuten ziehen lassen. Nach Geschmack mit Honig süßen und zweimal täglich eine Tasse lauwarm trinken.
- Vom Knoblauchsaft aus frischen Zehen mehrmals täglich 1 TL einnehmen. (Der Geruch wirkt allerdings auf die Umgebung etwas abstoßend, Knoblauchpräparate sind diesbezüglich besser).

Heilpflanzen

Heilpflanzen mit milden blutdrucksenkenden und gefäßschützenden Eigenschaften sind die **Mistel** (Viscum album), der **Ölbaum** (Olea europaea), der **Knoblauch** (Allium sativum), der **Weißdorn** (Crataegus laevigata) und die **Alpenrose** (Rhododendron ferrugineum).

Am stärksten wirkt die reserpinhaltige **Rauwolfia** (Rauwolfia serpentina), die aufgrund ihrer gewundenen Wurzel auch Schlangenwurzel genannt wird. Sie ist in Asien heimisch und wird in der Ayurveda-Heilkunde wie auch in der westlichen Schulmedizin eingesetzt. Bei zu hoher Dosierung kann sie jedoch deutliche Nebenwirkungen wie depressive Verstimmungen, Mundtrockenheit und Müdigkeit hervorrufen.

Präparate

Arte Rautin® forte S Dragees
1 Drg. enth.: Trockenextrakt aus Rauwolfia-serpentina-Wurzel 28,56 mg
Anwendung bei leichter, essentieller Hypertonie (Grenzwerthypertonie), besonders bei erhöhtem Sympathikotonus mit z. B. Sinustachykardie, Angst- und Spannungszuständen sowie psychomotorischer Unruhe, sofern diätetische Maßnahmen alleine nicht ausreichen.

Hypercard Mixtur
10 ml enth.: Ölbaumblätter 100 mg, Mistelkraut 20 mg, Ginsengwurzel 5 mg, Maiglöckchen 10 mg, Schlangenwurzel D4 1 ml, Silicea D8 750 mg, Moschuswurzel 25 mg, Conium D4 2 ml
Anwendung bei Herz- und Kreislauferkrankungen, leicht erhöhtem Blutdruck, nervösen Herzbeschwerden

Kneipp® Mistel-Pflanzensaft
100 ml enth.: 100 ml Presssaft aus frischem Mistelkraut
Traditionell angewendet zur Unterstützung der Kreislauffunktion

Mistelöl-Kapseln
1 Kps. enth.: Ölmazerat aus Mistelkraut 270 mg
Anwendung zur Prophylaxe bei funktionellen Herz- und Kreislaufstörungen mit Neigung zu erhöhtem Blutdruck

Raufuncton® N Dragees
1 Drg. enth.: Schlangenwurzel 2 mg, Adoniskraut 15 mg, Maiglöckchen 10 mg, Meerzwiebel 15 mg
Anwendung bei leichtem Bluthochdruck, auch bei Diabetes mellitus, besonders bei verstärkter Aktivität des sympathischen Nervensystems, z.B. mit schneller Herzschlagfolge

Schüssler-Salze

Nr. 15 Kalium jodatum und **Nr. 7 Magnesium phosphoricum**
bei Hypertonie

Nr. 1 Calcium fluoratum und **Nr. 11 Silicea**
zusätzlich bei Arteriosklerose

Homöopathische Komplexmittel

Antihypertonicum-Tropfen N Schuck
100 ml enth.: Barium carbonicum D6 25 ml, Crataegus D3 10 ml, Viscum album D3 10 ml
Anwendung bei Arteriosklerose und Hypertonie

co-Hypert® spag. Tropfen
100 g enth.: Aurum chloratum natr. D6 12,5 g, Barium carbonicum D8 13 g, Cocculus D4 13,5 g, Iberis amara D4 11,5 g, Magnesium chloratum D6 12,5 g, Sumbulus moschatus D6 13,5 g, Melilotus officinalis spag. 3,5 g, Viscum album spag. 20 g
Anwendung bei Bluthochdruck ohne erkennbare Ursache infolge Gefäßverkalkungen oder Nierenschäden

Coradol® Saft
120 ml enth.: Ambra D3 1 g, China D4 5 g, Silicea D8 2 g, Calcium carbonic. Hahnemanni D8 2 g, Conium D4 2 g, Hyoscyamus D4 1 g, Belladonna D4 1 g, Rauwolfia D4 1,6 g, Viscum album D3 10 g, Crataegus D3 10 g, Gnaphalium polycephalum D1 0,1 g, Chelidonium D2 24 g
Anwendung bei Hypertonie, Arteriosklerose sowie klimakterischen Beschwerden

Löwe-Komplex Nr. 3 Tropfen
100 ml enth.: Rauwolfia D3 10 ml, Aesculus D2 10 ml, Avena sat. D1 10 ml, Valerianae tinctura 10 ml, Barium carb. D8 10 ml, Crataegus Urtink. 10 ml, Lachesis D8 10 ml, Naja naja D8 10 ml, Nitroglycerinum D4 10 ml, Viscum alb. D1 10 ml

Anwendung bei essentieller und arteriosklerotischer Hypertonie, Arteriosklerose, Reizleitungsstörungen, nervösen Herzbeschwerden

Plantacard® N Lösung
100 g enth.: Arnica D3 10 g, Crataegus D1 30 g, Viscum album Urtink. 40 g
Anwendung bei leichten Formen der Hypertonie

Rauwolfia Viscomp-Tab Tabletten
1 Tbl. enth.: Allium sativum D3 2,5 mg, Barium chloratum D2 2,5 mg, Crataegus D3 2,5 mg, Rauwolfia serpentina D2 2,5 mg, Equisetum arvense ex herba recente D1 15 mg, Viscum album D1 25 mg
Anwendung bei Hypertonie und Arteriosklerose

Homöopathische Einzelmittel

Erhöhter Blutdruck ist Ausdruck einer konstitutionellen Störung und sollte daher neben der erforderlichen schulmedizinischen Betreuung vorrangig konstitutionell behandelt werden. Im homöopathischen Synthesis-Repertorium finden sich übrigens unter der Diagnose Hypertonie 143 Mittel. Einige eher symptomatisch einsetzbare Mittel sind folgende:

Aconitum
Bluthochdruck mit hartem Puls, Unruhe, Durst und Angst. Verschlimmerung abends und nachts.

Arnika
Hochrotes Gesicht, Ohrensausen, Nasenbluten.

Aurum
Rotes Gesicht, zu dickes Blut (Polyglobulie), Angst, Unruhe, Melancholie.

Barium jodatum
Arteriosklerotische Hypertonie, Schwindel, Gedächtnisschwäche, Schlaflosigkeit. Wirkt erst nach mehreren Wochen.

Crataegus Urtinktur
Wirkt regulierend bei zu hohem und zu tiefem Blutdruck, kann auch als fertiges Präparat eingenommen werden.

Secale
Kälte und Gefühlsstörungen der Beine, Finger und Zehen. Blutungsneigung wie z.B. Nasenbluten, Migräne.
Bei Bluthochdruckkrise den Arzt rufen!

3 Zu niedriger Blutdruck

Bei Beschwerden durch niedrige Blutdruckwerte unter 105/60 mmHg spricht man von **Hypotonie**.

Wenn beim Wechsel vom Liegen zum Stehen oder bei längerem Stehen der Blutdruck unvermittelt abfällt, spricht man von einer **orthostatischen Dysregulation** (orthostatische Hypotonie). Durch den Blutdruckabfall wird das Gehirn kurzzeitig mangelhaft durchblutet, es wird den Betroffenen schummrig und schwarz vor Augen und es besteht die Gefahr von Stürzen.

Hausmittel und unterstützende Maßnahmen

Im akuten Fall: Hinlegen und Bein hochlagern, um die Gehirndurchblutung wieder zu verbessern.
Vorbeugende Maßnahmen sind:
- Gefäßtraining durch Wechselduschen, Bürstenmassagen, klimatische Reize
- Ein kaltes Armbad wirkt erfrischend und kreislaufanregend: Hände und Unterarme für 1–3 Minuten unter fließend kaltes Wasser halten, dann abtrocknen (nicht bei schweren Herzkrankheiten anwenden!)
- Kaltes Fußbad: die Füße und mindestens die halben Unterschenkel in einer Fußbadewanne oder in einem hohen Eimer mit kaltem Wasser für 1–3 Minuten ständig hin und her bewegen, anschließend mit einem rauen Handtuch trocken rubbeln
- Regelmäßige körperliche Betätigung
- Reichliches Trinken (mind. 2 l), sofern medizinisch erlaubt
- Kein abruptes Aufstehen aus dem Liegen, sondern zunächst Aufsetzen und z.B. Kreisen mit den Füßen
- Bei längerem Stehen Wippen auf dem Zehenballen, Betätigung der Bauchpresse oder andere Muskelbetätigung
- Gut gewürzte Speisen regen den Kreislauf an

Teemischungen und Kräuteranwendungen
- 1 geh. TL Mistel mit 1 Tasse kaltem Wasser übergießen und über Nacht ziehen lassen. Dann abseihen und täglich 2 Tassen des erwärmten Tees trinken

- 2 TL Weißdornblüten mit 1 Tasse heißem Wasser übergießen und nach 20 Minuten abseihen. Den Tee mit Sanddornsaft oder Honig süßen und jeweils morgens vor dem Frühstück und abends vor dem Schlafengehen 1 Tasse in kleinen Schlucken trinken
- Vollbad: 50 g Rosmarinblätter mit 1 l heißem Wasser aufgießen, nach 30 Minuten abseihen und ins Vollbad geben

Heilpflanzen

Empfehlenswert zur Behandlung von Hypotonie sind **Rosmarin**, **Lavendel** und auch das allgemein bekannte Mittel, um den Kreislauf wieder in Gang zu bringen: Kaffee.

Die in Rosmarinblättern und Lavendelblüten enthaltenen ätherischen Öle regen den Kreislauf an und fördern die Durchblutung. Rosmarinöl oder -blätter können äußerlich in Form von Einreibungen, Waschungen und (nicht zu heißen!) Bädern eingesetzt werden.

Koffein steigert nicht nur den Blutdruck, es erhöht auch den Herzschlag, fördert die Sekretion von Magensäure und hat einen harntreibenden Effekt. Es kann die Lern- und Aufnahmefähigkeit steigern und unterdrückt die Müdigkeit. Mit der Zeit gewöhnt sich allerdings der Organismus an das Koffein, sodass die anregende Wirkung nicht mehr verspürt wird bzw. eine Art Koffeinabhängigkeit entsteht. Bei Personen mit schwachem Kreislauf kann abends eine Tasse Kaffee paradoxerweise das Einschlafen fördern, weil dadurch die Gehirndurchblutung verbessert wird.

Koffein ist in Kaffeebohnen, schwarzem Tee, Matetee, in der Kolanuss und in geringen Mengen auch im Kakao enthalten. Kaffee putscht allerdings nur kurzfristig auf!

Weißdorn erhöht die Leistungsfähigkeit des Herzens (siehe Funktionelle Herz-Kreislauf-Störungen).

Zur Stärkung und Vitalisierung kann auch die **Ginsengwurzel** eingesetzt werden.

Der scharfe **Galgant** wird von Hildegard von Bingen in verschiedenen Zubereitungen als Herzmittel empfohlen, kann aber auch einfach als Gewürz eingesetzt werden.

Präparate

Biovital Weißdorn Tonikum
100 ml enth.: Weißdornbeerentinktur 20 g, Herzgespannkrauttinktur 10 g, Thiamin-HCl 7,5 mg, Riboflavin-5'-phosphat Mononatriumsalz $2H_2O$ 14,29 mg, Pyridoxin-HCl 7 mg, Calciumpantothenat 10 mg, Nicotinamid 100 mg
Zur Stärkung von Herz und Kreislauf, bei Nervosität, Erschöpfung, Konzentrationsschwäche, Schlafstörungen und mangelnder Widerstandsfähigkeit

Doppelherz Energie-Tonikum N Flüssigkeit
100 ml enth.: Riboflavin 5 mg, Nicotinamid 25 mg, Pyridoxin-HCl 5 mg, Cyanocobalamin 3,5 µg, Honig 1,2 g, Invertzucker 7,36 g, Weißdornbeerentinktur 0,6 ml, Baldrianwurzeltinktur 0,16 ml, Hopfenzapfentinktur 0,16 ml
Traditionell angewendet zur Unterstützung der Herz-Kreislauf-Funktion bei nervlicher Belastung

Doppelherz Ginseng Aktiv Flüssigkeit
100 ml enth.: Ginsengwurzelfluidextrakt 3243 mg, Pyridoxin-HCl 6,49 mg, Nicotinamid 54 mg, Coffein 22 mg
Zur Stärkung und Kräftigung der körperlichen und geistigen Leistungsfähigkeit und in der Rekonvaleszenz

Eleutheroforce Kapseln
1 Kps. enth.: Eleutherokokkuswurzelextrakt 120 mg
Anwendung bei Müdigkeit und Schwächegefühl, nachlassender Leistungs- und Konzentrationsfähigkeit

Ginseng forte Kapseln
1 Kps. enth.: Trockenextrakt aus Ginsengwurzel 100 mg
Tonikum zur Stärkung und Kräftigung bei Müdigkeits- und Schwächegefühl sowie nachlassender Leistungs- und Konzentrationsfähigkeit

Herz-Punkt® Stärkungstonikum mit Ginseng N Tonikum
100 ml enth.: Trockenextrakt aus Ginsengwurzeln 0,661 g
Tonikum zur Stärkung und Kräftigung bei Müdigkeits- und Schwächegefühl, nachlassender Leistungs- und Konzentrationsfähigkeit sowie bei der Rekonvaleszenz

Kneipp® Ginseng zur Aktivierung Dragees
1 Drg. enth.: Ginsengwurzelpulver 250 mg
Als Tonikum zur Stärkung und Kräftigung bei Müdigkeits- und Schwächegefühl, nachlassender Leistungs- und Konzentrationsfähigkeit

Korodin® Herz-Kreislauf-Tropfen
100 g enth.: Campher 2,5 g, Extr. Fruct. Crataeg. 97,3 g

Anwendung bei funktionellen Herz- und Kreislaufstörungen und bei hypotonen Kreislaufregulationsstörungen

Olivysat® Bürger mono Dragees
1 Drg. enth.: Trockenextrakt aus Olivenblättern 250 mg
Anwendung zur Unterstützung der Herz-Kreislauf-Funktion

Vital-Kapseln ratiopharm®
1 Weichkps. enth.: Trockenextrakt aus Eleutherokokkus-Wurzel 50 mg
Tonikum zur Stärkung und Kräftigung bei Müdigkeits- und Schwächegefühl, bei nachlassender Leistungs- und Konzentrationsfähigkeit

Schüssler-Salze

Nr. 3 Ferrum phosphoricum und **Nr. 5 Kalium phosphoricum**

Nr. 21 Zincum chloratum
bei nervöser Schwäche

Homöopathische Komplexmittel

Cralonin® Tropfen
100 ml enth.: Crataegus Urtink. 70 ml, Spigelia D2 1 ml, Kalium carbonic. D3 1 ml
Anwendung bei Altersherz, nervösem Herz, nach Herzinfarkt, bei infektiös-toxischer Myokardschwäche, zur Unterstützung der Digitalistherapie, bei Folgen von Herzmuskelschädigungen und pectanginösen Beschwerden

Conva-cyl Ho-Len-Complex® Tropfen
100 g enth.: Cactus D2 12,5 g, Camphora D3 10 g, China D2 5 g, Convallaria majus D4 10 g, Weißdorn 20 g, Digitalis purpura D6 12,5 g, Ferrum metallicum D8 5 g, Kalium carbonicum D3 12,5 g, Strophantus D4 12,5 g
Anwendung bei Hypotonie, orthostatischen Kreislaufbeschwerden, Wetterfühligkeit, Koronarinsuffizienz

Corvipas® Flüssigkeit
10 g enth.: Arnica Urtink. 10 mg, Cactus Urtink. 30 mg, Camphora D1 10 mg, Crataegus Urtink. 190 mg, Oxedrintartrat D1 400 mg, Rutosid-Schwefelsäureester, Natriumsalze D1 400 mg, Scilla D1 10 mg, Strophanthus Urtink. 10 mg, Veratrum Urtink. 10 mg, Coffea Urtink. 100 mg, Carduus marianus Urtink. 10 mg
Anwendung bei hypotonen, zentralen und peripheren Kreislaufstörungen

Habstal-Cor N Flüssige Verdünnung zum Einnehmen
100 g enth.: Crataegus Urtink. 25 g, Digitalis purpurea D2 0,25 g, Spigelia D4 25 g, Strophanthus D4 25 g
Anwendung bei Herzschwäche, Altersherz, Herzrhythmusstörungen, Angina pectoris und Störungen des Blutdruckes

Hypotonie-Gastreu® R44 Tropfen
10 ml enth.: Crataegus D1 1 ml, Laurocerasus D3 1 ml, Oleander D3 1 ml, Spartium scoparium D2 1 ml
Anwendung bei Herz-Kreislauf-Störungen

Homöopathische Einzelmittel

Bei niedrigem Blutdruck ohne nachweisbare Herzerkrankungen können die nachfolgenden Mittel Verwendung finden, am besten in Kombination mit den oben genannten unterstützenden Maßnahmen und evtl. einem pflanzlichen Präparat. Bei Hypotonie durch Herzmuskelschwäche (Herzinsuffizienz), Herzklappenfehler und Herzmuskelerkrankungen ist aber der Schulmedizin Vorrang zu geben.

Camphora Urtinktur
Kalter Schweiß, Blässe, Übelkeit, Angst. Ist auch in Korodin-Tropfen enthalten.

China
Schwäche und Erschöpfung nach Operationen, Blutverlust, Infektion.

Haplopappus
Bei Kreislaufstörungen mit Hypotonie beim Aufstehen, Schwindel, Müdigkeit, Erschöpfung. In niedriger Potenz: D2 oder D3 3 x 10 Tropfen täglich einnehmen.

Kalium carbonicum
Allgemeine Schwäche, Rückenschmerzen, schneller, schwacher Puls.

Lachesis
Ohnmachtartige Schwächezustände mit Herzklopfen insbesondere im Klimakterium.

Tabakum
Hypotonie und Ohnmacht mit Schwäche und flauem Gefühl im Magen, kalter Schweiß.

Veratrum album
Kalter Schweiß, flacher Puls, Hypotonie bei Durchfallerkrankungen.

4 Arteriosklerose

Die Arteriosklerose beschreibt eine Verdickung und Verhärtung der Arterienwand und wird im allgemeinen Sprachgebrauch auch als Arterienverkalkung bezeichnet. Sie ist in unserer Wohlstandsgesellschaft eine sehr häufige Erkrankung mit enormen sozialen und volkswirtschaftlichen Folgen.

Nach heutigem Kenntnisstand führt eine Schädigung der inneren Gefäßwände zur Anlagerung von Fetten, zu entzündlichen Reaktionen und letztendlich zu Verhärtungen und Ablagerung von Verkalkungen (arteriosklerotische Plaques). Die arteriellen Gefäßverengungen und -verschlüsse führen zu Durchblutungsstörungen der betroffenen Organe bis hin zum Gewebsuntergang (Infarkt). Risikofaktoren für Arteriosklerose sind:
- Nikotin
- Hypertonie (Bluthochdruck)
- Diabetes mellitus
- Fettstoffwechselstörungen
- Übergewicht
- Bewegungsmangel
- Genetische Veranlagung

Die weiblichen Geschlechtshormone üben eine Art Schutzfunktion aus. Daher sind Frauen bis zum Klimakterium seltener betroffen als Männer.

Je nach Lokalisation der Gefäßveränderungen kommt es zu Erkrankungen wie
- Koronare Herzkrankheit (Verengung der Herzkranzarterien)
- Schlaganfall (Apoplexie, apoplektischer Insult) sowie Demenz aufgrund von Durchblutungsstörungen im Gehirn
- Periphere arterielle Verschlusskrankheit der Leisten- und Beinarterien (pAVK) mit Verengung der Arterien in den Beinen
- Schaufensterkrankheit (Claudicatio intermittens) mit Schmerzen aufgrund der mangelnden Sauerstoffversorgung in den Beinen. Der Begriff ist davon abgeleitet, dass die Betroffenen nur kurze Strecken gehen können und dann aufgrund der Schmerzen in den Beinen vor einem Schaufenster stehen bleiben.

Man unterscheidet bei der arteriellen Verschlusskrankheit (pAVK) die folgenden 4 Stadien:

I	Keine Beschwerden, aber nachweisbare Veränderungen (Stenose, Verschluss)	
II	Claudicatio intermittens ("Schaufensterkrankheit")	II a: Schmerzfreie Gehstrecke > 200 m
		II b: Schmerzfreie Gehstrecke < 200 m
III	Ruheschmerz in Horizontallage	
IV	Ruheschmerz, Gewebe stirbt ab: Nekrose/Gangrän/Ulkus	

Fettstoffwechselstörungen

Fettstoffwechselstörungen (Hyperlipoproteinämie, Hyperlipidämie) sind ein sehr häufiger Risikofaktor für Arteriosklerose mit den oben beschriebenen Folgeerkrankungen.

Die meisten Fettstoffwechselstörungen bereiten den Betroffenen keinerlei Beschwerden und werden nur zufällig diagnostiziert. Andere werden erst bei Auftreten von arteriosklerosebedingten Komplikationen entdeckt, wie Herzinfarkt oder ein Schlaganfall.

Eine Blutabnahme mit Bestimmung von Gesamtcholesterin, Triglyzeriden, HDL- und LDL-Cholesterin sichert die Diagnose. LDL-Cholesterin (low density lipoprotein) ist ein Fett-Eiweiß-Partikel, das viel Cholesterin enthält und dieses an die Gefäßwände abgeben kann, also zur Arteriosklerose führt. HDL-Cholesterin (high density lipoprotein) dagegen enthält relativ mehr Eiweißanteile, vermag Fettablagerungen an den Gefäßwänden wieder aufzunehmen und schützt daher vor Arteriosklerose. Das gefäßschützende HDL kann durch regelmäßige sportliche Betätigung nachweislich erhöht werden.

Die Grenzwerte sind nach wie vor umstritten. Vielmehr drängt sich der Verdacht auf, dass mit jedem neu auf den Markt kommenden Medikament zur Senkung der Blutfettwerte die Grenzwerte nach unten korrigiert werden, um den Medikamentenabsatz zu erhöhen.

	Serumcholesterin	HDL-Cholesterin	Triglyzeride
Normal	< 200 mg/dl (5,2 mmol/l)	> 40 mg/dl (1 mmol/l)	< 150 mg/dl (1,7 mmol/l)
Grenzwertig	200–239 mg/dl (5,2–6,2 mmol/l)		150–200 mg/dl (1,7–2,3 mmol/l)
Erhöht	> 240 (6,2 mmol/l)	< 40 mg/dl (1 mmol/l)	> 200 mg/dl (2,3 mmol/l)

Hausmittel und unterstützende Maßnahmen

Eine Heilung der Arteriosklerose mit Naturheilmitteln ist kaum möglich. Insofern steht die Beachtung der Risikofaktoren im Vordergrund, d.h. ein gesünderer Lebensstil und die Behandlung der Grunderkrankungen. Das Heimtückische an der Arteriosklerose sowie deren Risikofaktoren Rauchen, Bluthochdruck und Diabetes ist, dass man sie kaum bemerkt und es daher viele Menschen nicht so ernst mit einer Behandlung bzw. einer Umstellung des Lebensstils nehmen. Die langfristigen Folgen sind jedoch gravierend, beeinflussen die Lebensqualität und können sich als lebensbedrohlich herausstellen.

Risikofaktoren sollten so weit wie möglich reduziert werden. Dazu gehören Raucherentwöhnung, Senkung eines erhöhten Blutdruckes, Behandlung von Fettstoffwechselstörungen oder Diabetes mellitus, Abbau von Übergewicht und ausreichend Bewegung.

Weitere Maßnahmen sind:
- Eine vitaminreiche und cholesterinarme Ernährung
- Tierische Fette vermeiden, Sojaprodukte sollten bevorzugt werden
- Mindestens 2 l am Tag trinken (Wasser, Tee)
- Heilfasten (siehe dazu auch „Naturheilkunde kompakt") kann die meisten Risikofaktoren (Hypertonie, Hyperlipidämie, Diabetes mellitus) positiv beeinflussen. Wenn bereits regelmäßig Medikamente eingenommen werden müssen, ist es besser die Kur in einer Fastenklinik durchzuführen.
- Die Vitamine E, A und C können hochreaktive Verbindungen (sogenannte Radikale) unschädlich machen und die entzündlichen Reaktionen in der Arterienwand reduzieren. Sie können als

hochdosierte Präparate oder mit der Nahrung vermehrt zugeführt werden
- Bei pAVK können Gehtraining und Gymnastik die Bildung neuer Gefäße und Umgehungskreisläufe unterstützen
- Bei leichter pAVK (nur bis Stadium II) werden wechselwarme Teilbäder oder ansteigende Armbäder zur Verbesserung der Durchblutung empfohlen

Teemischungen
- 15 g Hirtentäschelkraut, 30 g Mistel, 30 g Rautenblätter, 25 g Weißdorn und 25 g Zinnkraut mischen. 2 TL der Mischung mit kochendem Wasser in einer großen Tasse aufbrühen, 10 Minuten ziehen lassen und dann abseihen. 2–3 x täglich eine Tasse trinken.
- Bei Arteriosklerose und erhöhtem Blutdruck: 10 g Baldrian, 10 g Kümmel, 15 g Melisse, 25 g Mistel und 15 g Weißdornkraut mischen. 2 TL der Mischung mit kochendem Wasser in einer großen Tasse aufbrühen, 10 Minuten ziehen lassen und dann abseihen. 3 x täglich eine Tasse trinken.

Heilpflanzen

Knoblauch enthält zwar unangenehm riechende schwefelhaltige Verbindungen, wirkt sich aber günstig auf den Fettstoffwechsel aus. Das schädliche LDL-Cholesterin und die Triglyceride werden leicht gesenkt und das gefäßschützende HDL-Cholesterin wird leicht erhöht. Knoblauch fördert den Blutfluss und wirkt einer Blutgerinnsel-(Thrombus-)Bildung entgegen. Da Knoblauch die Blutungszeit verlängert, sollten Knoblauchpräparate vor chirurgischen Eingriffen abgesetzt werden. Knoblauch-Trockenpulver ist etwas weniger geruchsintensiv, weil es vorwiegend geruchloses Aliin enthält, welches erst im Organismus in die geruchsintensiven Abbauprodukte Allicin, Ajoen und Vinyldithide zerfällt. Diese gefäßwirksamen Substanzen verdampfen bei zu langem Kochen. Wenn sie mit Olivenöl angedünstet werden, lösen sie sich darin und bleiben somit besser erhalten. Um die Wirkung zu erreichen, wird die tägliche Einnahme von 4 g frischem Knoblauch empfohlen, welcher etwa 40 mg Aliin enthält. Bei erhöhten Blutfettwerten kann auch eine Kombination von Knoblauch mit schulmedizinischen lipidsenkenden Präparaten sinnvoll sein, weil Knoblauch zusätzlich die Fließeigenschaften des Blutes positiv beeinflusst.

Bärlauch ist ein enger Verwandter von Knoblauch und enthält ähnliche Substanzen, jedoch in deutlich geringerer Dosierung. Bärlauch-Frischblattgranulat soll die Fließeigenschaften des Blutes verbessern und einer Arteriosklerosebildung entgegenwirken. Ähnliches gilt für die **Küchenzwiebel** (Allium cepa) und andere Zwiebelgewächse.

Die Blätter von **Gingko biloba**, einem schon seit über 100 Millionen Jahren existierenden Baum, werden erfolgreich zur Behandlung von Durchblutungsstörungen in den Beinen und im Gehirn eingesetzt. Die Wirkstoffe sind Ginkolide und bestimmte Flavonoide, welche die Bildung von Blutgerinnseln verhindern, die Gefäße erweitern, die Fließeigenschaften des Blutes verbessern und das Gewebe vor dem Angriff von aggressiven Sauerstoffradikalen schützen sollen.

Beta-Sitosterin ist eine Substanz, die in großen Mengen aus Soja- oder Maismehl hergestellt wird. Drei bis sechs Gramm pro Tag können den Cholesterinspiegel senken und die Gefahr der Arteriosklerose verringern. Beta-Sitosterin wird aufgrund seiner chemischen Struktur als das pflanzliches Cholesterin bezeichnet. Es blockiert im Darm die Aufnahmestellen für Cholesterin, verhindert so dessen Aufnahme in den Blutkreislauf und eignet sich zur Behandlung leicht erhöhter Cholesterinwerte. Beta-Sitosterin hat jedoch im Gegensatz zum Knoblauch keinen Effekt auf die Triglyceride und die Blutgerinnung. Es wird inzwischen manchen Margarinen zugesetzt, um die Blutfette zu reduzieren.

Präparate

Bilatin® Fischöl-Kapseln 1000 mg
1 Kps. enth.: Fettes Öl von Hochseefisch 1000 mg
Anwendung bei erhöhten Triglyceriden, wenn Diät allein nicht ausreicht

Cefavora® Tropfen
100 g enth.: Ginkgo biloba Urtink. 1,3 g, Viscum album Urtink. 2,7 g, Crataegus Urtink. 7,5 g
Anwendung bei Durchblutungsstörungen

Carisano® Dragees
1 Drg. enth.: Knoblauchzwiebelpulver 200 mg (stand.: mind. 1000 µg Allicin)
Zur Unterstützung diätetischer Maßnahmen bei erhöhten Blutfettwerten und zur Vorbeugung altersbedingter Gefäßveränderungen

Gingopret® Filmtabletten
1 Filmtbl. enth.: Trockenextrakt aus Ginkgo biloba-Blättern 40 mg
Anwendung bei arteriellen Durchblutungsstörungen (pAVK, Claudicatio intermittens) im Rahmen der therapeutischen Maßnahmen (Gehtraining). Schwindel und Tinnitus bei Zerebralsklerose (Verkalkung der Gehirnarterien); Altersdemenz

Kaveri® 40 Tropfen
1 ml enth.: Trockenextrakt aus Ginkgo biloba-Blättern 40 mg
Anwendung bei arteriellen Durchblutungsstörungen (pAVK, Claudicatio intermittens) im Rahmen der therapeutischen Maßnahmen (Gehtraining). Schwindel und Tinnitus bei Zerebralsklerose (Verkalkung der Gehirnarterien); Altersdemenz

Knoblauch-Kapseln N
1 Kps. enth.: Knoblauch-Ölmazerat 280 mg, Auszugsmittel: Rüböl
Anwendung zur Vorbeugung altersbedingter Gefäßveränderungen

Olivysat® Bürger mono Dragees
1 Drg. enth.: Trockenextrakt aus Olivenblättern 250 mg
Anwendung vorbeugend gegen Gefäßverkalkungen

Ravalgen aktiv Kapseln
1 Kps. enth.: Öliger Auszug aus Knoblauchzwiebeln (2–3:1) 400 mg
Anwendung zur Prophylaxe bei altersbedingten Gefäßveränderungen

Rökan® 40 mg Filmtabletten
1 Filmtbl. enth.: Trockenextrakt aus Ginkgo biloba-Blättern 40 mg
Anwendung bei arteriellen Durchblutungsstörungen (pAVK, Claudicatio intermittens), Schwindel und Tinnitus bei Zerebralsklerose (Verkalkung der Gehirnarterien); Altersdemenz

Salus Mistel-Tropfen
100 g enth.: Tinktur aus Herba Visci albi 20 g
Anwendung zur Prophylaxe arteriosklerotischer Störungen

Tebonin® forte 40 mg; -spezial 80 mg; -intens 120 mg
1 Filmtbl. enth.: Trockenextrakt aus Ginkgo biloba-Blättern
Anwendung bei arteriellen Durchblutungsstörungen (pAVK, Claudicatio intermittens) im Rahmen therapeutischer Maßnahmen, insbesondere Gehtraining. Schwindel und Tinnitus bei Zerebralsklerose (Verkalkung der Gehirnarterien, Altersdemenz)

Valverde® Knoblauch Kapseln
1 Kps. enth.: Trockenpulver aus Allium sativum 330 mg
Zur Unterstützung diätetischer Maßnahmen bei erhöhten Blutfettwerten. Zur Vorbeugung altersbedingter Gefäßveränderungen

Viscophyll® Tropfen
1 ml (16 Tr.) enth.: Auszug aus Mistelkraut 0,4 g, Tang 0,05 g
Anwendung bei Arteriosklerose, Kreislaufstörungen, Bluthochdrucktherapie, Kreislaufanomalien im Alter, Palliativtherapie (unspezifische Reiztherapie) bei malignen Tumoren

Vitagutt® Knoblauch 300 Kapseln
1 Kps. (300 mg) enth.: ätherisches Knoblauchöl 1,5 mg
Anwendung zur Prophylaxe altersbedingter Gefäßveränderungen

Nichtpflanzliche Präparate

Hochdosiertes Vitamin E kann Gefäßwände vor arteriosklerotischen Ablagerungen schützen.

Eicosan® 500/-750 Omega-3-Konzentrat, Kapseln
1 Kps. enth.: Hochgereinigtes Öl vom Hochseefisch 500 mg/750 mg
Anwendung bei erhöhtem Triglyceridspiegel, wenn Diät allein nicht ausreicht

Vitagutt® Vitamin E 1000 Kapseln
1 Kps. enth.: α-Tocopherolacetat 1000 mg
Auch Vitamin E in Kombination mit anderen Vitaminen kann empfohlen werden.

Vitamin A+E-Hevert® Dragees
1 Drg. enth.: Retinolacetat (Vit. A) 3000 I.E. α-Tocopherolacetat (Vit. E) 70 mg
Enzymtherapie (3–6 Monate) senkt die Fettspiegel und erhöht die Fließeigenschaften.

Wobenzym® N magensaftresistente Tabletten
1 Drg. enth.: Enzyme aus Pankreas, Ananas comosus, Carica papaya 230 mg

Schüssler-Salze

Nr. 1 Calcium fluoratum
ist das Mittel für die Gefäße und die Elastizität des Bindegewebes

Nr. 15 Kalium jodatum
stabilisiert den Blutdruck

Nr. 10 Natrium sulfuricum
ist ein wichtiges Mittel zur Entwässerung, z. B. bei Ödemen

Homöopathische Komplexmittel

Arteria-cyl Ho-Len-Complex® Tropfen
100 g enth.: Abrotanum Urtink. 20 g, Cactus D2 10 g, Cuprum arsenic. D8 10 g, Glonoinum D4 10 g, Kalium jod. D4 10 g, Kreosotum D4 10 g, Secale D4 20 g, Tabacum D4 10 g
Anwendung bei peripheren Durchblutungsstörungen, Raucherbein, Claudicatio intermittens, Arteriosklerose; Adjuvans (unterstützendes Mittel) bei Diabetes mellitus

Dyscornut®-N Tropfen
100 ml enth.: Rosskastanie 7,5 ml, Bischofskraut 7,5 ml, Hafer 5 ml, gelber Steinklee 5 ml, Mutterkorn D4 5 ml
Anwendung bei peripheren und zerebralen Durchblutungsstörungen

Vasa-Gastreu® N R63 Tropfen
100 ml enth.: Cuprum acet. D6 10 ml, Secale corn. D4 10 ml, Tabacum D4 10 ml
Anwendung bei peripheren Durchblutungsstörungen, Akroparästhesien (Gefühlsstörungen in den Fingern), Wadenkrämpfe

Homöopathische Einzelmittel

Gerade bei dieser Erkrankung mit so schwerwiegenden Spätfolgen ist neben den unbedingt erforderlichen Änderungen des Lebensstils (Ernährung, Bewegung, Gewichtsreduktion) die schulmedizinische Behandlung mit Lipidsenkern, Antihypertonika etc. nicht zu vernachlässigen. Unter der Rubrik Arteriosklerose finden sich im homöopathischen Repertorium Synthesis 79 Mittel, daher ist die konstitutionelle Behandlung beim ausgebildeten Homöopathen wohl die bessere Option.

Die folgenden Mittel können bei Beschwerden durch Arteriosklerose evtl. hilfreich sein und werden aus den oben genannten Gründen hier nur kurz genannt:

Arnika
Erhitztes gerötetes Gesicht durch Blutandrang im Kopf, Hypertonie, Benommenheit, Schwindel bei Kopfbewegung; schlimmer durch jegliche Bewegung.

Aurum
Arteriosklerose mit rotem gedunsenem Gesicht, Melancholie, Mutlosigkeit bis hin zur Suizidneigung; Verschlimmerung nachts.

Barium carbonicum
Herzschwäche, Schwindel, Gedächtnisschwäche, Schlaflosigkeit, Depressionen; schlimmer bei nasskaltem Wetter.

Plumbum metallicum
Hypertonie, Abmagerung, Blässe, Koliken, Gefühlsstörungen, Lähmungen, Angst und Depression; schlimmer durch Bewegung und nachts.

Secale
Abmagerung, welkes Gesicht, fahle Haut, Erschöpfung, innere Eiseskälte, Durst, Gefühlsstörungen, Waden- und Gefäßkrämpfe, Bluthochdruck.

Silicea
Schwäche, Abmagerung, starke Frostigkeit, kalter übelriechender Schweiß, mangelndes Selbstvertrauen. Schlimmer durch Kälte.

5 Venenerkrankungen

Krampfadern
Krampfadern (Varizen) sind geschlängelte und erweiterte Venen. 30% der Menschen entwickeln im Laufe ihres Lebens Krampfadern meist an den Beinen; Frauen sind davon 4-mal häufiger betroffen als Männer.

Die Krampfadern werden meist durch eine Schwäche der Venenwand bzw. durch schlecht schließende Venenklappen verursacht.

Die Venenklappen kann man sich wie Ventile in den Venen vorstellen, die das Blut nur in Richtung Herz zurückfließen lassen. Bei Krampfadern besteht häufig eine familiäre Veranlagung, die mit einer Bindegewebsschwäche der Venenwände einhergeht. Begünstigt wird die Entstehung von Krampfadern z. B. durch stehende Tätigkeiten, Übergewicht und Schwangerschaft. Durch den beim Stehen erhöhten Druck in den Venen werden diese erweitert. Infolge dessen können sich wiederum die Venenklappen schlechter schließen. Bei aktiver Bewegung dagegen, wie z. b. beim Gehen, drücken die Beinmuskeln rhythmisch auf die Venenwand und pumpen somit aktiv das Blut in Richtung Herz.

Krampfadern können längere Zeit keine Probleme bereiten und nur in kosmetischer Hinsicht störend sein. Viele Betroffene klagen jedoch über Schwellungen, Schwere- und Spannungsgefühl der Beine sowie nächtliche Muskelkrämpfe.

Mögliche Komplikationen von Krampfadern sind:

Oberflächliche Beinvenenentzündung
Bei Krampfadern kann es gelegentlich zu einer schmerzhaften oberflächlichen Beinvenenentzündung (Thrombophlebitis) kommen, wenn sich ein Blutgerinnsel in einer oberflächlichen Vene bildet. Sie zeigt sich durch einen derben, druckschmerzhaften Venenstrang mit geröteter Umgebung.

Tiefe Beinvenenthrombose
Bei der tiefen Beinvenenthrombose (Phlebothrombose) bildet sich ein Blutgerinnsel in den fingerdicken tiefen Beinvenen. Dadurch wird der gesamte venöse Abfluss aus dem Bein beeinträchtigt und zudem besteht die Gefahr, dass das Gerinnsel sich löst und mit dem Blutfluss zur Lunge gelangt, wodurch es zu einer lebensbedrohlichen Lungenembolie kommen kann.

Chronisch-venöse Insuffizienz
Bei länger bestehenden Krampfadern oder nach tiefen Beinvenenthrombosen kommt es zur chronisch-venösen Insuffizienz (CVI). Die Stauung des erschwert abfließenden Blutes lässt den Blutdruck

im Gewebe ansteigen. Dadurch kommt es zur Schwellung (Ödem) des Beins und längerfristig zur Schädigung der Haut, der Nägel und Drüsen. Die Haut wird anfällig gegenüber Keimen und heilt nach Verletzungen nur schlecht. Braune Farbpigmente lagern sich vermehrt ein und später bildet sich ein Unterschenkelgeschwür (Ulcus cruris).

Hausmittel und unterstützende Maßnahmen

- Körperliche Bewegung aktiviert die Muskelpumpe und kann somit den Abtransport des Blutes in Richtung Herz verbessern, was die Krampfadern entlastet
- Durch kalte Beingüsse, Wechselduschen oder Wassertreten wird die Elastizität der Blutgefäße trainiert
- So oft wie möglich die Beine hochlegen, da dies den Blutabfluss erleichtert
- Übergewicht reduzieren und mit dem Rauchen aufhören
- Bei der Ernährung tierisches Eiweiß und Zucker vermeiden, dagegen leicht verdauliche Gemüse, Vollkornprodukte und Obst bevorzugen
- Enges Schuhwerk meiden
- Bei langem Stehen oder Sitzen zwischendurch einige Schritte gehen
- Bei längeren Flugreisen Stützstrümpfe anziehen
- Wärmeeinstrahlung wie z.B. Sonnenbäder meiden, keine Wärmeanwendungen!

Teemischungen und Beinwickel
- 20g Bauhinia tomentosa, 30g Beerentraubenblätter, 20g Birkenblätter, 30g Kalmus und 30g Rosskastanie mischen. 1–2 TL der Mischung mit ¼ l kochendem Wasser aufbrühen, 15 Minuten ziehen lassen und dann abseihen. 2 Wochen lang über den Tag verteilt trinken. Danach die folgende Mischung anschließen:
- 2g Arnikablüten, 30g Birkenblätter, 30g Brennnessel, 20g Celosa cristica, 10g Centella asiatica, 5g Huflattich und 20g Ringelblume. 1–2 TL der Mischung mit kochendem Wasser in einer großen Tasse überbrühen, 10 Minuten ziehen lassen und dann abseihen. Täglich 4–5 Tassen trinken.

- Beinwickel bei schmerzhafter oberflächlicher Beinvenenthrombose: 30 g Kamille, 30 g Hauhechelwurzel, 30 g Rosskastanie, 20 g Wermut und 20 g Birkenblätter mischen, davon 2 TL mit ¼ l kaltem Wasser übergießen, kurz aufkochen und einige Minuten ziehen lassen. Abseihen, Baumwollkompressen damit tränken und für 2 Stunden auf die schmerzhaften Stellen auflegen, dann wieder erneuern.

Heilpflanzen

Die pflanzlichen Präparate können als zusätzliche Maßnahme zur Bewegungs- und Kompressionsbehandlung (Kompressionsstrümpfe) eingesetzt werden, um das Schweregefühl, den Juckreiz und die Wasseransammlungen in den Beinen zu lindern.

Rosskastaniensamen und **Steinklee** werden zur Behandlung von Venenerkrankungen eingesetzt, weil sie die Gefäße abdichten. Sie verhindern somit die Ödeme, weil weniger Wasser aus den Venen ins Gewebe dringt. Die Inhaltsstoffe des **Mäusedornwurzelstocks** sollen für eine bessere Venenspannung sorgen und damit die Erweiterung der Venen verhindern. Vorbeugend gegen Krampfaderleiden kann auch **Buchweizen** aufgrund des darin enthaltenen Rutins in Form von Tee oder Tabletten helfen. **Hamamelis** wird meist äußerlich angewandt und weist eine venentonisierende, gefäßverengende und entzündungshemmende Wirkung auf.

Zur Behandlung von Venenentzündungen können zusätzlich auch **Enzympräparate** eingesetzt werden.

Präparate

Aescuven® forte Dragees
1 Drg. enth.: 150 mg eingestellten ethanolischen Rosskastaniensamen-Trockenextrakt
Anwendung bei chronisch venöser Insuffizienz (Krampfaderleiden) mit Juckreiz, Schmerzen, Schweregefühl, Wasseransammlungen in den Beinen

Antistax® Venenkapseln
1 Kps. enth.: Trockenextrakt aus roten Weinlaubblättern 180 mg
Anwendung bei Erkrankungen der Venen (Krampfadern, chronische Veneninsuf-

fizienz), Schmerzen, Schweregefühl in den Beinen, Juckreiz, nächtliche Wadenkrämpfe, Beinschwellungen

Fagorutin Buchweizen-Tabletten
1 Tbl. enth.: Buchweizen 500 mg, Troxerutin 30 mg
Zur Erhaltung der normalen Kapillardurchlässigkeit und -elastizität; zur Tonisierung von Venen und Arterien. Prophylaxe bei erblicher und/oder beruflicher Neigung zur Venenerkrankung

Perivar® Rosskaven Retardtabletten
1 Retardtbl. enth.: Trockenextrakt aus Rosskastaniensamen 263,2 mg
Anwendung bei Erkrankungen der Beinvenen (chronische Venenschwäche), z. B. Schmerzen und Schweregefühl in den Beinen, nächtliche Wadenkrämpfe, Juckreiz und Beinschwellungen

Phlebodril® Kapseln
1 Kps. enth.: Trockenextrakt aus Mäusedornwurzelstock 75 mg, Trimethylhesperidinchalkon 75 mg
Anwendung bei venösen und kapillaren Durchblutungsstörungen

Sanaven® Venentabletten Retardtabletten
1 Retardtbl. enth.: Trockenextrakt aus Rosskastaniensamen 263,2 mg
Anwendung bei chronischer Veneninsuffizienz, z. B. Schmerzen und Schweregefühl in den Beinen, nächtlichen Wadenkrämpfen, Juckreiz, Beinschwellungen

Venalot® novo Depot Retardkapseln
1 Retardkps. enth.: Trockenextrakt aus Rosskastaniensamen 240–290 mg
Anwendung bei Erkrankungen der Beinvenen (chronischer Veneninsuffizienz), z. B. Schmerzen und Schweregefühl in den Beinen, nächtlichen Wadenkrämpfen, Juckreiz und Beinschwellungen

Venobiase® Brausetabletten
1 Brausetbl. enth.: Trockenextrakt aus Mäusedornwurzelstock 60 mg, Schwarzer Johannisbeersaft 550 mg
Anwendung bei Funktionsstörungen infolge von chronischen Erkrankungen der Beinvenen

Venoplant retard S Retardtabletten
1 Retardtbl. enth.: Trockenextrakt aus Rosskastaniensamen 263,2 mg
Anwendung bei chronischer Veneninsuffizienz, z. B. Schmerzen und Schweregefühl in den Beinen, nächtlichen Wadenkrämpfen, Juckreiz und Beinschwellungen

Venostasin S Retardkapseln
1 Retardkps. enth.: Trockenextrakt aus Rosskastaniensamen 353–400 mg

Zur unterstützenden Therapie von Beschwerden bei chronisch-venöser Insuffizienz, z. B. Schmerzen und Schweregefühl in den Beinen, Juckreiz, Schmerzen und Wasseransammlungen in den Beinen

Nichtpflanzliche Präparate

Phlogenzym® magensaftresistente Filmtabletten
1 Filmtbl. enth.: Bromelaine 90 mg, Trypsin 48 mg, Rutosid $3H_2O$ 100 mg
Anwendung u. a. bei oberflächlicher Beinvenenentzündung

Schüssler-Salze

Nr. 1 Calcium fluoratum, Nr. 3 Ferrum phosphoricum und **Nr. 11 Silicea**
zur Festigung des Bindegewebes (innerlich als Tabletten und äußerlich als Salbe)

Nr. 7 Magnesium phosphoricum
als „heiße Sieben" bei krampfartigen Schmerzen

Homöopathische Komplexmittel

phöno Ven Tropfen
10 g (11 ml) enth.: Aesculus D1 0,45 g, Hamamelis D3 1,37 g, Carduus marianus D2 1,37 g
Anwendung bei venösen Stauungen und Hämorrhoidalleiden

Poikiven® T Tropfen
50 ml enth.: Aesculus D1 12,5 ml, Arnica D1 2,5 ml, Carduus marianus D1 5 ml, Hamamelis D1 10 ml, Lachesis D6 5 ml, Lycopodium D4 5 ml, Melilotus officinalis D1 10 ml
Anwendung bei Krampfadern, venösen Stauungen in den Beinen und im Beckenbereich, Thromboseprophylaxe bei Schwangeren und Wöchnerinnen, Unterstützung bei der Behandlung von Thrombophlebitis und Ulcus cruris

Venoselect® N Tropfen
100 g enth.: Aesculus D2 50 g, Pulsatilla D4 50 g
Anwendung bei venösen Stauungszuständen mit Folgekrankheiten, Krampfaderleiden und Hämorrhoiden

Homöopathische Einzelmittel

Die folgenden Mittel können symptomatisch bei Krampfaderleiden Verwendung finden, evtl. unterstützt durch pflanzliche Rosskastanienpräparate. Da es sich meist um eine konstitutionelle Venenschwäche handelt, ist eine homöopathische Konstitutionsbehandlung beim ausgebildeten Homöopathen zu bevorzugen.

Aesculus
Schmerzhafte Krampfadern, Hämorrhoiden, Venenentzündung, Rückenschmerzen.

Collinsona
Krampfadern und Hämorrhoiden bei Frauen. Schlimmer in der Schwangerschaft.

Hamamelis
Krampfadern. Hämorrhoiden, die reichlich bluten. Akute Beinvenenentzündung.

Mögliche Konstitutionsmittel sind Sepia, Lycopodium, Pulsatilla, Lachesis, Calcium carbonicum, Sulfur und viele mehr.

HAUT

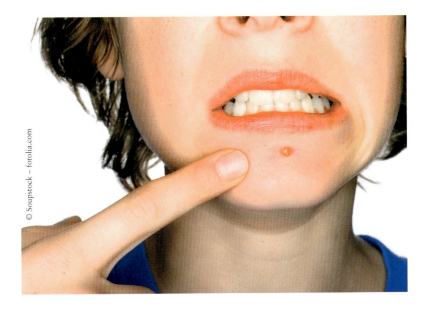

Die Haut erfüllt mehrere Aufgaben: sie bietet Schutz vor der Umwelt, reguliert die Körpertemperatur, dient als Sinnesorgan für Temperatur, Berührung und Schmerz und als Kommunikationsorgan (Erblassen, Erröten, Gesichtsausdruck). Sie ist mit 3–8 kg Gewicht und einer Oberfläche von 1,5–2 m^2 das zweitgrößte Organ des menschlichen Körpers. (Größtes Organ ist die Skelettmuskulatur.)

1 Akne

Akne (Akne vulgaris) wird durch eine übermäßige und veränderte Talgdrüsensekretion (Seborrhoe) und Verhornungsstörung der Talgdrüsenausführungsgänge verursacht und tritt zumeist in der

Pubertät auf. Dabei spielen mehrere Faktoren eine Rolle, wie eine genetische Veranlagung, die hormonelle Umstellung in der Pubertät sowie bestimmte Bakterien (v.a. Propionibacterium acnes).

Chemische Produkte (z.B. bestimmte Öle, Teerprodukte) und manche Arzneimittel (z.B. Glukokortikoide, Antiepileptika) können ebenfalls Akne hervorrufen.

Vor allem im Gesicht sowie im oberen Brust- und Rückenbereich bilden sich sogenannte Mitesser (Komedonen), die sich durch Entzündungsprozesse zu lästigen Papeln und Pusteln entwickeln. Bei schwerer Akne entstehen im Laufe der Zeit Abszesse, Fisteln und Narben.

Die schulmedizinische Therapie umfasst eine lokale Schälbehandlung mit Salben und in schweren Fällen die Einnahme von Antibiotika oder von systemischen Vitamin-A-Säure-Präparaten (krebserregend), bei Frauen auch die „Pille".

Hausmittel und unterstützende Maßnahmen

- Das Gesicht mit lauwarmem Wasser waschen und allenfalls eine sanfte Waschlotion mit saurem pH-Wert verwenden
- Keine Waschlappen verwenden und das Gesicht mit Papiertüchern abtrocknen, um keine Bakterien zu verschleppen
- Stress und das gewohnheitsmäßige Ausdrücken der Aknestellen können zu einer Verschlechterung des Hautbilds führen. Mitesser und Pickel evtl. von einer Fachkosmetikerin entfernen lassen (was jedoch die Abheilung nicht beschleunigt)
- Zum kosmetischen Abdecken keine kosmetischen Artikel verwenden, sondern allenfalls getönte Aknemittel, die in der Apotheke erhältlich sind
- Das Dr. Hauschka Haut-Reinigungssystem (Wala) ist sehr wirkungsvoll
- Frische Luft und gemäßigte Sonnenstrahlung tun der Haut gut!
- Ernährung: Zu empfehlen ist eine Vollwertkost mit vorwiegend basischen Nahrungsmitteln (Obst und Gemüse) und die Vermeidung von Fast Food, scharfen Gewürze, süßen und fetten Speisen, Kaffee und Schweinefleisch. Dadurch kann evtl. die Talgproduktion vermindert werden

- Umschläge und örtliche Anwendung von Heilerde (z. B. Luvos 2)
- Eine Quark-(Topfen-)Packung kann bei Pickeln und Mitessern helfen: den Quark fingerdick auftragen und mit einem Mulltuch bedecken. Nach 30 Minuten wird die Packung abgenommen und die Haut mit lauwarmem Wasser gereinigt
- Eigenurin, innerlich und örtlich angewandt (Betupfen der Haut mit einem in Urin eingetauchtes Wattestäbchen), soll die Beschwerden bessern
- Manchmal wirkt sich ein Klimawechsel positiv aus, wie z. B. ein Aufenthalt im Gebirge oder am Meer

Teemischungen und äußerliche Anwendungen
- 2 TL Stiefmütterchen-Kraut mit ¼ l kochendem Wasser übergießen, 10 Minuten ziehen lassen und dann abseihen. Täglich 3 Tassen trinken bzw. morgens und abends das Gesicht damit waschen.
- Gesichtswaschung gegen Hautunreinheiten: 2 TL Augentrostkraut werden mit ¼ l kochendem Wasser übergossen und müssen 10 Minuten lang ziehen. Danach abseihen und abkühlen lassen, morgens und abends damit das Gesicht waschen
- Aloesaft wirkt sich bei Akne günstig aus. Der Saft der Aloeblätter wird dabei direkt auf die Haut gegeben
- 100 g Gänseblümchen-Blüten in 40 % Alkohol ansetzen und den Ansatz 3–4 Wochen lang stehen lassen. Nach dem Abseihen kann die Lösung ohne weitere Verdünnung äußerlich aufgetragen werden. Wirkt entzündungshemmend
- Jeweils 25 g Ackerschachtelhalm, Hauhechelwurzel, Schöllkraut und Erdrauchkraut mischen. 1–2 TL der Mischung für eine Tasse (125 ml) Tee verwenden
- Blutreinigungstee bei Hautunreinheiten: Ringelblumenblüten, Walnuss- und Birkenblätter zu gleichen Teilen mischen. 2 TL für eine Tasse Tee mit heißem Wasser übergießen, 10 Minuten ziehen lassen und dann abseihen. 4 Wochen lang 2 Tassen täglich trinken.
- Zur Eröffnung von Furunkeln und Abszessen: 1–2 TL Ringelblumenblüten werden mit ¼ l kochendem Wasser übergossen, sollten 10 Minuten ziehen und werden dann abgeseiht. Etwas

Verbandmull damit tränken und auf die betroffene Stelle geben, luftdurchlässig verbinden und bei Bedarf erneut befeuchten

Heilpflanzen

Zur **äußerlichen Anwendung** werden Heilpflanzen mit zusammenziehenden (adstringierenden) und entzündungshemmenden Wirkungen eingesetzt, wie z. B. **Walnuss** (Juglans regia) oder **Stiefmütterchen** (Viola tricolor). **Gänseblümchen** wirken entzündungshemmend.

Zur **innerlichen Anwendung** werden eingesetzt:
- Wassertreibende Heilpflanzen wie z. B. **Goldrute** (Solidago viraurea) und **Ackerschachtelhalm** (Equisetum arvense), **Hauhechel** (Ononis spinosa) oder **Quecke** (Agropyron repens)
- Heilpflanzen, die Leber und Gallenfluss anregen, wie z. B. **Löwenzahn** (Taraxum officinale) oder **Erdrauch** (Fumaria officinalis)
- Stoffwechselanregende Heilpflanzen-Mischungen z. B. mit **Brennnessel** (Urtica dioica), **Löwenzahn** (Taraxum officinale) und **Ackerschachtelhalm** (Equisetum arvense)

Salbei wirkt als Tee getrunken oder in Form von Tabletten schweißhemmend.

Teebaumöl wirkt antibakteriell und kann deswegen gut bei bakteriellen Hauterkrankungen wie Akne helfen. Vorher die Verträglichkeit am Unterarm prüfen, denn bei manchen Menschen kann es zu Kontaktekzemen kommen und bei Neurodermitis-Kranken und Kindern sollte es wegen der empfindlichen Haut gar nicht angewandt werden.

Präparate

Akne-Kapseln (Wala)
1 Hartkps. enthält: Amethyst 5,0 mg, Hängebirke 0,05 mg, pflanzliche Kohle 5,0 mg, echter Kümmel 0,25 mg, echtes Löffelkraut 0,05 mg, Bitterfenchelfrüchte 0,25 mg, Blasentang 0,05 mg, Erdrauch 0,05 mg, Graphites D11 0,05 mg, Wa-

cholder 0,05 mg, Waldsauerklee 0,05 mg, Faulbaum 0,05 mg, Rosenblüten 0,05 mg, Kapuzinerkresse 0,05 mg, Brennnessel 0,05 mg, Stiefmütterchen 0,05 mg
Anwendung zur Entlastung der Haut von gesteigerten Stoffwechselprozessen, z. B. Akne vulgaris, übermäßige Absonderung der Talgdrüsen (Seborrhoe)

Hametum® Extrakt Flüssigkeit
100 g enth.: Destillat aus frischen Zweigen und Blättern von Hamamelis virginiana 25 g
Anwendung bei oberflächlichen Hautverletzungen und Hautentzündungen

Ilon-Abszess-Salbe®
1 g enth.: Lärchenterpentin 54 mg, gereinigtes Terpentinöl 72 mg
Anwendung bei Furunkel, Karbunkel, Abszessen als Zugsalbe

Kamillosan® Konzentrat Lösung
100 g enth.: Auszug aus Kamillenblüten (1:4–4,5) 99,47 g
Anwendung bei Haut- und Schleimhautentzündungen sowie bakteriellen Hauterkrankungen einschließlich der Mundhöhle und des Zahnfleisches

Retterspitz Grüne Heilsalbe
100 g enth.: Fichtennadelöl 1,2 g, Latschenkiefernöl 1,2 g, Thymol 0,3 g, Arnikatinktur 1,5 g
Anwendung bei kleineren Wunden, Hämorrhoiden und Analbeschwerden

Rubisan® Creme
10 g enth.: Gewöhnliche Mahonie 1 g
Anwendung bei Akne und Schuppenflechte

Salvysat® Bürger Dragees
1 Drg. enth.: Trockenextrakt aus Salbeiblättern 100 mg
Anwendung bei vermehrter Schweißbildung

Nichtpflanzliche Präparate

Der Aufbau einer gesunden Darmflora mit probiotischen Jogurts oder Präparaten kann Hauterkrankungen und insbesondere Akne positiv beeinflussen.

Furunkulosin® 300 Tabletten
1 Tbl. enth.: Med. Hefe (DAB 6) 300 mg
Anwendung bei Akne und chronischen Formen von Furunkulose

Perenterol® 50 mg Kapseln
1 Kps. enth.: Saccharomyces boulardii 50 mg/-250 mg
Anwendung u.a. bei chronischen Formen der Akne

Zink in Verbindung mit Vitamin A kann den Heilungsprozess bei entzündlichen Hauterkrankungen unterstützen.

Unizink® 50 Magensaftresistente Filmtabletten
1 Filmtbl. enth.: Zink-DL-aspartat 50 mg

Taxofit Vitamin A 2500
1 Filmtbl. enth.: Vitamin A 2500 IE

Zinkorotat 20/POS® magensaftresistente Tabletten
1 Tbl. enth.: Orotsäure, Zinksalz 2H_2O 20 mg/40 mg
Anwendung zur Aktivierung des Immunsystems bei Abwehrschwäche; Behandlung von Zinkmangelerscheinungen, wie z.B. Wundheilungsstörungen und bei Akne vulgaris

Schüssler-Salze

Nr. 11 Silicea und die **Salbe Nr. 11** äußerlich über Nacht dünn auftragen, unterstützt die Heilung eitriger Prozesse
Nr. 18 Calcium sulfuratum morgens, **Nr. 23 Natrium bicarbonicum** mittags und **Nr. 13 Kalium arsenicosum** abends in Kombination
Nr. 21 Zincum chloratum zur Stärkung der Abwehrkräfte und zur Verbesserung der Wundheilung

Homöopathische Komplexmittel

Dercut® spag. Tropfen
100 g enth.: Cistus canadensis D3 12,5 g, Hydrocotyle D4 14 g, Mezereum spag. D3 14,5 g, Ranunculus bulbosus D4 15 g, Sarsaparilla D2 14 g, Fumaria off. spag. Urtink. 14 g, Ledum palustre Urtink. 2 g, Viola tricolor spag. Urtink. 14 g
Anwendung bei Akne, Ekzeme, Flechten, Juckreiz und Neurodermitis

Homöopathische Einzelmittel

Die homöopathische Behandlung der Akne ist am besten als Konstitutionsbehandlung beim erfahrenen Homöopathen durchzuführen. Die folgenden Mittel stellen nur eine kleine Auswahl der vielen für Akne geeigneten Mittel dar. Innerhalb von 2–3 Wochen sollte eine Besserung oder Erstreaktion eintreten. Wie bei allen Hauterkrankungen kann es anfänglich zu Erstverschlimmerungen kommen, die anzeigen, dass eine Heilung in Gang gesetzt wurde.

Calcarea sulfurica
Schwere Akne über mehrere Wochen an einer einzigen Stelle. Tagelange Absonderungen von gelblichem, cremigem Eiter. Jede Art von Gesichtsakne mit relativ kleinen Pickeln.
Calcarea sulfurica ist Gips und wird auch als Schüssler-Salz zur Ausleitung bei eitrigen Prozessen eingesetzt.

Hepar sulfuris
Empfindliche schmerzhafte Aknepickel, Neigung zur Bildung von eitrigen Abszessen, sehr verfroren. Verlangen nach scharf gewürzten und sauren Speisen. Überempfindliches und reizbares Gemüt. Schlimmer bei Kälte, besser in der Wärme.
Die kalkartige Schwefelleber ist eine spezielle mineralische Zubereitung (sie enthält Calciumpolysulfide und Calciumsulfat, hat also nichts mit der Leber zu tun) und ein häufig angezeigtes Mittel bei eitrigen Prozessen.

Kalium bromatum
Große bläulich-rote Pickel, die Narben hinterlassen, oder gelbe eitrige Pickel. Vor allem an der Stirn, im Zentrum der Stirn. Unruhe, Hände und Finger sind ständig in Bewegung, unruhiger Schlaf, nächtliche Ängste, Hochschrecken, Albträume, Wahnideen. Verbesserung bei geistiger und körperlicher Beschäftigung. Verschlimmerung nachts.
Kaliumbromid passt für aggressive Akne, die in der Pubertät beginnt und nicht aufhören will, und ist auch bei Schuppenflechte einsetzbar.

Natrium muriaticum
Akne mit fettig-öliger Haut. Stilles zurückgezogenes Gemüt, abgemagertes, blasses Aussehen, kann alte Konflikte und Kränkungen schlecht loslassen. Verlangen nach Salz und scharfen Speisen. Verschlimmerung und manchmal Verbesserung am Meer, an der Sonne. Verschlimmerung durch Ärger und Verdruss.
Kochsalz ist ein wichtiges Mittel bei Folgen von Kränkungen und psychischen Verletzungen.

Pulsatilla D12
Akne, die sich in der Zeit um die Menstruation verschlechtert, jung wirkende Frauen mit mildem, sanftem und zu Tränen neigendem Gemüt. Wechselhafte Gefühle. Abneigung gegen fette Speisen und Schweinefleisch; besser an der frischen Luft und bei Bewegung, Verschlimmerung während der Menstruation.
Die Küchenschelle ist ein klassisches Frauenmittel, aber auch bei weiblich anmutenden Männern angezeigt.

Silicea
Diffuse Akne, besonders die Wangen sind betroffen. Pickel, die nur sehr langsam abheilen, Neigung zur Bildung von eingedellten Narben, überempfindliches, schüchternes Gemüt, sehr verfroren und schnell erkältet. Verschlimmerung bei Kälte, Besserung bei Wärme, beim Einhüllen des Kopfes.
Kieselerde ist ein langsam wirkendes Mittel bei der Neigung zu Eiterungen. Nach dem Mittel beginnen die Pickel oft Eiter abzusondern (Erstverschlimmerung!).

Sulfur
Akne bei extrem fettigem Gesicht. Akne und Rosacea (knollige Nase) bei Männern. Morgendliche Durchfälle, heiße Füße nachts im Bett, Verlangen nach Süßem, aber Verschlimmerung dadurch. Verschlimmerung durch Waschen, Verschlimmerung vormittags (flaues Gefühl im Magen).
Das Mittel passt konstitutionell insbesondere für fantasievolle Menschen mit großartigen Ideen, eher unordentlich und faul. Vorsicht, Schwefel kann kräftige Erstverschlimmerungen verursachen.

2 Ekzem

Der Begriff Ekzem bedeutet eigentlich nur Hautausschlag und ist ein Sammelbegriff für verschiedene entzündliche und in der Regel juckende Hauterkrankungen, von denen in diesem Kapitel zwei häufig auftretende Formen näher besprochen werden, nämlich die Neurodermitis und das Kontaktekzem.

Neurodermitis
Die Neurodermitis (atopische Dermatitis, atopisches Ekzem, endogenes Ekzem) ist eine komplexe und chronisch verlaufende entzündliche Hauterkrankung, die das Immunsystem betrifft. Bei

den Ursachen scheinen neben genetischen Faktoren viele andere Einflüsse eine Rolle zu spielen, wie Hautirritationen (z.B. durch Wolle), Stress, psychische Faktoren, Allergien, Nahrungsmittel, Infektionen und klimatische Faktoren. Die Neurodermitis tritt meist schon im Säuglingsalter auf und bessert sich im Allgemeinen mit zunehmendem Alter. Von den betroffenen Säuglingen sind ca. 70 % bis zur Pubertät beschwerdefrei, die Haut bleibt jedoch in aller Regel weiterhin pflegebedürftig.

Die Hautveränderungen beginnen oft schon um den 3. Lebensmonat an Wangen und Stirn und greifen dann auf den behaarten Kopf, das übrige Gesicht und später auf den Rumpf und die Beugeseiten der Extremitäten über. Die stark juckenden Hautausschläge werden massiv gekratzt, wodurch entzündlich-nässende und verkrustende Hauterscheinungen entstehen. Wegen des quälenden Juckreizes können die Kinder nachts nicht schlafen und sind tagsüber oft unleidlich, was eine große psychische Belastung für alle Betroffenen darstellt.

Schulmedizinisch werden u.a. entzündungshemmende Salben und Cremes eingesetzt, die zwar schnell eine Besserung bringen, jedoch wegen der kortisonähnlichen Inhaltsstoffe zu einer langfristigen Schädigung der Haut führen können. Aus diesem Grund wird oft eine Intervalltherapie empfohlen. Bei nächtlichem Juckreiz werden spätabendlich beruhigende (sedierende) Antihistaminika verordnet und bei schwerem Verlauf werden innerlich Kortison, Immunsuppressiva (das Immunsystem unterdrückende Medikamente) und Antibiotika eingesetzt. Blutuntersuchungen auf Nahrungsmittelallergien können mögliche Reizstoffe identifizieren, die dann vermieden werden sollten.

Manche Betroffenen entwickeln später andere allergische Erkrankungen, wie Asthma bronchiale, Heuschnupfen und andere Allergien. Insofern spricht man von der **Atopie** (nicht auf einen Ort begrenzte Erkrankung) bzw. vom **atopischen Ekzem.**

Aus naturheilkundlicher Sicht stellt sich die längerfristige Behandlung mit Kortisonsalben als problematisch dar: Wenn mit stark unterdrückenden Kortisonsalben das Ekzem zum Verschwinden gebracht wird, kann es sozusagen nach innen hin unterdrückt werden, und die allergische Komponente macht sich dann auf einer tieferen Ebene z. B. als Asthma bemerkbar, was eine weitaus schwerwiegendere Erkrankung als ein Ekzem darstellt.

Unter fachkundiger homöopathischer Behandlung muss dann zuerst wieder das Ekzem zum Vorschein gebracht werden, bevor das Asthma von innen heraus geheilt werden kann.

Kontaktekzem

Das Kontaktekzem ist eine allergische Reaktion, die nach Hautkontakt mit einer allergisierenden Substanz auftritt. Allergische Kontaktekzeme machen etwa 20 % aller Berufskrankheiten aus und häufig sind z. B. Maurer, Frisöre, Maler/Lackierer und Pflegeberufe davon betroffen.

Beim **akuten Kontaktekzem** kommt es am Einwirkungsort des Allergens nach 1–2 Tagen zu einer Rötung, Bläschenbildung sowie zu starkem Juckreiz. Später entstehen dort nässende Stellen und Krusten.

Bei fortdauerndem Kontakt mit dem Allergen kann ein **chronisches Kontaktekzem** entstehen. Die Haut des Patienten ist verdickt, weist ein vergröbertes Hautfaltenrelief auf, juckt und schuppt.

Die schulmedizinische Behandlung von Kontaktekzemen erfolgt meist mit kortisonhaltigen Salben. Vor allem beim chronischen Kontaktekzem ist darüber hinaus eine sorgfältige Hautpflege mit rückfettenden Salben wichtig.

Hausmittel und unterstützende Maßnahmen

Beim allergischen Kontaktekzem

Die wichtigste therapeutische Maßnahme ist das Meiden der auslösenden Substanz – die **Allergenkarenz**. Das häufigste Kontaktallergen ist Nickel (z. B. in billigem Modeschmuck und Knöpfen enthalten). Allergenkarenz bedeutet je nach Lokalisation des Ekzems und dessen Auslöser das Parfüm zu wechseln, Metallknöpfe und Gürtelschnallen nicht auf nackter Haut zu tragen, auf Haarfärbung und Kosmetika zu verzichten etc.

Bei Neurodermitis

Neurodermitis ist Ausdruck einer komplexen immunologischen

Überreaktion und muss entsprechend vielschichtig angegangen werden.
- Oft besteht eine Unverträglichkeit auf Milch und Milchprodukte, Hühnereiweiß, Nüsse, Zitrusfrüchte, Meeresfrüchte, Fisch und Getreide (insbesondere Weizen), die dann gemieden werden sollten.
- Eine familiäre Belastung mit allergischen Erkrankungen (Atopie) wie Asthma bronchiale, Neurodermitis und diverse Allergien ist ein Grund für besondere Vorsicht beim Nachwuchs. Ein starker Milchschorf in der frühen Säuglingszeit kann ein Warnzeichen für eine spätere Allergieneigung sein. Hier sind die folgenden Maßnahmen zu beherzigen:
  - Wichtigste vorbeugende Maßnahme ist das Stillen, mindestens ein halbes Jahr lang voll stillen, besser ein ganzes Jahr
  - Danach ganz sorgfältiger und langsamer Kostaufbau
  - Frühen Kontakt mit den oben genannten allergisierenden Nahrungsmitteln vermeiden, auch kleinste Mengen können Allergien auslösen
  - Hygiene ist gut, aber eine keimfreie Umgebung scheint das Auftreten von Allergien und Neurodermitis eher zu begünstigen. Dagegen ist Schmutz und Erde für das Immunsystem des Kleinkindes anscheinend eine gute Gelegenheit, seine Abwehrkräfte zu trainieren und sinnvoll einzusetzen, also sozusagen „seine Hörner abzustoßen", denn Allergie ist eine überschießende Immunabwehr
  - Nur wirklich notwendige Impfungen und diese eher später durchführen lassen (zu diesem großen Diskussionsfeld verweisen wir hier auf weiterführende Literatur)
- Deutliche Besserung tritt bei Klimawechsel auf. Günstig sind Gebirgsklima in Höhen über 1500 m und Meeresklima
- Es sollte eine einfache und naturbelassene Ernährung unter Vermeidung von Zucker (führt zu Übersäuerung) und Schweinefleisch angestrebt werden. (Schweinefleisch ist genetisch dem Menschen ziemlich ähnlich, kann deswegen möglicherweise eine „immunologische Verwirrung" hervorrufen und wird schon von alters her in vielen Kulturen abgelehnt)
- Auf Nahrungsmittel mit Zusatzstoffen sollte verzichtet werden, um mögliche Unverträglichkeitsreaktionen auf Konservierungsstoffe, Emulgatoren und Farbstoffe auszuschließen

- Übergewicht reduzieren, symptomverstärkende Nahrungsmittel meiden, auf Tabak und Alkohol verzichten
- Psychische und berufliche Belastungen abbauen, evtl. mithilfe von Verhaltenstherapie. Neurodermitiker sind oft ehrgeizig, aber Karrierestress verschlechtert meist die immunologische Situation
- Die Wohnräume sollten nicht zu warm und zu trocken sein (mind. 55 % Luftfeuchtigkeit)
- Heiße Vollbäder sind zu meiden, weil sie die Haut austrocknen und dadurch den Juckreiz verstärken
- Im chronischen und nicht akut entzündlichen Stadium können Öl- oder Kleiebäder zur Hautpflege eingesetzt werden
- Nach (meist therapeutischen) Vollbädern die noch feuchte Haut mit fetthaltigen Salben nachfetten
- Besser ist kurzes, lauwarmes Duschen. Keine alkalischen Seifen verwenden
- Einreibungen mit Eigenurin können evtl. den Juckreiz lindern
- Nicht in chlorhaltigem Wasser (Schwimmbäder) schwimmen
- Die Kleidung sollte aus atmungsaktiven Stoffen bestehen, da ein Wärmestau die Haut verschlechtert. Kleidung aus Wolle sollte nicht getragen werden, Baumwollkleidung ist zu bevorzugen
- Durch Bettwärme wird der Juckreiz verstärkt. Daher möglichst dünne Bettwäsche verwenden und nachts möglichst wenig heizen
- Auf Haustiere, insbesondere Katzen, sollte verzichtet werden. Hunde hingegen scheinen die Allergien nicht zu verschlechtern
- Bewegung an der frischen Luft ist meist angenehm und stabilisiert das Immunsystem
- 1 TL Leinöl 2 x täglich einnehmen
- Frische Blätter der Pestwurz auf die betroffenen Stellen legen
- Umschläge mit Brandessenz von Wala

Teemischungen und äußerliche Anwendungen
Ergänzend zur naturheilkundlichen Behandlung bei Neurodermitis:
- 10g Argemone mexicana, 40g echtes Mädesüß, 50g Löwenzahnwurzel, 30g römische Kamille, 20g Veilchenwurzel und 40g Zwergschafgarbe mischen. 2 TL der Mischung mit ¼ l kochendem Wasser überbrühen, 10 Minuten ziehen lassen und dann abseihen. Schluckweise vor den Mahlzeiten je 1 Tasse trinken.

- Oder: 40 g echte Kamille, 30 g echtes Mädesüß, 20 g Löwenzahnwurzel, 10 g Quassia amara und 40 g Zwergschafgarbe mischen. 2 TL der Mischung mit ¼ l kochendem Wasser überbrühen, 15 Minuten ziehen lassen und dann abseihen. Schluckweise vor den Mahlzeiten je 1 Tasse trinken.

Nach 3 Wochen umstellen auf:
- 15 g Argemone mexicana, 15 g Baldrianblätter, 25 g Birkenblätter, 25 g Brennnesselblätter, 30 g Melisse und 10 g Sesbania grandiflora mischen. 2 TL der Mischung mit ¼ l kochendem Wasser überbrühen, 10 Minuten ziehen lassen und dann abseihen. Täglich 3–4 Tassen trinken.
- Oder: 30 g Brennnessel, 10 g Calotropis gigantea, 10 g Hirtentäschel, 20 g Hopfenzapfen, 50 g römische Kamille und 10 g Salbei mischen. 2 TL der Mischung mit ¼ l kochendem Wasser überbrühen, 10 Minuten ziehen lassen und dann abseihen. Täglich 3–4 Tassen trinken.

Neurodermitiker-Bad: 2 EL Sahne mit 2 EL Olivenöl vermischen und dann eines der folgenden ätherischen Öle einrühren: 3 Trp. Lavendelöl, 3 Trp. Sandelholzöl, 5 Trp. Orangenöl oder 2 Trp. Teebaumöl.

Lauwarme Umschläge:
- 2 EL Ackerschachtelhalmkraut mit einem ¼ l kochendem Wasser übergießen
- 4–5 EL Gänseblümchen oder Stiefmütterchen werden mit ¼ l kochendem Wasser überbrüht
- 4–6 EL Wundklee-Blüten werden mit ¼ l kochendem Wasser überbrüht
- 6 TL Hirtentäschel-Kraut mit 2 Tassen kaltem Wasser über Nacht stehen lassen

Heilpflanzen

Zur **äußeren Behandlung** werden vorwiegend gerbstoffhaltige Heilpflanzen mit entzündungshemmender Wirkung eingesetzt. Bewährt haben sich **Bittersüß, Eichenrinde, Walnuss, Johanniskraut** und **Stiefmütterchen**.

Für die **innerliche Behandlung** kommen unter anderem stoffwechselanregende Pflanzen wie **Löwenzahn** und entzündungshemmende Heilpflanzen wie **Bittersüß** und **Stiefmütterchen** in Betracht.

Der **bittersüße Nachtschatten** gehört zu den sogenannten Umstimmungsmitteln, um die Selbstheilungskräfte des Körpers zu aktivieren. Die Stängel enthalten Steroide wie z.B. das Solasodin, sollen ähnlich wie die Kortison-Präparate juckreizstillend und entzündungshemmend wirken und werden innerlich und äußerlich bei Ekzemen und Neurodermitis eingesetzt.

Die **Kamille** wirkt zwar entzündungshemmend, sollte jedoch bei Kontaktallergien und Neurodermitis nur mit Vorsicht und nach Austestung angewandt werden. Die Kamille kann als Korbblütler viele allergische Reaktionen hervorrufen und zudem können Verunreinigungen mit der äußerlich ähnlich aussehenden Hundskamille für Unverträglichkeiten sorgen. Kamillenblütenextrakte eignen sich insofern nur eingeschränkt zur äußerlichen Anwendung bei Ekzemen oder anderen entzündlichen Hauterkrankungen.

Das Öl der **Nachtkerze** ist reich an Linolensäure, enthält zusätzlich 10 % γ-Linolensäure und wird in Kapselform zur innerlichen Anwendung angeboten. Nachtkerzenöl normalisiert das gestörte Verhältnis von ungesättigten und gesättigten Fettsäuren in Blut und Gewebe und fördert die Bildung von entzündungshemmenden Substanzen im Körper. Nachtkerzensamenöl eignet sich insbesondere für die Behandlung von Neurodermitis bei Kindern und kann bei langfristiger Einnahme die Zeiträume zwischen den Schüben verlängern bzw. die akuten Entzündungen mildern.

Präparate

Azulon® Kamillen Creme
1 g enth.: Ethanol, Extrakt aus Kamillenblüten 19,817 mg, Kamillenöl 0,176 mg
Anwendung bei entzündlichen und bakteriellen Hauterkrankungen wie Ekzemen, z. B. Neurodermitis, auch zur Säuglings- und Kleinkindpflege

Brandessenz Wala
10 g enth.: Arnikablüten 1,5 g, Ringelblumenblüten 1,0 g, Cantharis D6 1,0 g, Beinwell 1,0 g, Lebensbaum 1,0 g, Brennnessel 4,5 g
Anwendung bei Verbrennungen und Verbrühungen 1. und 2. Grades, Sonnenbrand, allergisch-hyperergischen Hautkrankheiten (Neurodermitis), Insektenstichen, Schürfwunden und Geschwüren

Balneum Hermal® Flüssiger Badezusatz
100 g enth.: Sojabohnenöl 84,75 g
Zur unterstützenden Behandlung von Hauterkrankungen mit trockener und leicht juckender Haut wie z. B. Ekzeme, Psoriasis

Cefabene® Salbe
100 g enth.: Auszug aus Bittersüßstängel 10 g
Anwendung bei chronischem Ekzem

Borretschöl-Kapseln
1 Kps. enth: Borretschsamenöl (73,5%), Gelatine, Feuchthaltemittel Glycerin, Vitamin E
Anwendung u.a. bei atopischem Ekzem

Halicar® Creme
10 g enth.: Cardiospermum Urtink. 1 g
Anwendung bei Entzündungen der Haut mit Juckreiz, z. B. Ekzeme, Neurodermitis

Hametum® Creme
100 g Creme enth.: Destillat aus frischen Blättern und Zweigen der Zaubernuss (Hamamelis virginiana) 5,35 g
Oberflächliche Hautverletzungen, lokale Entzündungen der Haut und Schleimhäute auch im Rahmen von Ekzemen

Dermatodoron® Gelee
10 g enth.: Glycerolauszug aus Bittersüß 1 g, Pfennigkraut 1 g
Anwendung bei akuten und chronischen Ekzemen

Epogam®/-1000 Kapseln
1 Kps. enth.: Nachtkerzensamenöl 466–536 mg/932–1073 mg (entspr. 40 mg/ 80 mg Gamolensäure)
Anwendung bei atopischem Ekzem (Neurodermitis)

Gammacur® Kapseln
1 Kps. enth.: Nachtkerzensamenöl 500 mg
Anwendung bei atopischem Ekzem (Neurodermitis)

Kamillosan® Creme
1 g enth.: Extrakt aus Kamillenblüten (2,75:1) 20 mg
Zur Nachbehandlung im Anschluss an eine lokale Kortikoid-Therapie entzündlicher Hauterkrankungen

Ölbad Cordes® Flüssiger Badezusatz
100 g enth.: Sojabohnenöl 78,1 g
Anwendung bei Hauterkrankungen mit trockener, juckender Haut, wie z.B. endogenes Ekzem, Psoriasis, Ichthyosis, Pruritus senilis, Windelekzem, Waschekzem

Töpfer Kinder-Kleiebad
Enth.: Bio-Weizenkleie, Molke, Laktose, Guarkernmehl, Kokostensid, Kamillenöl, Lavendelöl, Salbeiöl, Rosmarinöl, Fichtennadelöl, Rotkiefernöl, Copaiva-Balsam, Vitamin E, Lecithin, Ascorbylpalmitat, Zitronensäure
Anwendung bei Hautreizungen z.B. bei Neurodermitis

Nichtpflanzliche Präparate

Basodexan® Creme
1 g Creme enth.: Harnstoff 100 mg
Anwendung bei trockener, rauer und schuppender Haut, Nachbehandlung weitgehend abgeklungener Hauterkrankungen

Hoepixin® N Steinkohlenteerbad Badezusatz, flüssig
100 g enth.: Steinkohlenteer 4 g, Thymianöl 4 g
Anwendung bei chronischen Ekzemen, chronischem atopischen Ekzem, Psoriasis vulgaris, Juckreiz

Linola®-Fett Creme W/Ö
100 g enth.: Ungesättigte Fettsäuren 0,815 g (C_{18}:2-Fettsäuren)
Anwendung bei leichten bis mittelschweren Formen des atopischen Ekzems (Neurodermitis) im subakuten bis chronischen Stadium

Polytar Lösung
100 g enth.: Wacholderteer 0,3 g, Holzteer 0,3 g, Steinkohlenteer 0,07 g
Anwendung bei Psoriasis der Kopfhaut, Seborrhoe, fettiger und juckender Kopfhaut, Schuppenbildung

Teer-Linola®-Fett Creme W/Ö
100 g enth.: Steinkohlenteerdestillat 2 g
Anwendung bei chronischen Ekzemen, Neurodermitis

Vitamin B Komplex Lichtenstein N/-forte N Dragees
1 Drg. enth.: Thiamin-HCl (Vit. B1) 5 mg/16 mg, Riboflavin (Vit. B2) 2 mg/16 mg, Pyridoxin-HCl (Vit. B6) 2 mg/8 mg, Nicotinamid 20 mg/48 mg, Calciumpantothenat 2,5 mg/24 mg, Folsäure 0,1 mg/0,2 mg
Anwendung unterstützend bei Neurodermitis

Zentramin Bastian® N Lösung zum Trinken
1 Amp. (5 ml) enth.: Magnesiumchlorid H_2O-frei 40 mg
Anwendung von Magnesium gegen Juckreiz

Zinkorotat POS® magensaftresistente Tabletten
1 Tbl. enth.: Orotsäure, Zinksalz $2H_2O$ 40 mg
Zur Aktivierung des Immunsystems bei Abwehrschwäche, unterstützend bei Neurodermitis

Schüssler-Salze

Nr. 7 Magnesium phosphoricum
bei Juckreiz als „heiße Sieben"

Nr. 8 Natrium chloratum
bei trockener Haut

Als Kur zur Ausleitung:
Nr. 12 Calcium sulfuricum morgens, **Nr. 10 Natrium sulfuricum** mittags sowie **Nr. 6 Kalium sulfuricum** abends vor dem Schlafengehen jeweils 3 Tabletten am besten in heißem Wasser gelöst 3 Wochen lang einnehmen.

Homöopathische Komplexmittel

Abropernol® N Tabletten
1 Tbl. enth.: Artemisia abrotanum D4 60 mg, Pulsatilla pratensis D4 60 mg, Calcium fluoratum D12 60 mg, Petroleum rectificatum D6 30 mg, Agaricus D5 30 mg, Acidum nitricum D8 30 mg, Hamamelis virginiana D4 30 mg
Anwendung bei entzündlichen und ekzematösen Hauterkrankungen

Cistus canadensis Oligoplex Liquidum
100 g enth.: Cistus canadensis D3 14,3 g, Anacardium D4 14,3 g, Arsenicum album D8 14,3 g, Berberis aquifolium D2 14,3 g, Cantharis D4 14,3 g, Hydrocotyle asiatica D3 14,3 g, Mezereum D4 14,3 g
Anwendung im Rahmen von Juckkrisen bei Ekzemen

Dercut® spag. Salbe
100 g enth.: Euphorbium D4 1,4 g, Hydrastis D3 1,25 g, Kreosotum D5 1,15 g, Rhus toxicodendron D3 0,9 g, Sempervivum D2 1 g, Gänseblümchen 2,3 g, Immergrün 2,7 g, Stiefmütterchen 3,3 g
Anwendung bei infektiösen Hauterkrankungen, Insektenstichen, Herpes simplex, Ekzemen, Flechten, Akneformen, Neurodermitis

Dercut® spag. Tropfen
100 g enth.: Cistus canadensis D3 12,5 g, Hydrocotyle D4 14 g, Mezereum spag. D3 14,5 g, Ranunculus bulbosus D4 15 g, Sarsaparilla D2 14 g, Fumaria off. spag. Urtink. 14 g, Ledum palustre Urtink. 2 g, Viola tricolor spag. Urtink. 14 g
Anwendung bei Akne, Ekzemen, Flechten, Juckreiz, Neurodermitis, Reizbläschen und Schmutzekzem

Ekzevowen®-Salbe
100 g enth.: Acidum arsenicosum D4 1 g, Ringelblume 2 g, indischer Wassernabel 5 g, Lytta ves. D4 1 g, gewöhnliche Maholie 1 g, Perubalsam 1 g, ostindischer Tintenbaum 1 g, Stiefmütterchen 3 g, Zinkoxid 5 g
Anwendung bei juckenden Ekzemen

Homöopathische Einzelmittel

Achtung: Bei Neurodermitis gibt es oft sehr starke Erstverschlimmerungen. Eine konstitutionelle Behandlung beim erfahrenen klassischen Homöopathen ist unbedingt zu empfehlen!

Arsenicum album
Trockene, harte Haut, schuppende Ausschläge auf rotem Grund. Juckreiz und Brennen. Muss sich kratzen, bis die Haut roh ist. Unruhe und Ängstlichkeit. Durst auf kleine Mengen kalten Wassers. Verschlimmerung des Juckreizes nachts und beim Entkleiden. Verbesserung durch Hitze.
Arsen ist ein wichtiges konstitutionelles Mittel bei Asthma und Ekzemen.

Calcium carbonicum
Kalte Hände und Füße. Schwitzen am Kopf. Feuchtes, eitrig-gelbes Ekzem. Trockene, raue, rissige Haut. Lymphknotenschwellungen. Schlimmer durch körperliche Anstrengung und beim Waschen. Schlimmer im Winter.

Austernkalk ist vor allem gegen atopisches Ekzem bei Kindern ein hilfreiches Konstitutionsmittel.

Graphites
Trockene und rissig-schrundige Haut. Gelb-klebrige Absonderungen. Ekzem mit tiefen Rissen in der Haut. Ausschlag in den Hautfalten und hinter den Ohren. Wenig oder kaum Juckreiz. Lymphknotenschwellungen. Frostige Naturen mit Heißhunger und dem Hang zu Übergewicht. Hautjucken schlimmer in der Hitze und in der Bettwärme.
Graphites oder Reißblei besteht zum größten Teil aus reinem Graphit (= kristalliner Kohlenstoff). Allein die spezifische Hautsymptomatik kann schon genug Hinweis für die Verordnung von Graphites sein.

Lycopodium
Die Haut ist trocken, schuppig und juckend. Krustenartige Hautausschläge, die nach dem Kratzen nässen und feucht werden. Bei Kindern manchmal altes, frühreifes Aussehen. Verlangen nach Süßem. Großer Eigenwillen und Reizbarkeit. Schüchterne und vorsichtige Kinder. Verschlimmerung in der Hitze oder im warmen Zimmer. Besserung bei Bewegung.
Lycopodium clavatum, der Bärlapp, wächst in den Wäldern aller fünf Kontinente. Verwendet werden die reifen Sporen. Auffallend sind die Ängste und Minderwertigkeitsgefühle, die manchmal mit einer selbstüberheblichen und selbstbezogenen Art überspielt werden.

Mercurius solubilis
Ekzem und Hautausschläge jeder Art. Reichliches Schwitzen, das keine Besserung bringt. Übler Mundgeruch, der Speichel fließt nachts aus dem Mund. Verschlimmerung durch Bettwärme. Verschlimmerung beim Schwitzen, nachts, durch nasskaltes Wetter und durch Waschen.
Alleine die Modalitäten sind oft schon zur Verschreibung von homöopathischem Quecksilber ausreichend.

Natrium muriaticum
Ekzem mit Blasenbildung und intensivem Juckreiz. Ausschlag trocken oder leicht nässend. Ekzem an der Stirnhaargrenze. Blasses Aussehen. Fieberbläschen. Verlangen nach Salz, aber Verschlechterung durch übermäßigen Salzkonsum. Nervöse Reizbarkeit und Überempfindlichkeit. Verschlimmerung vormittags, durch Hitze und in der Sonne. Verbesserung bei kurzen Aufenthalten am Meer. Verschlimmerung durch Ärger.
Natrium muriaticum ist Kochsalz (Natriumchlorid) und ein wichtiges Mittel bei Folgen von anhaltendem Kummer

Psorinum

Heftigste Juckattacken. Bedürfnis zu kratzen, bis die Haut blutet. Die Hautausschläge eitern leicht und können einen abstoßenden Geruch haben. Große Verfrorenheit und Schwäche. Schweiße bei der geringsten Anstrengung. Übelriechende Körperabsonderungen und Durchfälle. Schmutzig aussehende Haut. Trauriges Gemüt, Depressionen, Verzweiflung. Schlimmer nachts. Verschlimmerung im Winter, in der Kälte, beim Waschen und Baden. Verbesserung durch Wärme und im Sommer.

Psorinum ist eine Nosode, die aus dem Inhalt vom menschlichen Krätzebläschen (= Scabies) hergestellt wird, und ein gutes Mittel zur Juckreizlinderung.

Sulfur

Ungeheurer Juckreiz und Brennen. Brennender oder sogar wollüstig angenehmer Juckreiz. Kratzt, bis die haut roh ist, bis es nässt oder blutet. Ungepflegter Eindruck. Übelriechende Winde, Stuhlgang, Schweiße. Gerötete Lippen. Verschlimmerung durch Bettwärme, durch Waschen oder durch das Tragen von Wollkleidung.

Sulfur ist reiner Schwefel, der durch Verreibung homöopathisch verarbeitet wird. Vorsicht mit diesem Konstitutionsmittel bei Neurodermitis! Es kann heftige und anhaltende Erstverschlimmerungen hervorrufen.

Tuberkulinum

Ekzem am ganzen Körper mit intensivem Jucken. Schnell erschöpft, immer müde, trotzdem unruhig und nervös. Neigung zu Schweißen. Empfindlichkeit gegen Kälte und Wetterwechsel. Verlangen nach ständiger Veränderung. Geistig frühreife und magere Kinder mit manchmal aggressiven Impulsen. Verschlimmerung des Juckreizes nachts, beim Auskleiden und nach dem Baden oder Waschen. Besserung im trockenen Klima. Besserung bei Reisen.

Tuberkulinum ist eine aus Tuberkulosebazillen hergestellte Nosode und hilft, wenn die oben genannten Mittel nicht greifen, um den Organismus umzustimmen und eine Heilreaktion einzuleiten. Nur einmalig 5 Globuli C30 oder D200 einnehmen, dann mindestens 4–6 Wochen warten! Bei Tuberkulose-Erkrankungen in früheren Generationen ist das Mittel besonders indiziert.

Weitere Mittel

Cardiospermum

Soll eine Kortison-ähnliche Wirkung aufweisen, auch als Creme erhältlich (siehe Präparate in diesem Kapitel).

Dolichos
Zur symptomatischen Behandlung des Juckreizes.

3 Herpeserkrankungen

Herpesviren verursachen unterschiedliche Erkrankungen: Fieberbläschen und Herpes Ausschläge im Genitalbereich, Windpocken (Feuchtblattern) und Gürtelrose.

Fieberbläschen und **Herpes genitalis** werden durch Herpes simplex-Viren hervorgerufen. Nach dem Erstkontakt verbleiben sie im Körper und führen zum typischen, wiederkehrenden Bläschenausschlag in der Mund- oder Genitalregion (Herpes labialis bzw. Herpes genitalis). Auslösende Faktoren können Fieber, grippale Infekte, ein geschwächtes Immunsystem oder Sonnenstrahlen sein. Diese Ausschläge werden von den Betroffenen als lästig, juckend und optisch unangenehm empfunden und sie sind zudem ansteckend.

Die **Windpocken** (Varizellen, Feuchtblattern) werden durch Herpes zoster-Viren hervorgerufen, sind eine hoch ansteckende Erkrankung und gehören zu den typischen Kinderkrankheiten. Die Viren können auf feinsten Tröpfchen oder Staubpartikeln sehr weit fliegen, was zu der Bezeichnung Windpocken geführt hat. Nach einer Ansteckungszeit von 2–3 Wochen bekommen die Kinder Fieber. Gleichzeitig treten kleine rötliche Papeln auf, die sich innerhalb eines Tages in juckende Bläschen mit erst klarem und später trübem Inhalt weiterentwickeln und von einem roten Hof umgeben sind. Die Bläschen trocknen unter Borkenbildung ein und heilen ohne Narben ab. Der Erreger kann im Körper verbleiben und später wieder aktiviert werden, was dann zur Gürtelrose (Herpes zoster) führt.

Die **Gürtelrose** (Herpes zoster) betrifft vor allem ältere Menschen. Nach einer durchgemachten Windpockenerkrankung werden in späteren Jahren die in den Nervenzellen verbliebenen Viren aktiviert, wandern über die Nervenbahnen zur Haut und verursachen einen gürtelförmig nach vorne bis zur Mittellinie reichenden Hautausschlag. Nach kurzem Vorstadium mit allgemeinem Krankheitsgefühl und Schmerzen im betroffenen Hautgebiet treten kleine

Hautbläschen auf gerötetem Grund auf. Diese platzen und hinterlassen Krusten und nässende Stellen. Die Schmerzen im betroffenen Hautareal können sehr stark sein und gerade bei älteren Patienten viele Wochen andauern. Herpes zoster tritt meist im Rahmen einer allgemeinen Abwehrschwäche auf. Die Behandlung der akuten Gürtelrose gehört in ärztliche Hände.

Herpeserkrankungen werden örtlich und/oder innerlich mit Virustatika (z.B. Aciclovir) behandelt, das sind Mittel, die die Virusvermehrung hemmen. In der Naturheilkunde steht dagegen die Abwehrschwäche im Vordergrund der Behandlungsstrategie, denn warum bekommen die einen Menschen immer wieder die lästigen Bläschen und andere wiederum nicht?

Hausmittel und unterstützende Maßnahmen

Bei Herpes simplex- und -zoster-Erkrankungen:
- Da der Bläscheninhalt ansteckend ist, müssen nach jedem Hautkontakt die Hände gründlich gewaschen und besser noch desinfiziert werden
- Keine Handtücher zusammen mit anderen Familienmitgliedern benutzen
- Vorsicht bei Kontakt mit Schwangeren, stillenden Müttern und Neugeborenen, da die Bläschen infektiös sind!
- Zur Vorbeugung werden allgemein abwehrsteigernde Maßnahmen empfohlen (siehe Abwehrschwäche), wie Stärkung der Immunabwehr durch ausreichende Bewegung an der frischen Luft und Entspannungsverfahren zur Stabilisierung des inneren Gleichgewichts
- Zur Steigerung der Abwehrkräfte können auch Wechselduschen und kalte Güsse beitragen
- Übermäßige Sonneneinstrahlung, Stress und Überanstrengung können die Immunabwehr schwächen und das Auftreten von Herpes-Ausschlägen begünstigen
- Empfohlen wird Vollwerternährung mit einem hohen Anteil an Frisch- und Rohkost sowie Knoblauch
- Die rechtzeitige Einnahme von Lysin (eine Aminosäure) unterstützt eine schnellere Abheilung, ebenso wie die Einnahme von Vitamin C und Zink zur Steigerung der Abwehrkräfte

- Empfohlen wird auch das Auftragen von etwas Zahnpasta oder Eigenurin auf die betroffenen Stellen

Teemischungen und äußerliche Anwendungen
- Unterstützend zur Schmerzlinderung soll die folgende Teemischung helfen: Jeweils 10 g Bockshornklee, Hafer, Wacholder und Melisse werden gemischt. 1 EL dieser Mischung mit ¼ l kochendem Wasser übergießen und 15 Minuten lang ziehen lassen, dreimal täglich 1 Tasse trinken
- Die betroffenen Stellen vorsichtig mit Johanniskrautöl aus der Apotheke oder mit Leinöl betupfen. Wenn noch Bläschen vorhanden sind, diese evtl. mit einem ölgetränkten Läppchen bedecken

Heilpflanzen

Gürtelrose
- Zur naturheilkundlich unterstützenden Behandlung können pflanzliche Immunstimulanzien wie der **Sonnenhut** (Echinacea purpura) beitragen, aber auch Heilpflanzen mit entgiftender und ausleitender Wirkung wie **Sarsaparilla** (Smilax aristolochiafolia), **Klettenwurzel** (Bardanae radix) und **Bittersüß** (Solanum dulcamara).
- Im weniger akuten Stadium helfen Umschläge mit **Eichenrinde** (Quercus cortex), **Stiefmütterchen** (Viola tricolor) und **Schafgarbe** (Achillea millefolium). Evtl. können auch vorsichtige Einreibungen der betroffenen Hautareale mit Johanniskrautöl die Schmerzen lindern.

Herpesbläschen an den Lippen und im Genitalbereich:
- Bei den ersten Anzeichen von Fieberbläschen können Salben mit **Melisse** (Melissa officinalis) eingesetzt werden, da diese entzündungshemmend und zusammenziehend (adstringierend) wirkt.
- **Salbei** (Salvia officinalis) weist eine desinfizierende Wirkung auf und kann als Spülung angewandt werden.
- Bewährt hat sich eine Stoßtherapie mit **Sonnenhut** (Echinacea purpura) hochdosiert in den ersten Tagen.

Präparate

Aconit Schmerzöl
10 g (11 ml) enthalten: Aconitum napellus D9 oleos. 1,0 g, D-Campher 0,1 g, Lavendelöl 0,1 g, Quarz D9
Anwendung bei Nervenschmerzen (z. B. Neuralgien), Nervenentzündungen (Neuritiden), Gürtelrose (Herpes zoster) und rheumatischen Gelenkerkrankungen

Lomaherpan® Creme
5 g enth.: Trockenextrakt aus Melissenblättern 0,05 g
Anwendung bei Herpes simplex-Infektionen (Typ I und II) der Haut und Schleimhaut

Viru-Salvysat® Viskose-Lösung
10 ml enth.: Spezialextrakt aus dalmatinischen Salbeiblättern
Anwendung bei Infektionen der Mund-Rachen-Schleimhäute, besonders im Anfangsstadium von Herpes simplex-Infektionen der Lippen (Herpes labialis, Bläschenausschlag)

Spezialpflaster mit Cayennepfeffer können bei anhaltenden Schmerzen nach Gürtelrose helfen, müssen aber ärztlich verordnet werden.

Nichtpflanzliche Präparate

Hochdosierte Vitamin B-Präparate können sich schmerzlindernd bei Neuralgien nach Herpes zoster auswirken:

B-Komplex forte-Hevert® Tabletten
1 Tbl. enth.: Thiaminnitrat (Vit. B1) 100 mg, Pyridoxin-HCl (Vit. B6) 50 mg, Cyanocobalamin (Vit. B12) 500 µg
Anwendung bei Nervenentzündungen und Nervenschmerzen (Neuritiden; Polyneuropathien; Neuralgien), Herpes zoster und nervösen Erschöpfungszuständen

Anaesthesulf®-Lotio
100 g enth.: Polidocanol 8 g
Anwendung bei Juckreiz, Windpocken, Gürtelrose, nässenden Hauterkrankungen

Virudermin® Gel
1 g enth.: Zinksulfat $7H_2O$ 10 mg
Anwendung zur Frühbehandlung von Herpeserkrankungen der Lippe und der angrenzenden Hautbezirke

Wobe-Mugos® E Salbe
1 g enth.: Papain 2 mg
Enzymsalbe bei Herpes simplex

Wobenzym® N magensaftresistente Tabletten
1 Drg. enth.: Enzyme aus Pankreas, Ananas comosus, Carica papaya 230 mg
Anwendung bei entzündlichen Prozessen aller Art

Schüssler-Salze

Nr. 3 Ferrum phosphoricum
Salbe bei akutem Lippenherpes

Nr. 8 Natrium chloratum und **Salbe Nr. 8 Natrium chloratum**
bei Neigung zu Herpesbläschen

Zur Anregung des Immunsystems:
Jeweils 3 Wochen lang 3 x täglich 2 Tabletten: **Nr. 3 Ferrum phosphoricum**, dann **Nr. 6 Kalium sulfuricum** und dann **Nr. 7 Magnesium phosphoricum**

Homöopathische Komplexmittel

Dercut® spag. Salbe
100 g enth.: Euphorbium D4 1,4 g, Hydrastis D3 1,25 g, Kreosotum D5 1,15 g, Rhus toxicod. D3 0,9 g, Sempervivum tect. spag. D2 1 g, Bellis perennis spag. Urtink. 2,3 g, Vinca minor spag. Urtink. 2,7 g, Viola tricolor spag. Urtink. 3,3 g
Anwendung bei infektiösen Hauterkrankungen, Insektenstichen, Herpes simplex, Ekzemen, Flechten, Akneformen, Neurodermitis

Ranunculus Pentarkan® D
10 g Mischung enth.: Ranunculus bulbosus Dil. D3 1,0 g, Arsenicum album Dil. D11 1,0 g, Mezereum Dil. D2 0,1 g, Toxicodendron quercifolium e summ. rec. Dil. D5 1,0 g, Belladonna Dil. D5 1,0 g
Anwendung bei entzündlichen Hauterkrankungen mit Nervenschmerzen (nach Gürtelrose)

Rhus toxicodendron N Oligoplex® Mischung
10 g enth.: Rhus toxicodendron D4, Bryonia D3 aa 5 g
Anwendung bei Herpes und bei rheumatischen Erkrankungen

Homöopathische Einzelmittel

Apis
Leichte rosarote Schwellung, brennende, stechende Schmerzen, später große Blasen mit starker Schwellung. Verschlimmerung durch Wärme, Verschlimmerung durch Berührung, Besserung durch Kälte oder kalte Umschläge.
Die Honigbiene ist besonders im Anfangsstadium von Herpes ein geeignetes Mittel.

Arsenicum album
Stark brennende Schmerzen, Unruhe und Ängstlichkeit, Frösteln, Erschöpfung, raue Haut und Krustenbildung. Gefühl von Ameisenlaufen. Verschlimmerung nach Mitternacht, durch Kälte. Verbesserung durch Wärme.
Typisch für Arsen sind die brennenden Schmerzen und die allgemeine Verbesserung durch Wärme.

Hepar sulfuris
Extrem empfindlicher Herpesausschlag. Eiterbildung, splitterartige, stechende Schmerzen, Berührungs- und Schmerzempfindlichkeit, gereizte Überempfindlichkeit. Verschlimmerung durch Kälte und Zugluft, Verbesserung durch Wärme und Einhüllen, Zudecken.
Die Kalkschwefelleber ist besonders indiziert bei eitrigen und sehr berührungsempfindlichen Ausschlägen in Verbindung mit starker Kälteempfindlichkeit.

Natrium muriaticum
Herpes um die Lippen, am Haaransatz, am Kinn und an den Nasenflügeln. Tiefer Riss in der Mitte der Lippe, Verlangen nach Salzigem. Verursacht durch Sonne, durch Hitze oder am Meer. Verschlimmerung durch emotionale Belastung, Besserung im Freien.
Das homöopathische Kochsalz passt konstitutionell insbesondere für große seelische Empfindlichkeit und Zurückgezogenheit bei verantwortungsbewussten und eher stillen Menschen.

Rhus toxicodendron
Stark juckende, brennende Bläschen, eitrige Krusten, an den Lippen, an der Nase. Große Unruhe. Kann nicht ruhig sitzen oder liegen bleiben. Verschlimmerung an der kalten Luft, bei nasskaltem Wetter. Besserung durch heißes Wasser.
Der Giftsumach hilft vor allem beim einfachen Lippenherpes jüngerer Menschen, bei Hautausschlägen im Wechsel mit Atemwegsbeschwerden oder Verdauungsproblemen.

Sepia
Periodische Herpesausschläge mit rauer, rissiger Haut, an der Unterlippe. Blasen, die Krusten bilden und rissig werden. Schlimmer oft in Verbindung mit dem Zyk-

lus. Periodische Wiederkehr einmal im Monat oder jährlich im Frühling.
Die Tintenfischtinte ist ein wichtiges Konstitutionsmittel besonders für Frauen.

Weitere Mittel

Mezereum
Die Haut juckt und brennt, starke Nervenschmerzen nach Herpes zoster, Verschlimmerung im warmen Bett, Verschlimmerung durch Berührung.

Ranunculus bulbosus
Brennende, juckende Blasen, die große Krusten bilden. Bläuliche Bläschen, in Gruppen angeordnet. Verschlimmerung durch Bewegung, Verschlimmerung durch Berührung und durch den Genuss von Alkohol.

4 Warzen

Warzen (Verrucae) können in äußerlich unterschiedlichen Formen auftreten:
- Stachelwarzen sind halbkugelige, etwa stecknadelgroße Knötchen meist an der Hand und im Gesicht
- Dornwarzen wachsen an den Fußsohlen dornartig in die Tiefe, sodass sie oberflächlich oft kaum zu sehen sind
- Dellwarzen sind stecknadelgroß, halbkugelig und haben an der Oberfläche eine Delle. Sie sind beim Kratzen ansteckend und werden durch Viren übertragen
- Feigwarzen sind rosafarbene, wuchernde Warzen und treten vor allem im Anal- und Genitalbereich auf
- Warzen, die nach dem 45. Lebensjahr entstehen, sehen wie Leberflecke aus und werden auch seborrhoeische Warzen genannt. Hier besteht manchmal die Gefahr einer Entartung.

Die **gewöhnlichen Warzen** (Verrucae vulgares) werden durch humane Papilloma-Viren (HPV) hervorgerufen und sind insbesondere bei Kindern sehr häufig. Sie beginnen als harte Erhebungen, wachsen allmählich und werden durch zunehmende Verhornung immer rauer und dunkler. Die gewöhnlichen Warzen kommen v.a.

an Händen und Fingern vor, aber auch im Gesicht oder an den Fußsohlen. Da Sohlenwarzen (Verrucae plantares, Dornwarzen, Plantarwarzen) nicht nach außen wachsen können, sondern durch das Körpergewicht in die Haut eingedrückt werden, rufen sie häufig Schmerzen hervor.

Auch **Feigwarzen** (Condylomata acuminata) werden durch humane Papilloma-Viren hervorgerufen, aber im Gegensatz zu den gewöhnlichen Warzen durch Geschlechtsverkehr übertragen. Sie entstehen bevorzugt im Genital- und Analbereich. Im Frühstadium werden sie leicht übersehen, später sehen sie durch Lappen- und Furchenbildung blumenkohlartig aus.

Verursacher der rundlichen **Dellwarzen** (Mollusca contagiosa) ist ein Virus der Pockengruppe. Die Erkrankung wird von Mensch zu Mensch durch Schmierinfektion, Handtücher oder Kleidungsstücke übertragen. Bei allgemeiner Abwehrschwäche oder großflächigen Hauterkrankungen wie Neurodermitis treten sie gehäuft auf.

Schulmedizinisch werden also Viren für die Entstehung von Warzen verantwortlich gemacht. Es bleibt jedoch die Frage, warum die einen Menschen sie bekommen und die anderen nicht. Die naturheilkundliche Erklärung hierfür wäre eine Abwehrschwäche oder Regulationsstörung des Immunsystems in diesem Bereich.

Hausmittel und unterstützende Maßnahmen

- Als pflanzliches Mittel hat sich der Saft vom Schöllkraut gut bewährt. Dieser gelbliche Milchsaft kann aus dem Stängel direkt auf die Warze aufgetragen werden. Schöllkrauttinktur ist auch in Apotheken rezeptfrei erhältlich. Die Anwendung sollte über einen längeren Zeitraum bis zum Verschwinden der Warze täglich durchgeführt werden
- Ebenfalls bewährt ist der Saft vom Lebensbaum, Thuja occidentalis. Thuja-Urtinktur zweimal täglich über mehrere Wochen bis zum Verschwinden auf die Warze auftragen
- Ein altes Warzenmittel ist der Bärlauch, dessen Saft man frisch gepresst auf die Warzen aufträgt
- Die Warzen mehrmals täglich mit dem weißen Saft von Löwenzahn betupfen

- Propolis-Tinktur aus der Apotheke einmal täglich auftragen
- Salizylsäure-Pflaster aus der Apotheke werden 2–3 Tage auf der Warze belassen und weichen die Hornhaut auf. Danach kann die Warze leicht abgetragen werden

Präparate

Bismutum/Stibium Creme
10 g enth.: Bismutum metallicum Trit. D1 0,2 g, Stibium metallicum praeparatum Trit. D1 (HAB, V. 6) 0,2 g
Anwendung u.a. bei Warzen, vermehrter Hornhautbildung (Hyperkeratose), Ekzemen

Thuja-Essenz
10 g (10,3 ml) enthalten: Auszug aus Lebensbaum 10 g
Anwendung u.a. bei Ekzemen, Warzen und weiteren Wucherungen von Haut und Schleimhaut

Wartec® Creme 0,15 % (rezeptpflichtig)
5 g enth.: Podophyllotoxin 7,5 mg
Anwendung bei kleinen, umschriebenen, nicht entzündeten Feigwarzen bei Männern und Frauen im äußeren Genitalbereich

Nichtpflanzliche Präparate

InfectoDell® Lösung zum Auftragen auf die Haut
1 ml enth.: Kaliumhydroxid 50 mg
Zum Auftragen auf die Haut bei Befall mit Dellwarzen

Solco-Derman® Lösung
1 Amp. (0,2 ml) enth.: Essigsäure 99 % 8,2 mg, Oxalsäure $2H_2O$ 11,5 mg, Salpetersäure 70 % 116,1 mg, Milchsäure 90 % 0,9 mg, Kupfer(II)-nitrat $3H_2O$ 0,0095 mg
Anwendung bei gewöhnlichen und Sohlenwarzen

Verrucid® Lösung
1 g enth.: Salicylsäure 0,1 g
Schälmittel bei Hyperkeratosen (Hornhautwucherungen) wie Warzen, Clavus und Kallus

Verrumal® Lösung

100 g enth.: Fluorouracil 0,5 g, 2-Hydroxybenzoesäure (Salicylsäure) 10 g, Dimethylsulfoxid 8 g
Anwendung bei gewöhnlichen Warzen, planen Warzen bei Jugendlichen, Dornwarzen

Schüssler-Salze

Nr. 1 Calcium fluoratum
und **Salbe Nr. 1** bei harten Warzen

Nr. 4 Kalium chloratum oder Nr. 10 Natrium sulfuricum
in Verbindung mit der **Salbe Nr. 10** bei weichen oder gestielten Warzen

Nr. 14 Kalium bromatum
bei Warzen, die gehäuft am ganzen Körper auftreten

Homöopathische Komplexmittel

Thuja Oligoplex Liquidum
100 g enth.: Thuja D1 16,6 g, Clematis D2 16,6 g, Kalium jodatum D4 16,6 g, Marum verum D3 16,6 g, Phosphorus D6 16,6 g, Platinum chloratum D6 16,6 g
Anwendung bei Polypen, Papillomen (nach Ausschluss von Malignität) und Warzen

Verintex® spag. intern Tropfen
100 g enth.: Acidum nitricum D4 15 g, Antimon crudum D9 11,5 g, Causticum Hahnemanni D6 14,5 g, Clematis recta D2 12,5 g, Ranunculus bulbosus D6 11,5 g, Fumaria off. spag. Urtink. 13 g, Glechoma hederacea spag. Urtink. 11 g, Taraxacum off. spag. Urtink. 11 g
Anwendung bei Dorn- und Sohlenwarzen, Alters- und Jugendwarzen und nagelumrandenden Warzen

Homöopathische Einzelmittel

Aus homöopathischer Sicht liegt der Grund für das Auftreten von Warzen in der Sykosis, einer konstitutionellen Veranlagung zu überschießendem Gewebewachstum, die mit entsprechenden konstitutionellen Mitteln grundlegend behandelt werden kann.

Acidum nitricum
Empfindliche Warzen, die splitterartige Schmerzen aufweisen können. Sie können überall auftreten, etwa im Gesicht, an den Genitalien, am Anus. Können leicht bluten. Große, gezackte, rissige Warzen. Gereiztes und unzufriedenes Gemüt. Verfroren und leicht erkältet. Verschlimmerung bei Kälte und auch bei Hitze. Allgemeine Besserung beim Autofahren.
Salpetersäure ist ein wichtiges Mittel bei splitterartigen stechenden Schmerzen.

Causticum
Harte, hornige Warzen, Warzen vor allem um die Fingernägel herum, an der Nasenspitze oder an den Augenlidern. Empfindliches Gemüt, großer Gerechtigkeitssinn. Zittern, Stottern, Lähmungen und rheumatische Beschwerden. Verschlimmerung des Allgemeinzustands bei kalter trockener Luft, Verbesserung bei Regen und feuchter Luft.
Causticum ist ein nach der Rezeptur Hahnemanns hergestellter Ätzstoff.

Medorrhinum
Häufiges Arzneimittel für Warzen bei Kindern. Warzen an den Genitalien. Fleischige, kurze und dicke Warzen, Dellwarzen. Warzen nach unterdrückter Gonorrhoe (Tripper). Kinder mit extremer Tierliebe oder Grausamkeit. Erwachsene: Sprunghaftigkeit, Exzesse, Wechsel von einem Extrem zum anderen. Emotionale Triebhaftigkeit.
Medorrhinum ist eine Tripper-Nosode, eine tiefgreifende Arznei bei Folgen von unterdrückter Gonorrhoe, auch für Kinder mit einer diesbezüglichen familiären Belastung.

Thuja
Oft große und auffallende, fleischige Warzen auf Gesicht, Lippen, Nase oder an den Genitalien. Fettige Gesichtshaut. Verschlossener Charakter mit der Neigung, eigene Fehler perfekt zu überspielen. Schwaches Selbstwertgefühl, fixe Ideen. Verschlimmerung des Allgemeinzustandes bei feuchter, kalter Witterung.
Der Lebensbaum ist das wichtigste Mittel für Warzen.

Weitere Mittel

Antimonium crudum
Warzen an den Fußsohlen, sehr harte, hornige Warzen.

Argentum nitricum
Warzen an den Schleimhäuten: Kehlkopf, Mund, Gaumen, Hals.

Calcium carbonicum
Zahlreiche fleischige, weiche Warzen, besonders an den Händen und Fingern.

Cinnabaris
Warzen um den Anus.

BEWEGUNGSAPPARAT

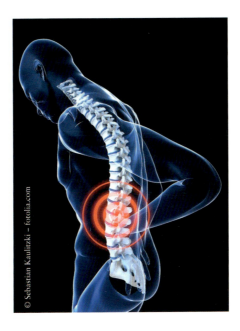

Nur durch den Bewegungsapparat mit Muskeln, Gelenken und Skelettsystem haben wir die Freiheit der willkürlichen Fortbewegung, ein enormer evolutionärer Fortschritt, der die Tier- von der Pflanzenwelt unterscheidet.

1 Verletzungen: Prellung, Verstauchung, Verrenkung

Als **Prellung** (Contusio) werden die Folgen einer direkten, stumpfen Gewalteinwirkung von außen bezeichnet. Das Gewebe schwillt an und meist kommt es zu einer Blutung in das umliegende Gewebe, was als Bluterguss (Hämatom) sichtbar werden kann.

Bei der **Verstauchung** (Distorsion) findet eine Verletzung der Gelenkkapsel oder -bänder durch eine starke Überdehnung des Gelenks statt. Am häufigsten tritt eine Verstauchung nach einer gewaltsamen Überdehnung des Sprunggelenks (durch „Umknicken") auf. Es kommt zum Anschwellen und evtl. zu einem örtlichen Bluterguss.

Verrenkung (Luxation) bezeichnet das Heraustreten des Gelenkkopfs aus der Gelenkpfanne. Sie stellt eine schwere Schädigung des Gelenks dar und muss im Krankenhaus versorgt werden.

Hausmittel und unterstützende Maßnahmen

Bei Prellungen, Verstauchungen und akuten Schmerzen des Bewegungsapparats helfen generell die drei folgenden Maßnahmen:
- Kühlen (entzündungshemmend, schmerzlindernd)
- Ruhigstellen (Reizminderung) und
- Hochlagern (abschwellender Effekt)

Äußerliche Anwendungen
- 2 TL getrocknete **Arnikablüten** mit ¼ l kochendem Wasser übergießen, 10 Minuten ziehen lassen, abseihen und auf Zimmertemperatur abkühlen lassen. Etwas Verbandmull damit tränken und auf die verletzte Stelle auflegen. Sobald der Umschlag getrocknet ist, ihn wieder befeuchten (er muss dazu nicht abgenommen werden). Der Umschlag sollte luftdurchlässig sein und darf nicht mit Plastik abgedeckt werden!
- Auch die **essigsaure Tonerde** ist eine bewährtes Mittel für Zerrungen, Verstauchungen und Blutergüsse: 1 EL davon in einem Glas Wasser verrühren und eine Zellstoffkompresse damit tränken. Sobald der luftdurchlässige Umschlag getrocknet ist, ihn wieder befeuchten, ohne ihn abzunehmen
- **Franzbranntwein** auf etwas Watte oder Zellstoff geben, auf die verletzte Stelle legen und luftdurchlässig umwickeln. Bei Bedarf den Verband erneut damit befeuchten
- **Johanniskrautöl** hilft als Einreibung bei schmerzhaften Verstauchungen und Blutergüssen. Ein Mullläppchen damit tränken und auf die verletzte Stelle legen, den Verband täglich wechseln

- **Ringelblumen-Kompressen** helfen bei Sportverletzungen und auch bei Furunkeln. 1–2 TL Ringelblumenblüten werden mit ¼ l kochendem Wasser übergossen, sollten 10 Minuten ziehen und werden dann abgeseiht. Etwas Verbandmull damit tränken und auf die betroffene Stelle geben, luftdurchlässig verbinden und bei Bedarf erneut befeuchten
- Umschläge mit **Arnika-Tinktur** im Mischungsverhältnis mit Wasser 1:5. Arnika nie auf offene Wunden geben!

Heilpflanzen

Arnika (Arnica montana) ist geeignet für die Behandlung schmerzhafter Muskel- und Gelenkbereiche bei rheumatischen Erkrankungen, aber auch bei Sportverletzungen wie Prellungen und Verstauchungen. Sie enthält Bitterstoffe, ätherisches Öl und Flavonoide und hat entzündungshemmende, durchblutungsfördernde und schmerzlindernde Wirkungen. Sie wird in der Phytotherapie vorwiegend äußerlich angewandt. Für kühlende Umschläge sollte Arnika-Tinktur vor der Verwendung mit der 3- bis 10-fachen Menge Wasser verdünnt werden, um Hautreizungen zu vermeiden. Eine gute Alternative ohne das Risiko einer Allergie und sehr hilfreich bei Prellungen, Blutergüssen und Sportverletzungen ist Arnika als homöopathisches Mittel, welches innerlich in Form von Globuli oder Tropfen eingenommen wird.

Getrocknete **Beinwellwurzeln** (Symphytum officinalis) werden bei schlecht heilenden Wunden, Knochenbrüchen, Sehnenscheidenentzündungen oder Drüsenschwellungen eingesetzt. Die Anwendung erfolgt meist äußerlich in Form von Umschlägen bzw. von Breipackungen. Diese Zubereitungen wirken entzündungshemmend, schmerzlindernd und fördern die Knochenheilung. Die Inhaltsstoffe Allantoin, Rosmarinsäure, Schleimstoffe und ein bestimmtes Glykopeptid scheinen für die Wirkung verantwortlich zu sein.

Aescin ist ein Gemisch von mehr als 30 verschiedenen Saponinen, das aus der **Rosskastanie** (Aesculus hippocastanum) isoliert wird. Es wirkt antientzündlich und dichtet die Gefäßwände der Venen ab, was zu einer Reduktion von Schwellungen (Ödemen) führt. Rosskastanienpräparate werden sowohl bei Krampfadern (chronisch venöse Insuffizienz) als auch bei Schwellungen nach Operationen oder Sportverletzungen eingesetzt.

Bromelain ist ein Enzymgemisch, welches aus der Ananaspflanze gewonnen wird. Es hilft bei akuten Schwellungszuständen nach Operationen und Verletzungen sowie bei Entzündungen aller Art.

Präparate

Arnika-Essenz (Weleda)
10 g (= 10,4 ml) enth.: Arnika Urtink. 6 g
Tinktur zum äußerlichen Gebrauch bei stumpfen Verletzungen aller Art wie Zerrungen, Quetschungen, Prellungen oder Blutergüssen

Arnica Kneipp® Salbe
100 g enth.: Ol. Arnicae (1:5) 10 g, Auszugsmittel: Sonnenblumenöl, Heparin 4000 I.E.
Anwendung bei Schwellungen und Stauungen, Verstauchungen, Prellungen und Blutergüssen

Arnika Salbe (Wala)
10 g enthalten: Arnika Urtink. 0,5 g, Ameisen Urtink. 0,01 g, Beinwell Urtink. 0,2 g
Anwendung bei stumpfen Verletzungen sowie entzündlichen und degenerativen Erkrankungen des Bewegungssystems

Calendumed® Creme
10 g enth.: Calendula (Ringelblume) 1 g
Anwendung bei Verbrennungen der Haut, Hauteiterungen und schlecht heilenden Wunden, Quetsch-, Riss- und Defektwunden, Erfrierungen der Haut

Dolo-cyl® Öl – Muskel- und Gelenköl-Einreibung
100 g enth.: Arnikaöl 12,5 g, Eukalyptusöl 2,5 g, Johanniskrautöl 75 g, Wacholderöl 2,5 g, Lavendelöl 2,5 g, Pinienöl 2,5 g, Rosmarinöl 2,5 g
Anwendung bei Muskelverspannungen und -verkrampfungen, Nachbehandlung von Frakturen, Lockerung der Muskulatur in der Sportmedizin

Kneipp® Arnika Kühl- & Schmerzgel
100 g enth.: Tinktur aus Arnikablüten (1:10) 25 g
Anwendung bei Verletzungs- und Unfallfolgen, z.B. bei Hämatomen, Distorsionen, Prellungen, Quetschungen

Kytta-Balsam® f Creme
100 g enth.: Beinwellwurzel-Fluidextrakt (1:2) 35 g
Anwendung bei schmerzhaften Muskel- und Gelenkbeschwerden, bei Prellung, Zerrung und Verstauchung (nach Abklingen der akuten Phase)

Kytta-Plasma® f Umschlagpaste
100 g enth.: Beinwellwurzel-Fluidextrakt 30 g, Lavendelöl, Fichtennadelöl
Anwendung bei Prellungen, Zerrungen und Verstauchungen

Reparil® 40 Madaus magensaftresistente Dragees
1 Drg. enth.: Aescin 40 mg
Anwendung bei Schwellungen nach Operationen oder Sportverletzungen, bei Hämorrhoiden

Reparil®-Gel N
100 g enth.: Aescin 1 g, Diethylamin-Salicylat 5 g
Anwendung bei Prellungen, Quetschungen, Verstauchungen, Hämatomen, Sehnenscheidenentzündungen. Schmerzsyndrome der Wirbelsäule. Auch bei oberflächlichen Venenentzündungen sowie Krampfadern

Retterspitz äußerlich
Bestandteile: Zitronensäure, Weinsäure, Alumen, Rosmarinöl, Arnikatinktur, Thymol, Zitronenöl, Bergamottöl, Orangenblütenöl
Anwendung u.a. bei Verletzungsfolgen, wirkt schmerzlindernd, abschwellend, kühlend. Unverdünnt oder falls erforderlich mit frischem Wasser 1:1–1:5 verdünnt kalt anwenden. Dauer des Wickels 1½ –2 Stunden

Venostasin® N-Salbe
1 g enth.: Trockenextrakt aus Rosskastaniensamen 36,5–42 mg
Anwendung bei Krampfadern, geschwollenen Beinen und Schwellungen nach Prellungen, Verstauchungen sowie Verrenkungen

Weleda Arnika-Gelee
10 g enth.: Auszug aus Arnica montana 6 g
Anwendung bei stumpfen Verletzungen, Zerrungen, Quetschungen, Prellungen und Blutergüssen

Nichtpflanzliche Präparate

Bromelain-POS® magensaftresistente Tabletten
1 Tbl. enth.: Bromelain 56,25–95 mg (entspr. 500 F.I.P.-E.)
Anwendung bei akuten Schwellungen nach Verletzungen, auch bei Entzündungen der der Nase und Nebenhöhlen

Exhirud®-Salbe
100 g enth.: Ethanolische Lsg. aus Blutegelextrakt 0,56 g
Anwendung bei stumpfen Verletzungen mit und ohne Hämatom und bei oberflächlichen Venenentzündungen

Klosterfrau Franzbranntwein
100 ml enth.: Levomenthol 0,91 g, Campher 0,19 g, Ethanol 60 ml
Anwendung bei rheumatischen Beschwerden, Muskel- und Gelenkschmerzen, Muskelkater und Hexenschuss, Zerrungen, Prellungen, Verstauchungen, Quetschungen und Blutergüssen

Wobenzym® N magensaftresistente Tabletten
1 Drg. enth.: Enzyme aus Pankreas, Ananas comosus, Carica papaya 230 mg
Anwendung bei entzündlichen Geschehen jeder Art und Weichteilschwellungen

Schüssler-Salze

Nr. 3 Ferrum phosphoricum und **Nr. 4 Kalium chloratum**
bei Prellung und verletzungsbedingten Schwellungen

Nr. 1 Calcium fluoratum und **Nr. 11 Silicea**
bei Verstauchungen und zur Festigung des Bindegewebes

Homöopathische Komplexmittel

Cefawell® Mischung
100 g enth.: Arnica montana Urtink. 20 g, Rhus toxicodendron D4 1,5 g
Anwendung bei Schmerzen in Sehnen und Muskeln nach Überanstrengung, Zerrung und Prellung

Traumeel® S Tabletten
1 Tbl. enth.: Arnica D2 15 mg, Calendula D2 15 mg, Chamomilla D3 24 mg, Symphytum D8 24 mg, Millefolium D3 15 mg, Belladonna D4 75 mg, Aconitum D3 30 mg, Bellis perennis D2 6 mg, Hypericum D2 3 mg, Echinacea ang. D2 6 mg, Echinacea purp. D2 6 mg, Hamamelis D2 15 mg, Mercurius solub. Hahnem. D8 30 mg, Hepar sulfuris D8 30 mg. 10 g, Bellis perennis D2 2 g, Hypericum D2 1 g, Echinacea ang. D2 2 g, Echinacea purp. D2 2 g, Hamamelis D2 5 g, Mercurius solub. Hahnem. D8 10 g, Hepar sulfuris D8 10 g. Belladonna D2 2,2 µl, Aconitum D2 1,32 µl, Bellis perennis D2 1,1 µl, Hypericum D2 0,66 µl, Echinacea ang. D2

0,55 µl, Echinacea purp. D2 0,55 µl, Hamamelis D1 0,22 µl, Mercurius solub. Hahnem. D6 1,1 mg, Hepar sulfuris D6 2,2 µl
Anwendung bei Verletzungsfolgen und Weichteilschwellungen

Traumeel S Creme
10 g Creme enth.: Arzneil. wirks. Bestandt.: Arnica Montana Dil. D3 150 mg. Calendula officinalis Urtink., Hamamelis virginiana Urtink. jeweils 45 mg. Echinacea Urtink., Echinacea purpurea Urtink., Matricaria recutita Urtink. jeweils 15 mg. Symphytum officinale Dil. D4, Bellis perennis Urtink. jeweils 10 mg. Hypericum perforatum Dil. D6, Achillea millefolium Urtink. jeweils 9 mg. Aconitum napellus Dil. D1, Atropa belladonna Dil. D1 jeweils 5 mg. Mercurius solubilis Hahnemanni Dil. D6 4 mg. Hepar sulfuris Dil. D6 2,5 mg
Äußerliche Anwendung bei Verletzungsfolgen und Weichteilschwellungen

Homöopathische Einzelmittel

Prellungen
Die homöopathische Behandlung von Prellungen und stumpfen Verletzungen beschleunigt die Abheilung und die Betroffenen benötigen weniger Schmerzmittel. Selbstverständlich sollte vor der Behandlung die medizinische Diagnose klargestellt sein, um keine schwerwiegenderen Verletzungen zu übersehen. Bei leichten Prellungen reicht die örtliche Anwendung von Salben (z. B. Traumeel) oder Umschlägen, z. B. mit Arnika.

Arnika
Schmerzen, Schwellung und Bluterguss. Ausgeprägtes Wundheits- und Prellungsgefühl. Empfindlich gegen Druck und Berührung. Bei chronischen Folgen von alten Verletzungen. Blaues Auge nach einem Schlag. Starke Empfindlichkeit nach Zahnbehandlungen und Extraktionen. Nach Operationen mit Blutergüssen. Nach der Entbindung. Muskelschmerzen nach Überanstrengung.
Arnika (Bergwohlverleih) ist wohl das wichtigste Mittel bei Verletzungen und Prellungen.

Bellis perennis
Prellungen des Brustkorbs, tiefe Muskelverletzungen. Nach Operationen mit Verletzung weicher Organe. Stumpfes Bauchtrauma. Nach Entbindung. Wundheits- und Prellungsgefühl mit großer Empfindlichkeit. Nervenschmerzen nach Verletzungen. Schlimmer durch ein kaltes Bad.
Das Gänseblümchen hat sich insbesondere bei Verletzungen von tieferem Gewebe und Nervenverletzungen bewährt.

Weitere Mittel

Bryonia
Heftigste Prellungsschmerzen, jede geringste Bewegung schmerzt, besser durch festen Druck.

Calendula
Muskelfaserriss oder Prellungen der Muskulatur, wenn Arnika nicht ausreichend geholfen hat.

Conium
Verletzungen und Quetschungen v.a. der Drüsen (Brüste, Hoden usw.). Bläulich-grünliche Verfärbung. In der verletzten Partie entsteht eine schwelende Entzündung und Verhärtung.

Hypericum
Prellungen und Quetschungen von nervenreichem Gewebe, wie Finger, Zehen, Lippen, Ohren oder Nase.

Ledum
Prellung mit starken Schmerzen und ausgeprägten Schwellungen. Die verletzte Stelle fühlt sich kalt an. Besser durch eiskalte Anwendungen.

Ruta
Schmerzhafte Prellungen der Knochenhaut dicht unter der Haut, z.B. des Schienbeins, des Ellenbogens oder des Darmbeinkamms.

Verstauchungen
Zusätzlich zur Standardbehandlung (Bandagen, Eis, Hochlagern, Ruhe) und evtl. äußerlich angewandter Arnika-Tinktur können homöopathische Mittel die Heilung deutlich beschleunigen.

Arnika
Hauptmittel bei schmerzhaften Verletzungen, Zerrungen, Verstauchungen und Blutergüssen. Große Berührungsempfindlichkeit, Wundheitsgefühl. Furcht vor Untersuchung, will nicht berührt werden. Verstauchung kleinerer Gelenke (Hände, Füße).

Bryonia
Schmerzen, die sich bei jeder kleinsten Bewegung verschlechtern und durch kalte Umschläge und äußeren Druck bessern. Verstauchung am Hand- und Fußgelenk.

Ledum
Sich sehr kalt anfühlendes und stark geschwollenes Gelenk. Ausgeprägter Bluterguss. Besser durch ein kaltes Bad. Besonders am Fußgelenk.

Rhus toxicodendron
Zerrungen und Verstauchungen mit Steifheitsgefühl, Schmerzen und Ruhelosigkeit. Besserung der Beschwerden unter fortgesetzter Bewegung. Besserung durch heiße Anwendungen, heißes Bad. Schulter, Handgelenk, Fußgelenk.

Strontium carbonicum
Schmerzen und Schwäche des Sprunggelenks nach Verstauchung, die sich wochen- und monatelang nicht bessern wollen. Wiederholtes Umknicken.

Zerrungen

Arnika
Hauptmittel bei schmerzhaften Verletzungen, Zerrungen, Verstauchungen und Blutergüssen. Auch hilfreich bei Muskelkater.

Bryonia
Jede Bewegung schmerzt, bei absoluter Ruhigstellung aber kaum Schmerzen, Folgemittel nach Arnika.

Calendula
Bewährtes Mittel zur Unterstützung der Abheilung von Muskelverletzungen, nach Arnika.

Rhus toxicodendron
Anhaltende Steifheit der Muskeln. Besserung der Beschwerden bei fortgesetzter Bewegung.

2 Rückenschmerzen und Ischias

Rückenschmerzen sind ein häufiges Gesundheitsproblem und mehr als 60 % aller Erwachsenen haben Probleme damit. Wenn die Beschwerden länger als 3 Monate dauern, spricht man von chronischen Rückenschmerzen. Diese können vielfältige Ursachen haben, wie z. B. Abnutzungserscheinungen, degenerative Erkrankungen, rheumatische Veränderungen, Bandscheibenvorfälle und Osteoporose. Bei ca. 85 % der Patienten mit akuten Rückenschmerzen lässt sich trotz Diagnostik keine befriedigende Ursache der Beschwerden finden. Die in den bildgebenden Verfahren (CT, MRT) feststellbaren Veränderungen stimmen nur wenig mit den Beschwerden überein, d. h. manchmal sind starke Abnutzungserscheinungen zu erkennen, aber kaum Beschwerden vorhanden und umgekehrt. Bildschirmarbeit, eine schlechte Arbeitshaltung, Adipositas, emotionaler Stress und wenig körperliche Bewegung führen vermehrt zum Auftreten von Rückenbeschwerden.

Beim **Bandscheibenvorfall** (Bandscheibenprolaps, Diskusprolaps) kommt es zur Vorwölbung bzw. zum Austritt von Bandscheibengewebe in die Zwischenwirbellöcher oder in den Wirbelkanal, was zu Druck auf die austretenden Nerven (Spinalnerven) oder das Rückenmark führt. Häufig ist der Lendenwirbelsäulenbereich und seltener der Halswirbelsäulenbereich betroffen. Eine ruckartige Bewegung wie plötzliches Drehen oder schweres Heben bei gebeugtem Rumpf kann die Beschwerden auslösen. Beim Husten, Pressen oder Niesen verstärken sich oft die Schmerzen. Durch den Druck auf die Nervenwurzeln kommt es zu schmerzhafter Muskelverhärtung, Schonhaltung und evtl. auch zu Sensibilitätsstörungen im betroffenen Gebiet.

Viele der heute vorkommenden Rückenschmerzen sind auch als ein Abbild der inneren psychisch-seelischen Verfassung zu verstehen. Dabei können unter anderem chronische Überforderungen, Schuldgefühle, Mangel an emotionaler Unterstützung, das Gefühl des Ungeliebtseins und zu wenig Liebe im zwischenmenschlichen Bereich eine Rolle spielen.

Die **Ischialgie** („Ischias" oder Ischiassyndrom) bezeichnet Schmerzen im Versorgungsgebiet des Ischiasnerven (Nervus ischiadicus), der für die sensible und motorische Versorgung der Beine zuständig ist. Durch einen Bandscheibenvorfall, degenerative Veränderungen an den Wirbelkörpern sowie klimatische oder rheumatische Faktoren werden die Nervenwurzeln bzw. der daraus abstammende Ischiasnerv irritiert und es kommt zu reißenden, ziehenden Schmerzen (Neuralgie) oder Taubheitsgefühlen (Parästhesien), die vom Rücken ins Gesäß, das Bein entlang und bis in den Fuß hinunter ziehen.

Lumbago, der landläufige „Hexenschuss", ist ein reiner Rückenschmerz mit Muskelhartspann ohne Schmerzausstrahlung in die Beine. Eine Kombination aus Lumbago und Ischialgie wird als **Lumboischialgie** bezeichnet.

Hausmittel und unterstützende Maßnahmen

- Der beste Schutz vor Rückenschmerzen und Hexenschuss ist eine starke Rücken- und Bauchmuskulatur, weil dadurch die Wirbelsäule entlastet und stabilisiert wird. In vielen Fitness-Studios wird hierfür eine spezielle Rückengymnastik angeboten
- Rückenschulen trainieren Übungen und Verhaltensänderungen, um sich im Alltag rückenschonender zu bewegen, beim Arbeiten am PC eine bessere Sitzhaltung einzunehmen, die entsprechende Muskulatur zu stärken und die Wirbelsäulenstabilität zu verbessern
- Rückenschwimmen oder Kraulen im warmen Wasser stärkt die Rückenmuskulatur, während Brustschwimmen eher zu Verkrampfungen im Nacken führen kann
- Feldenkrais-Übungen fördern das Bewusstsein in Bezug auf Fehlhaltungen und eine bessere Körperhaltung wird eingeübt
- Wärmeanwendungen wie z. B. Rotlicht, ein Rosmarin-Bad oder ein feuchtwarmer Heublumensack helfen bei akuten Beschwerden
- Heiße und kalte Fußbäder im Wechsel regen die Durchblutung an und können bei Hexenschuss und Ischias hilfreich sein
- Eine Massage mit warmem Olivenöl kann die Ischiasschmerzen evtl. etwas lindern

Äußerliche Anwendungen
- Eine Massage mit warmem Olivenöl bei Ischiasschmerzen
- Für Hartgesottene: junge blühende Brennnesseln abschneiden (Handschuhe!) und bündeln. An drei aufeinanderfolgenden Tagen die schmerzenden Stellen damit peitschen. Die in den Nesseln enthaltene Ameisensäure dient dabei als Reflexzonen-Reiztherapie
- Heiße und kalte Fußbäder im Wechsel

- Johanniskrautöl auf die schmerzenden Areale einreiben, dies dient der Beruhigung von Nervenschmerzen

Heilpflanzen und Präparate (vgl. auch Abschnitt Verletzungen)

ABC-Pflaster
1 Pflaster enthält 12 mg Capsaicin
Anwendung zur lokalen Behandlung von Gelenks- und Muskelschmerzen, wie z.B. bei Muskelverspannung und -zerrung, Rückenschmerzen, steifem Nacken, schmerzender Schulter, rheumatischen Beschwerden und Hexenschuss

Dolo-cyl® Öl – Muskel- und Gelenköl
100 g enth.: Arnikaöl 12,5 g, Eukalyptusöl 2,5 g, Johanniskrautöl 75 g, Wacholderöl 2,5 g, Lavendelöl 2,5 g, Pinienöl 2,5 g, Rosmarinöl 2,5 g
Anwendung bei Muskel- und Gelenkrheumatismus, Muskelverspannungen und -verkrampfungen, zur Nachbehandlung von Frakturen und zur Lockerung der Muskulatur in der Sportmedizin

Fangotherm® Wärmepackung
1 Kompresse enth.: natürlichen Eifelfango
Anwendung bei Rheumatismus, Ischias, nach Verletzungen am Bewegungsapparat sowie Neuralgien

Forapin® E Liniment
100 g enth.: Lyophil. Bienengift stand. 0,9 mg, Bornylsalicylat 1,5 g, Methylnicotinat 2 g
Anwendung bei rheumatischen Muskel- und Gelenkschmerzen, Ischias, Sehnenscheiden- und Gelenkentzündungen

Petadolex®-Kapseln
1 Kps. enth.: Extr. Rad. Petasit. spiss. (Pestwurz) 25 mg
Anwendung bei Nacken- und Rückenschmerzen (auch bei Migräne und Asthma)

Phytodolor® Tinktur
100 ml enth.: Frischpflanzenauszüge aus Zitterpappelrinde und -blättern 60 ml, Echtem Goldrutenkraut 20 ml, Eschenrinde 20 ml
Anwendung bei Rückenschmerzen (z.B. Hexenschuss, Ischialgien) und auch bei rheumatischen Erkrankungen bzw. Neuralgien

Tiger Balm weiß (Salbe) von Klosterfrau
10 g Salbe enth.: 2,5 g Campher rac., 0,79 g Menthol, 0,15 g Nelkenöl, 1,3 g Cajeputöl, 1,6 g Pfefferminzöl

Anwendung u.a. bei Schmerzzuständen in Muskeln und Gelenken, bei Ischias, Hexenschuss, Bandscheibenbeschwerden und Muskelverspannungen wie z.B. Nackensteife

Schüssler-Salze

Nr. 1 Calcium fluoratum
und Salbe Nr. 1 bei Muskelhartspann

Nr. 7 Magnesium phosphoricum
als „heiße Sieben" bei großflächigen Muskelverhärtungen infolge von Stress

Nr. 2 Calcium phosphoricum
bei Hexenschuss mit Gefühlsstörungen

Nr. 19 Cuprum arsenicosum
bei krampfartigen Ischiasschmerzen, Wadenkrämpfen, Schwäche

Homöopathische Komplexmittel

Agnesin forte Tropfen
100 ml enth.: Harpagophytum Urtink. 54 ml, Colchicinum D3 10 ml, Aconitum D3 2 ml, Gelsemium D3 2 ml, Iris versicolor D3 2 ml, Lespedeza D2 2 ml, Secale cornutum D3 2 ml, Spiraea ulmaria D2 2 ml, Spigelia D2 2 ml, Tartarus stibiatus D2 2 ml, Arnica Urtink. 3 ml, Ledum D3 3 ml, Rhus tox. D2 1 ml
Anwendung bei Entzündungen und Schmerzen bei rheumatischen Erkrankungen der Gelenke und Muskeln; HWS-/LWS-Syndrom; Lumbago; Neuritiden, Ischias; Gicht

Infi-Symphytum Tropfen
100 ml enth.: Symphytum D6 5 ml, Acidum silicicum D8 5 ml, Acorus calamus D6, 6 ml, Alchemilla vulgaris D6 6 ml, Calcium carbonicum D12 10 ml, Calcium phosphoricum D12 8 ml, Cimicifuga D4 1 ml, Cimicifuga D30 1 ml, Cyanocobalamin D4 3 ml, Equisetum arvensae D6 5 ml, Pichi-Pichi D3 10 ml, Nicotinamid D2 2 ml, Pseudognaphalium D3 2 ml, Pyridoxinum hydrochloricum D2 2 ml, Thiaminnitrat D2 2 ml, Tocopherolacetat D3 0,025 ml, China D4, D12, D30, D200 4 ml, Gelsemium D4, D12, D30, D200 4 ml, Sepia D6, D30, D200 3 ml, Rhus toxicodendron D4, D12, D30, D200 4 ml

Pesendorfer Salbe®
100 g enth.: Berberis spag. D4 4 g, Conium spag. D4 4 g, Echinacea spag. D4 4 g, Hamamelis spag. D4 4 g, Populus Fluid spag. D4 8 g
Anwendung bei Muskel- und Gelenkrheumatismus, Lumbago, Gicht, Arthrosen

Phönix Arthrophön Tropfen
100 ml enth.: Acidum sulfuricum D2, Antimonium crudum D8 11 ml, Arnica D2 7 ml, Arsenicum album D4 5 ml, Aurum chloratum D5 3 ml, Scilla D4 1 ml, Colocynthis D4 2 ml, Corallium rubrum, Kaliumnitrat 4 ml, Cuprum sulfuricum D4 10 ml, Digitalis D4 3 ml, Helleborus viridis D4 9 ml, Hydrargyrum bichloratum D6 8 ml, Plumbum aceticum D4 2 ml, Gartenrettich, Goldrutenkraut, Vogelsternmiere, Weinstein
Anwendung bei Arthrosis deformans, Arthritis, Rheuma, Ischias, Lumbago und Neuralgien

Ranunculus Oligoplex®
10 g (= 10,9 ml) enth.: Ranunculus bulbosus Dil. D3, Aconitum Dil. D4, Actaea Dil. D3, Aesculus Dil. D1, Bryonia Dil. D4, Gelsemium Dil. D4, Rhododendron Dil. D4, aa 1,43 g
Anwendung bei akuten und rheumatischen Rückenschmerzen

Traumeel
siehe auch Abschnitt Verletzungen, wirkt entzündungshemmend und schmerzlindernd

Homöopathische Einzelmittel

In Kombination mit einer sanften physiotherapeutischen Behandlung (z. B. craniosakraler Therapie) und äußerlichen Anwendungen können homöopathische Mittel viele Rückenbeschwerden bessern, allerdings sollte die medizinische Diagnose zuvor eingehend gestellt werden.

Aconitum
Lumboischialgie mit ziehenden schießenden Beinschmerzen, Taubheitsgefühl, Ameisenlaufen, innere Unruhe, heftige plötzliche Schmerzen infolge von kaltem Wind, Zugluft oder Angst; schlimmer nachts, besser durch Wärme.
Typisch für den Sturmhut ist der plötzliche und heftige Beginn der Schmerzen, verursacht durch kalten Wind oder Zugluft.

Arnica
Rückenschmerzen nach einem Schlag, infolge von Verletzungen und Überanstrengung, wundes Zerschlagenheitsgefühl, will nicht berührt werden; Verschlechterung durch Berührung und Bewegung, Besserung durch Hinlegen.
Arnika ist das klassische Mittel für Verletzungsfolgen.

Bryonia
Starke Rückenschmerzen und Ischialgien, die dazu zwingen, jede Bewegung einzustellen und flach im Bett zu liegen. Rückenschmerzen infolge von Überanstrengung, ziehende reißende Schmerzen, Reizbarkeit, großer Durst; harter Druck bessert die Beschwerden, jede kleinste Bewegung ist schmerzhaft. Besser beim Liegen auf der schmerzhaften Seite.
Bei der Zaunrübe findet sich fast immer die Verschlimmerung durch jede kleinste Bewegung.

Calcium carbonicum
Lumbalgie sogar bei geringer Anstrengung und durch Überheben. Schwächegefühl im Rücken, der Patient versinkt im Stuhl. Schlimmer bei nasskaltem Wetter, beim Treppensteigen und bei jeglicher körperlicher Anstrengung. Besser durch Hitze und in Ruhe.
Austernschalenkalk ist ein Mittel, das konstitutionell eher für phlegmatische Personen mit reichlich Schweißen geeignet ist.

Colocynthis
Krampfartige, blitzartig einschießende Ischiasschmerzen, besonders im rechten Bein. Heftiger krampfartiger Hüftschmerz, scharfe stechende Schmerzen. Verursacht durch Ärger oder Kränkung. Besserung durch Druck, Zusammenkrümmen und Wärme.
Die Koloquinte ist ein klassisches Neuralgie-(Nervenschmerzen-)Mittel, besonders bei reizbarem Charakter und wenn die Beschwerden durch Ärger hervorgerufen wurden.

Hypericum
Folge von Nervenverletzungen nach Unfällen und Stürzen. Sturz auf das Steißbein. Ischiasschmerzen mit schießenden Schmerzen, Kribbeln und Taubheitsgefühl. Schlimmer bei Kälte und Feuchtigkeit, beim Entblößen und Berühren.
Johanniskraut ist ein wichtiges Mittel bei Nervenverletzungen und Steißbeinschmerzen nach Sturz.

Nux vomica
Akuter Hexenschuss, schwere Ischialgie als Folge von Ärger, Stress und/oder kalter Zugluft, aber auch sitzende Lebensweise, Reizbarkeit. Die Rückenschmerzen

werden umso schlimmer, je länger der Patient im Bett bleibt. Besserung durch Hitze und Druck, Verschlimmerung morgens.
Die Brechnuss ist das klassische Mittel für Folgen von zu viel Stress.

Rhus toxicodendron D12
Ischialgie und Kreuzschmerzen, Steifheit. Folge von Überanstrengung, Durchnässung und Schwitzen mit plötzlicher Abkühlung. Große Unruhe, ständiger Bewegungsdrang; Besserung durch fortgesetzte Bewegung, Hitze und heißes Baden. Schlimmer bei der ersten Bewegung, durch nasskaltes Wetter und durch Kälte.
Der Giftsumach wird oftmals allein aufgrund der Causa (Ursache) und der Modalitäten (Besserung und Verschlechterung) eingesetzt.

Weitere Mittel

Kalium carbonicum
Kreuzschmerzen und Ischialgie, besonders rechtsseitig. Die Schmerzen treiben nachts aus dem Bett. Schlimmer nachts zwischen 2.00 und 3.00 Uhr, durch Kälte und Zugluft. Besser durch Druck, Wärme, Liegen auf der schmerzhaften Seite und nach Umhergehen.

Kalium jodatum
Schwere Ischialgie (besonders links) mit rasenden Schmerzen. Schlimmer im Liegen, besonders auf der schmerzhaften Seite, schlimmer nachts. Besser durch Gehen, an der frischen Luft.

Tellurium
Starke Schmerzen, die vom Kreuzbein in den (eher rechten) Ischiasnerv und Oberschenkel ausstrahlen. Schlimmer durch Husten, Lachen, Niesen, beim angestrengten Pressen zur Stuhlentleerung und durch Erschütterung. Besserung im Stehen.

3 Arthrosen, rheumatische Beschwerden und Gicht

Der Begriff **Arthrose** beschreibt schmerzhafte Gelenkerkrankungen, die mit Zerstörung des Gelenkknorpels und Entzündungen der Gelenkkapsel einhergehen, was bis zur völligen Einsteifung eines Gelenks führen kann. Bei älteren Menschen sind v.a. die Hüft- und

Kniegelenke betroffen (Cox- bzw. Gonarthrosen). Sie beginnen mit einem Gefühl der Steife und Schmerzen zu Beginn einer Belastung (Anlaufschmerz) und können im Laufe der Zeit zu ständigen Schmerzen bei Belastung bis hin zum Ruheschmerz auch während der Nacht führen.

Arthrosen entstehen einerseits durch Fehl- und Überbelastung, andererseits auch durch eine zu hohe Belastung durch tierische Eiweiße und Fette. Gerade bei übergewichtigen Menschen spielen beide Faktoren zusammen und verstärken sich sogar gegenseitig. Mangelhafte Bewegung führt zu einer geringeren Sauerstoffaufnahme, dadurch wird der Nährstoffabbau reduziert und es kommt infolgedessen zu einer Übersäuerung, was die Entstehung von Arthrosen und Osteoporose begünstigt. Durch den Bewegungsschmerz wiederum vermeiden die Betroffenen jede körperliche Bewegung.

Rheumatische Beschwerden („Rheuma") sind eine Sammelbezeichnung für verschiedenste Erkrankungen:

Die **Arthritis** ist eine entzündliche Gelenkserkrankung, die mit Gelenkschmerzen, -schwellung, -überwärmung und Bewegungseinschränkung einhergeht. Ursachen können Entzündungsreaktionen auf dem Boden einer Arthrose sein, in seltenen Fällen Infektionen, aber häufig auch Autoimmunreaktionen (z.B. bei der rheumatoiden Arthritis), bei denen sich das Immunsystem gegen die körpereigenen Gelenkstrukturen richtet.

Die **rheumatoide Arthritis** (primär chronische Polyarthritis, abgekürzt RA, cP bzw. pcP) ist eine chronisch-entzündliche, oft in Schüben verlaufende Erkrankung, die sich vorwiegend an den Gelenken und gelenknahen Strukturen manifestiert. Der Verlauf ist individuell unterschiedlich, meist aber langsam fortschreitend und führt zu einer zunehmenden Beweglichkeitseinschränkung. Typisch für die rheumatoide Arthritis ist die Morgensteifigkeit der betroffenen Gelenke über mindestens eine Stunde. Die Gelenke sind geschwollen, heiß, druckschmerzhaft und jede Bewegung schmerzt. Die Zerstörung von Gelenken, Bändern und Sehnen führt langfristig zu Fehlstellungen, die vor allem an den Händen deutlich werden.

Gicht (Arthritis urica) ist Ausdruck erhöhter Harnsäurewerte im Blut und äußert sich insbesondere durch Gichtanfälle und Gelenkbeschwerden. Meist sind Männer davon betroffen. Aufgrund von Überernährung, zu viel Fleisch- und Alkoholkonsum steigen die Harnsäurespiegel an. Bei hoher Harnsäurekonzentration fällen Harnsäurekristalle (Urate) aus. Sie lagern sich insbesondere in den Gelenken ab und führen dort zu der typischen Entzündungsreaktion im Rahmen eines akuten Gichtanfalls. Anfangs ist nur ein Gelenk, meist das Großzehengrundgelenk, betroffen (Podagra). Es ist stark geschwollen, gerötet und extrem druckschmerzhaft. Im weiteren Verlauf der Erkrankung wechseln akute Gichtanfälle mit beschwerdefreien Intervallen ab. Einerseits kann eine Ausscheidungsschwäche der Niere zu erhöhten Harnsäurewerten führen, andererseits schädigen die Harnsäureablagerungen die Niere im Laufe der Zeit immer mehr. Nierensteine können auftreten und im Spätstadium der **Gichtniere** ist die Nierenfunktion immer mehr eingeschränkt.

Hausmittel und unterstützende Maßnahmen

Arthrosen
- Zu empfehlen ist eine basenreiche, überwiegend laktovegetabile Ernährung (wenig Fleisch), um eine Übersäuerung des Gewebes vorzubeugen
- Fetthaltige Nahrung, Süßigkeiten, Koffein und Tabak vermeiden
- Bei übergewichtigen Patienten sollte eine Gewichtsreduktion angestrebt werden, um die Belastung der Gelenke zu reduzieren
- Gelenkschonende Bewegungsarten wie Schwimmen, Radfahren und Skilanglauf sind zu empfehlen, dagegen ist Joggen bei Kniegelenkarthrosen und Treppensteigen bei Hüftgelenkarthose zu vermeiden
- Wärmeanwendungen, wie z.B. feuchtwarme Umschläge, Heublumensack oder Sauna lindern die Beschwerden im chronischen Stadium (Arthrose)
- Bei akuter Gelenksentzündung (Arthritis) sollten eher kalte Umschläge z.B. mit Heilerde durchgeführt werden

Arthritis und rheumatische Gelenkerkrankungen
- Zu vermeiden sind Nahrungsmittel wie Eigelb, Schweineschmalz, Thunfisch, Kuhmilch und Kalbfleisch. Die darin ent-

haltene Arachnidonsäure kann Entzündungsvorgänge auslösen bzw. fördern
- Ein am besten in einer spezialisierten Fastenklinik durchgeführtes Heilfasten kann sich günstig auf den Krankheitsverlauf auswirken
- Anschließend sollte auf eine rohkostreiche Vollwerternährung umgestellt werden
- Honig-Apfelessig hat eine reinigende und entsäuernde Wirkung und sollte folgendermaßen eingenommen werden: 1 EL Apfelessig in einem Glas heißem Wasser mit 1 TL Honig vermischen und zweimal täglich trinken
- Im akuten Stadium der Entzündung helfen kühlende Anwendungen, wie z.B. Umschläge mit Quark (Topfenwickel) oder Heilerde, starke Reize wie Eispackungen sind dagegen nicht zu empfehlen, weil sie in der Folge die Durchblutung stark anregen

Gicht
- Im akuten Gichtanfall wirken kühlende Alkoholumschläge und Ruhigstellung des betroffenen Gelenks beschwerdelindernd
- Die tägliche Urinmenge sollte mindestens 2 l betragen, um der Harnsäuresteinbildung vorzubeugen
- Extreme körperliche Anstrengung und Unterkühlung können Anfälle auslösen und sollten daher vermieden werden
- Die Ernährung sollte purinarm sein, d.h. Fleisch ist nur in kleinen Portionen erlaubt und auf Innereien, Wild, Sardinen und Fleischextrakte muss ganz verzichtet werden. Auch einige pflanzliche Nahrungsmittel wie Hülsenfrüchte, Spargel und Kohl enthalten viel Harnsäure und sollten nur eingeschränkt verzehrt werden. Außerdem sollte Kaffee gemieden werden. Milch, Milchprodukte und Eier sind als Eiweißlieferant erlaubt.
- Bei übergewichtigen Patienten ist eine Gewichtsnormalisierung anzustreben. Verboten sind jedoch radikale Fastenkuren, da diese den Harnsäurespiegel in die Höhe treiben

Äußerliche Anwendungen
Bei Arthrosen und Muskelverspannungen werden wärmende An-

wendungen meist als angenehm empfunden. Hier gibt es mehrere Möglichkeiten:
- Fango-Fertigpackungen, die nur angewärmt und aufgelegt werden müssen
- Ein Heublumensack wird auf 42 °C aufgewärmt und ca. 40 Minuten lang auf die verspannte Stelle gelegt
- 4 EL Senfmehl werden mit lauwarmem Wasser zu einem dickflüssigen Brei verrührt und 10–15 Minuten auf die schmerzende Stelle gegeben. Breiumschläge aus Senfmehl sollten nicht zu häufig angewandt werden, da sie die Haut und Nervenendigungen schädigen können. Für Nierenkranke sind sie generell nicht geeignet
- Einige Tropfen Eukalyptusöl auf die schmerzenden Stellen geben und mit leichtem Druck einreiben
- 500 g Heublumen mit 3 l Wasser zum Sieden bringen, ziehen lassen und nach ½ Stunde abseihen. Diese Flüssigkeit dem Badewasser zusetzen, das etwa 38 °C betragen sollte. 15 Minuten lang baden

Teemischungen
- Zur Linderung rheumatischer Beschwerden und zur Anregung des Stoffwechsels: 2 gehäufte TL Birkenblätter werden mit ¼ l kochendem Wasser übergossen. 10 Minuten ziehen lassen und dann abseihen. 4–8 Wochen lang täglich 2–3 Tassen trinken
- Bei rheumatischen Erkrankungen und Gicht: jeweils 10 g Birkenblätter und Brennnesselblätter mischen. 1 gehäuften TL mit ¼ l kochendem Wasser übergießen, 10 Minuten ziehen lassen und dann abseihen. 3–4 Wochen lang täglich 2 Tassen trinken.
- Bei Rheuma und Gicht mit verminderter Wasserausscheidung: 20 g Goldrutenkraut mit jeweils 10 g Birkenblättern, Löwenzahnwurzel mit Kraut, Hauhechelwurzel und Pfefferminzblättern mischen. 1 gehäuften TL mit ¼ l kochendem Wasser übergießen, 10 Minuten ziehen lassen und dann abseihen. 3–4 Wochen lang täglich 2 Tassen ungesüßt trinken.
- Bei Muskel- oder Gelenkrheumatismus bzw. Hexenschuss: jeweils 10 g Holunderblätter, Schachtelhalm, Brennnesselblätter und Löwenzahnwurzel mischen. 1 gehäuften TL mit ¼ l kochen-

dem Wasser übergießen, 10 Minuten ziehen lassen und dann absehen. 8 Wochen lang täglich 2 Tassen ungesüßt trinken.

Heilpflanzen

Arnikablüten und -extrakte eignen sich zur Behandlung schmerzhafter Muskeln und Gelenke bei rheumatischen Erkrankungen, aber auch bei Sportverletzungen wie Prellungen und Verstauchungen. Die ätherische Öle (Thymol und Carvacol) sowie das Helenalin der Arnika wirken entzündungshemmend, schmerzstillend und desinfizierend.

Wer zu Allergien neigt, sollte allerdings mit der äußerlichen Anwendung von Arnika vorsichtig sein. Helenalin kann bei häufiger längerer Anwendung allergische Reaktionen auf der Haut auslösen. Arnikablüten portugiesischer Herkunft (wie z. B. in der Arnikasalbe von Kneipp) enthalten stattdessen Dihydrohelenalin, das keine Allergien verursachen soll.

Bei schmerzhaften Muskelverspannungen im Bereich des Nackens und Rückens sowie bei Nervenschmerzen hilft der **Cayennepfeffer**, der lokal als Salbe, Einreibung oder Pflaster eingesetzt wird. Selbst bei starken Nervenschmerzen bei Diabetikern oder nach einer Gürtelrose (Herpes zoster) hat sich die äußerliche Anwendung als wirksam erwiesen. Die Schärfe des Cayennepfeffers wird durch Capsaicinoide hervorgerufen, die auf der Haut anfangs zur Rötung und dann zur Erwärmung führen. Sie wirken dann entzündungshemmend und schmerzlindernd (anästhesierend). Die Präparate sollten jedoch vorsichtig und anfangs nur in geringer Menge aufgetragen werden, denn nicht alle vertragen die entstehende Hautwärme und ein nachträgliches Abwaschen ist kaum möglich. Achten Sie zudem darauf, dass kein Kontakt mit Augen, Schleimhäuten und entzündeten Hautarealen zustande kommt.

Bei Gelenk- und Muskelschmerzen können **ätherische Öle** wie z. B. das **Eukalyptusöl** lindernd helfen. Dazu können 5–8 Tropfen direkt auf der Haut eingerieben werden. Der Hauptwirkstoff von Eukalyptus ist das Cineol. Es regt die Durchblutung der Haut an, löst Verspannungen und scheint selbst bei äußerlicher Anwendung die Bildung von entzündungsfördernden Stoffen im Organismus zu hemmen. Weitere äußerlich anwendbare ätherische Öle zur Behandlung rheumatischer Beschwerden sind **Nelkenöl, Zimtöl, Rosmarinöl** und **Ledumöl**.

Weidenrinde enthält Salicin und Salicortin, die im Körper zu Salicylsäure umgewandelt werden. Sie wirkt fiebersenkend, schmerzstillend und entzündungshemmend. Die Anfang des letzten Jahrhunderts daraus entwickelte Acetylsalicylsäure (Aspirin) hat einen Siegeszug ohnegleichen erlebt und gehört zu den weltweit am meisten konsumierten Arzneimitteln gegen Schmerzen überhaupt. Die Salze der Salicylsäure wie z. B. Methylsalicylat werden in vielen Salben zur äußerlichen Behandlung rheumatischer Beschwerden eingesetzt.

Die Anwendung von **Weihrauch** gegen rheumatische Beschwerden kommt aus der ayurvedischen Medizin. Die darin enthaltenen Boswelliasäuren hemmen im Organismus die Bildung von Entzündungsstoffen (Mediatoren) und können bei chronischer Polyarthritis, aber auch bei entzündlichen Darmerkrankungen wie Colitis ulcerosa eingesetzt werden.

Teufelskralle wird als Tee oder in Form von Tabletten zur Behandlung von Arthrosen eingesetzt. Der Hauptinhaltsstoff der aus dem südlichen Afrika kommenden Wurzelknolle ist Harpagosid, welches schmerzlindernd und entzündungshemmend wirken soll.

Die in **Ananas** und **Papaya** enthaltenen Enzyme Bromelain und Papain können bei entzündlichen Erkrankungen jeglicher Art helfen. Sie haben sich bei rheumatischen Beschwerden, Venenentzündungen und Sportverletzungen bewährt. Die aus dem Saft isolierten Enzyme werden oft in Kombination mit Trypsin und Chymotrypsin angeboten, die ebenfalls zu den Biokatalysatoren (Enzymen) gehören. Enzympräparate können Immunkomplexe auflösen, und sie reduzieren Entzündungsmediatoren (TNF-alpha, Interleukin 1 beta), die für eine Vielzahl entzündlicher Reaktionen verantwortlich gemacht werden. Es müssen hohe Dosen eingenommen werden, weil nur ca. 20% der Enzyme in den Blutkreislauf gelangen. Anfangs können sich unter der Einnahme von Enzymen die Beschwerden verstärken, was als Anregung des Heilungsprozesses interpretiert wird. Eine Kombination mit einem hochdosierten Vitamin-E-Präparat scheint hilfreich zu sein.

Stoffwechselanregende und schmerzlindernde Heilpflanzen wie **Ackerschachtelhalm** (Equisetum arvense), **Löwenzahn** (Taraxum officinale) und **Brennnessel** (Urtica dioica) verbessern den Stoffwechsel und die Durchblutung im Gelenkbereich und können z.B. kurmäßig als Tee eingenommen werden.

Präparate

Arnica comp./Apis Salbe
10 g enth.: Sturmhut 0,15 g, Arnika 0,7 g, Birkenblätter 0,2 g, Alraune 0,3 g, Honigbiene 0,3 g, Rosmarinöl 0,1 g
Anwendung bei Erkrankungen des rheumatischen Formenkreises und bei entzündlichen Begleitprozessen degenerativer Erkrankungen im Bewegungssystem

Arthrodynat P Salbe
100 g enth.: Ol. Rosmarini (Rosmarin) 6 g, Campher natürlich 5 g, Ol. Hyperici (Johanniskraut) 20 g
Anwendung bei Arthrosen und bei rheumatischen Erkrankungen

Arthrosenex® AR Salbe
100 g enth.: öliger Auszug aus Arnikablüten 5 g
Anwendung bei rheumatischen Muskel- und Gelenkentzündungen, Verschleiß- und Degenerationserscheinungen der Gelenke und des Weichteilmantels, Lumbago, Kreuzschmerzen, Muskelverspannungen

Arthrotabs Filmtabletten
1 Filmtbl. enth.: Trockenextrakt aus Rad. Harpagophyti (Teufelskralle) 300 mg
Anwendung bei degenerativen Erkrankungen des Bewegungsapparates

Capsamol®-Salbe
100 g enth.: Auszug aus Cayennepfeffer 0,24–1,02 g (entspr. 50 mg Capsaicinoide)
Anwendung bei schmerzhaftem Muskelhartspann im Schulter-Arm-Bereich und im Bereich der Wirbelsäule

Cefadolor® Filmtabletten
1 Filmtbl. enth.: Guajakholz-Trockenextrakt (5:1) 0,2 g
Anwendung bei rheumatischen Beschwerden

Dolo-Arthrosetten® H Kapseln
1 Kps. enth.: Trockenextrakt aus Rad. Harpagophytum procumbens (Teufelskralle) 400 mg
Anwendung bei degenerativen Erkrankungen des Bewegungsapparates

Dolo-cyl® Öl – Muskel- und Gelenköl
100 g enth.: Ol. Arnicae inf. 12,5 g, Ol. Eucalypti 2,5 g, Ol. Hyperici 75 g, Ol. Juniperi 2,5 g, Ol. Lavandulae 2,5 g, Ol. Pini pumil. 2,5 g, Ol. Rosmarini 2,5 g
Anwendung bei Muskel- und Gelenkrheumatismus, Muskelverspannungen und Verkrampfungen, Nachbehandlung von Frakturen und zur Lockerung der Muskulatur in der Sportmedizin

Enelbin® Paste
100 g enth.: Aluminiumsilikate 46,9 g, Zinkoxid, Eukalyptusöl, Lavendelöl, Thymianöl, Wintergrünöl
Umschlagpaste zur Linderung von Beschwerden des Bewegungsapparates

Fangotherm® Wärmepackung
1 Kompresse enth.: natürlichen Eifelfango
Anwendung bei Rheumatismus, Ischias, nach Verletzungen am Bewegungsapparat, bei Neuralgien

flexi-loges® Filmtabletten
1 Filmtbl. enth.: Teufelskrallenwurzel-Trockenextrakt (4,4–5,0:1) 480 mg
Anwendung zur unterstützenden Therapie bei Verschleißerscheinungen des Bewegungsapparates

Forapin® E Liniment
100 g enth.: Lyophil. Bienengift stand. 0,9 mg, Bornylsalicylat 1,5 g, Methylnicotinat 2 g
Anwendung bei rheumatischen Muskel- und Gelenkschmerzen, Ischias, Sehnenscheiden- und Gelenkentzündungen

Kneipp® Arnika Salbe S
100 g enth.: Öliger Auszug aus Arnikablüten 10 g
Anwendung bei Verletzungs- und Unfallfolgen, z.B. Hämatomen, Distorsionen, Prellungen, Quetschungen, Frakturödemen sowie bei rheumatischen Muskel- und Gelenkbeschwerden

Kneipp® Heupack Herbatherm® N Kompressen
1 gebrauchsfertige Kompresse enth.: geschnittenes Wiesenheu mit Blüten 285 g
Anwendung bei rheumatischen und arthritischen Beschwerden. Unterstützend bei Gallen-, Nieren- und Blasenerkrankungen. Zur Durchblutungssteigerung der tieferen Hautschichten und der darunterliegenden Gewebe

Kneipp® Rheumabad spezial
100 g enth.: Wacholderholzöl 18 g, Wintergrünöl 14 g

Anwendung zur Besserung des Befindens bei Rheuma und Bandscheibenbeschwerden

Kneipp® Rheuma Salbe
100 g enth.: 4 g eingestellten Cayennepfeffer-Extrakt
Anwendung bei Muskel- und Gelenkrheumatismus, Ischias und Neuralgien

Kytta-Rheumabad® N flüssiger Badezusatz
100 g enth.: Edeltannennadelöl 7,5 g, Fichtennadelöl 7,5 g
Anwendung bei Erkrankungen des rheumatischen Formenkreises im nicht akuten Stadium

Leukona®-Rheuma-Bad N Badezusatz
100 g enth.: Methylsalicylat 15 g, Terpentinöl ger. 10 g, Fichtennadelöl 1,5 g
Anwendung bei rheumatischen Erkrankungen im subakuten Stadium, Wirbelsäulenbeschwerden

Kytta-Thermopack® Moor-Fangoparaffin Wärme-Packung
100 g enth.: Hochmoortorf getrocknet 21,71 g, kieselsäurehaltiger Fango 21,71 g, Hartparaffin 43,41 g
Zur Wärmetherapie bei subakuten und chronischen Formen rheumatischer Erkrankungen des Bewegungsapparates, degenerativen Gelenkerkrankungen

Olibanum RA – Weihrauch®
10 g enth.: Olibanum (Indischer Weihrauch) 1 g
Anwendung bei Arthrosen und rheumatischen Beschwerden

Optovit actiFLEX Dragees
1 Drg. enth.: Weidenrinden-Trockenextrakt entsprechend 60 mg Salicin
Anwendung bei rheumatischen Beschwerden, wie z.B. anhaltenden Rücken- und Gelenkschmerzen

Phytodolor® Tinktur
100 ml enth.: Frischpflanzenauszüge aus Zitterpappelrinde und -blättern 60 ml, Echtem Goldrutenkraut 20 ml, Eschenrinde 20 ml
Anwendung bei Rückenschmerzen (z.B. Hexenschuss, Ischialgien) und bei rheumatischen Erkrankungen bzw. Neuralgien

Rheumatab Salicis Tabletten
1 Tbl. enth.: Trockenextrakt aus Weidenrinde (8–14:1) 85–97 mg
Anwendung bei rheumatischen Beschwerden, Kopfschmerzen

Rivoltan® Teufelskralle 480 mg Filmtabletten
1 Filmtbl. enth.: Trockenextrakt aus Teufelskrallenwurzel 480 mg

Anwendung zur unterstützenden Therapie bei Verschleißerscheinungen des Bewegungsapparates

Salhumin® Rheuma-Bad Pulver für Bäder
100 g enth.: Salicylsäure 67 g, Huminsäuren, Natriumsalze (45 %) 5,55 g (entspr. 2,5 g Huminsäuren), 1 Vollbad entspricht 37 g
Anwendung bei Rheumatismus, Arthrosen und Ischias

Schwarzwälder Heublumen-Extrakt
100 g enth.: wässriger Dickextrakt aus Heublumen (3,4–4,0:1) 99,96 g, Auszugsmittel: Wasser
Anwendung zur Linderung rheumatischer Beschwerden im nicht akuten Stadium

Teufelskralle-ratiopharm® Tabletten
1 Filmtbl. enth.: Trockenextrakt aus Teufelskrallenwurzel (4,4–5,0:1) 480 mg
Zur unterstützenden Behandlung bei Verschleißerscheinungen des Bewegungsapparates

Weleda-Rheumasalbe M
100 g enth.: Basilikumkraut 1 g, Campher 7 g, Fluorit 1 g, Kastanienknospenöl (1:2) 5 g, Lärchenterpentin 3,5 g, Meersalz 13,5 g, Murmeltierfett 15 g, Rosmarinöl 3,5 g
Anwendung bei schmerzhaften, chronischen Gelenkerkrankungen, z.B. Arthrosen, Arthritis, Gicht; Nervenschmerzen, Muskelrheumatismus; Prellungen, Muskel- und Bänderzerrungen

Weitere nichtpflanzliche Präparate

Cantharidenpflaster hat sich bewährt als örtliche Anwendung bei Gonarthrose (Kniegelenksarthrose).
   Blutegel-Behandlung ist bei Arthrosen recht wirksam.
   Möglich ist auch eine Kombination von Propolis-Präparat und Vitamin E:

Propolisept Urtinktur
100 ml enth.: Propolis Urtink. 100 ml

Tocovital® 600 Kapseln
1 Weichkps. enth.: RRR-α-Tocopherol (Vit. E) 402,6 mg (entspr. 600 I.E.), in Pflanzenöldestillat 600 mg

Phlogenzym® magensaftresistente Filmtabletten
1 Filmtbl. enth.: Bromelain 90 mg (entspr. 450 F.I.P.-E.), Trypsin 48 mg (entspr. 24 µkat), Rutosid 3H_2O 100 mg
Anwendung bei Schwellungen und Entzündungen sowie bei aktivierten Arthrosen

Wobenzym® N magensaftresistente Tabletten
1 Drg. enth.: Enzyme aus Pankreas, Ananas comosus, Carica papaya 230 mg
Anwendung u.a. bei entzündlichen Weichteilschwellungen und Gelenkerkrankungen

Schüssler-Salze

Bei Arthosen:
Nr. 1 Calcium fluoratum vormittags, **Nr. 11 Silicea D12** nachmittags und **Nr. 17 Manganum sulfuricum** abends.
Zusätzlich: äußerlich **Salbe Nr. 1** und **Salbe Nr. 11**

Bei Rheuma:
Nr. 4 Kalium chloratum, Nr. 10 Natrium sulfuricum, Nr. 17 Manganum sulfuricum, Nr. 22 Calcium carbonicum und **Nr. 11 Silicea** jeweils täglich 3 Tabletten in einer Flasche Wasser (1 l) auflösen und tagsüber trinken.

Bei Schmerzen:
Nr. 7 Magnesium phosphoricum als „heiße Sieben"

Homöopathische Komplexmittel

Agnesin forte Tropfen
100 ml enth.: Harpagophytum Urtink. 54 ml, Colchicinum D3 10 ml, Aconitum D3 2 ml, Gelsemium D3 2 ml, Iris versicolor D3 2 ml, Lespedeza D2 2 ml, Secale cornutum D3 2 ml, Spiraea ulmaria D2 2 ml, Spigelia D2 2 ml, Tartarus stibiatus D2 2 ml, Arnica Urtink. 3 ml, Ledum D3 3 ml, Rhus tox. D2 1 ml
Anwendung bei entzündlichen Schmerzen im Rahmen rheumatischer Erkrankungen der Gelenke und Muskeln; Nervenentzündungen (Neuritiden); Gicht (harnsaure Diathese)

Arthriselect Tropfen Mischung
10 g enth.: Berberis D3 5 g, Lithium carbonicum D4 5 g
Anwendung bei Gicht und Rheuma

Arthropas® K Tabletten
1 Tbl. enth.: Magnesium phosphoricum D4 25 mg, Rhus toxicodendron D3 2,5 mg, Berberis Urtink. 25 mg, Panax ginseng Urtink. 25 mg, Nux vomica Urtink. 0,25 mg
Anwendung bei rheumatischen Beschwerden

Berberis Oligoplex Liquidum
100 g enth.: Berberis D2 12,5 g, Abrotanum D1 12,5 g, Colchicum D4 12,5 g, Colocynthis D4 12,5 g, Gnaphalium polycephalum D3 12,5 g, Ledum D3 12,5 g, Nux vomica D4 12,5 g, Ol. Terebinthinae D3 12,5 g
Anwendung bei rheumatischen Beschwerden sowie Muskelrheuma

Bryorheum® Lösung
100 g enth.: Bryonia D 2 10 g, Rhus tox. D 4 10 g, Dulcamara D 1 10 g, Phytolacca D 1 10 g, Gnaphalium D 1 10 g, Colocynthis D 4 10 g
Anwendung bei Erkrankungen des rheumatischen Formenkreises wie Arthritis, primär chronischer Polyarthritis und degenerativen Gelenk- und Wirbelsäulenerkrankungen, z. B. Arthrose, sowie degenerativen Bandscheibenveränderungen

Chirofossat® N Tropfen
100 g enth.: Arnica D3 10 g, Gelsemium D4 12 g, Euphorbium D4 20 g, Argentum colloidale D4 3 g, Calcium carbonic. Hahnemanni D10 6 g, Symphytum D8 20 g, Cobaltum chlorat. D3 4 g
Anwendung bei degenerativen Erkrankungen der Gelenke und der Wirbelsäule

Chiroplexan H Tropfen
100 ml enth.: Acid. silicicum D9 14 ml, Calcium carbonicum Hahnemanni D10 14 ml, Calcium phosphoricum D8 14 ml, Euphorbia cyparissias D4 14 ml, Hypericum perforatum D3 14 ml, Symphytum officinale e radice D6 14 ml
Anwendung bei degenerativen Gelenkerkrankungen

Pesendorfer Salbe®
100 g enth.: Berberis spag. D4 4 g, Conium spag. D4 4 g, Echinacea spag. D4 4 g, Hamamelis spag. D4 4 g, Populus Fluid spag. D4 8 g
Anwendung bei Muskel- und Gelenkrheumatismus, Lumbago, Gicht sowie Arthrosen

Rheuma-Gastreu® R46 Tropfen
10 ml enth.: Ferrum phosphoricum D12 1 ml, Lithium carbonicum D12 1 ml, Natrium sulfuricum D30 1 ml, Nux vomica D30 1 ml, Rhododendron D6 1 ml, Spiraea ulmaria D12 1 ml
Anwendung bei Rheuma der Unterarme und Hände, Kniegelenkrheuma, Schulterrheuma sowie Hüftgelenksentzündungen

Rheuma-Heel® Tabletten
1 Tbl. enth.: Rhus toxicodendron Trit. D6 60 mg, Bryonia Trit. D4 60 mg, Causticum Hahnemanni Trit. D4 60 mg, Arnica montana Trit. D4 60 mg, Ferrum phosphoricum Trit. D6 60 mg
Anwendung bei Weichteilrheumatismus (Schmerzzustände und Bewegungseinschränkungen an Muskeln, Sehnen und Bändern)

Rheuma-Hevert® (Tropfen)
100 ml enth.: Aconitum D4, Bryonia D4, Dulcamara D3, Gnaphalium D2, Ledum D3, Nux vomica D4, Ranunculus D3, Rhus tox. D4, Spiraea D2, Tartarus stib. D3 10 ml
Anwendung bei Gelenk- und Muskelrheuma, bei Lumbago, Gicht und Neuralgien

Rheuma-Pasc® Tabletten
1 Tbl. enth.: Dulcamara D3 100 mg, Ledum D3 100 mg, Rhus toxicodendron D4 100 mg
Anwendung bei rheumatischen Beschwerden

Zeel® Tabletten
1 Tbl. enth.: Auszug aus Schweineknorpel 0,3 µg, Auszug aus Nabelschnur 0,3 µg, Auszug aus Schweine-Embryo 0,3 µg, Auszug aus Schweine-Plazenta 0,3 µg, Rhus toxicodendron Urtink. 108 µg, Extr. Flor. Arnicae spir. fld. 60 µg, Dulcamara Urtink. 3 µg, Symphytum Urtink. 30 µg, Sanguinaria Urtink. 4,5 µg, Sulfur Urtink. 5,4 µg, Hochdisperses Siliciumdioxid 3 ng, Nadid
Anwendung bei Arthrosen aller Art: Kniearthrose, Polyarthrosis, Spondylarthrose (Arthrose der kleinen Zwischenwirbelgelenke), Schulter-Arm-Syndrom (Periarthritis humeroscapularis)

Homöopathische Einzelmittel

Die in der Schulmedizin üblichen Schmerz- und Rheumamittel (NSAR) zur Behandlung von Arthrosen können auf Dauer die Nieren schädigen und nach neueren Studien sogar die Degeneration des Gelenks beschleunigen. Insofern sollte der Homöopathie evtl. in Kombination mit einem Enzympräparat und der notwendigen Gewichtsabnahme bei Übergewicht Vorzug gegeben werden.

Acidum bencoicum
Arthritis, Gicht und Deformierung der Gelenke. Rheumatische Schmerzen in den Gelenken und Muskeln, in Knien, Fingern und Zehen. Knacken in den Gelenken

bei Bewegung, Gichtknoten. Linderung, wenn Harnsediment ausgeschieden wird. Übelriechender Urin. Besserung durch Wärme.
Die Benzoesäure ist uns eher als Konservierungsstoff für Nahrungsmittel bekannt.

Bryonia
Akute Arthritis mit Steifigkeit und reißenden Schmerzen, blassrot geschwollene Gelenke, großer Durst auf große Mengen, Reizbarkeit; Verschlimmerung durch jede Anstrengung und Bewegung, Besserung durch Wärme und Ruhe, besser durch Liegen auf der schmerzhaften Seite.
Die passenden Modalitäten (Besserungs- und Verschlechterungsauslöser) sind oft hinweisend für die Zaunrübe.

Causticum
Gelenkschmerzen und Deformierungen (Verkrümmungen) besonders der Finger. Große Steife; Gefühl, als ob das Gelenk gelähmt sei. Zittern, Kraftlosigkeit, lähmungsartige Schwäche, reißende ziehende Schmerzen, nachts unruhige Beine. Schlimmer durch kaltes trockenes Wetter. Besser durch Wärme und insbesondere Bettwärme, besser bei feuchtem und warmem Wetter.
Causticum, Hahnemanns Ätzstoff, ist besonders bei Rheumatismus mit Verschlimmerung durch trockenes kaltes Wetter angezeigt.

Colchicum
Arthritis, Gicht. Gelenkschwellung, heiße, rote, geschwollene Gelenke. Extrem empfindlich gegen Berührung und Bewegung. Innere Kälte, Schwäche, Erschöpfung. Schlimmer durch Kälte, feuchte Kälte und im Frühjahr. Besserung durch Wärme und Ruhe.
Die Herbstzeitlose ist eines der wichtigsten Mittel bei Gicht.

Dulcamara
Akute Arthritis und Rheumatismus, Steifigkeit, rheumatische Symptome nach unterdrückten Hautausschlägen, Warzen, Folgen von Kälte und Nässe. Besser durch Bewegung und Wärme.
Der Bittersüße Nachtschatten ist oft angezeigt, wenn die Beschwerden durch Nässe und Kälte oder durch unterdrückte Ausschläge verursacht wurden.

Kalmia
Schwere akute, plötzlich einsetzende Arthritis. Rheumatische und neuralgische (blitzartige) Schmerzen, strahlen von der Schulter nach unten aus, wechseln oft den Ort. Deutliche Wetterabhängigkeit, kalte Winde, Kälteeinbrüche. Schlimmer bei geringster Bewegung.
Der Berglorbeer ist ein rheumatisches Mittel für wechselnde Schmerzen mit Wetterfühligkeit.

Ledum
Die betroffenen Gelenke sind kalt, blass und geschwollen. Die Schmerzen steigen von den Füßen nach oben auf, die Fußsohlen sind schmerzhaft. Mangel an Lebenswärme, aber Bettwärme verschlechtert. Deutliche Besserung durch eiskalte Güsse und Umschläge.
Der Sumpfporst ist für rheumatische Beschwerden geeignet, die von unten nach oben wandern und sich durch eiskalte Anwendungen bessern, aber auch für Mückenstiche.

Rhododendron
Rheumatische Beschwerden bei hochempfindlichen und reizbaren Menschen. Schlimmer bei Wetterumschwung: bei Übergang zu windigem oder regnerischem Wetter, vor Gewitter und Sturm.
Die goldgelbe Alpenrose wird auch Gichtrose genannt, ein Hinweis auf ihre Wirkung.

Rhus toxicodendron
Hauptmittel bei Rheumatismus mit Schmerzen und Steifheit. Ständiger Bewegungsdrang, schlimmer durch langes Sitzen und Ruhe. Schlimmer morgens beim Aufstehen mit Steifheit und Schmerzen. Schlimmer bei Nässe und Kälte. Besser durch anhaltende Bewegung und ein heißes Bad.
Der echte Giftsumach hilft oft bei rheumatischen Beschwerden mit Steifheit, die sich unter anhaltender Bewegung bessern.

NERVEN UND PSYCHE

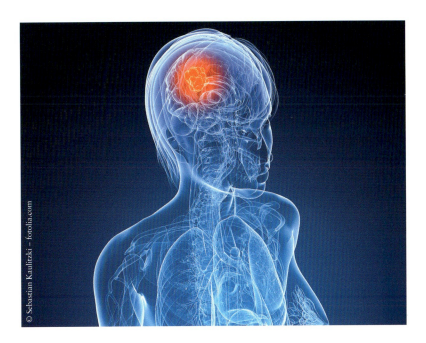

1 Kopfschmerzen

Spannungskopfschmerz
Der Spannungskopfschmerz ist u.a. als dumpfer Schmerz, Druck, leeres Gefühl oder „wie ein Ring um den Kopf" zu spüren. Als Auslöser spielen klimatische Faktoren, Stress, erhöhte Muskelanspannung, Alkohol u.v.m. eine Rolle. Bei manchen Patienten können chronische Kopfschmerzen auch durch einen Missbrauch an (Kopf-) Schmerzmitteln verursacht werden! Insbesondere bei koffeinhaltigen Schmerzmittelkombinationen spielt dieser Faktor eine Rolle.

Migräne

Die Migräne tritt anfallsartig mit meist halbseitigen Kopfschmerzen auf. Die Betroffenen leiden immer wieder unter Anfällen mit halbseitigen heftigen Kopfschmerzen mit einer Dauer von Stunden bis zu Tagen. Durch die Aktivierung bestimmter Nervenzellen im Hirnstamm werden Entzündungsmediatoren (Botenstoffe) freigesetzt, die zu einer Erweiterung der Blutgefäße im Gehirn führen. Ursachen hierfür sind unteranderem genetische Faktoren.

Bei der sogenannten **einfachen Migräne** kommt es zusätzlich zu verschiedensten Beschwerden wie Übelkeit, Erbrechen, Licht- und Geräuschüberempfindlichkeit.

Bei der **komplizierten Migräne** (Migräne mit Aura, Migraine accompagnée) kommt es vor den Kopfschmerzattacken zu kurzzeitigen neurologischen Funktionsstörungen, etwa Lichtblitzen oder Sehausfällen.

Ausgelöst werden die Migräneattacken durch bestimmte Nahrungs- oder Arzneimittel, psychische Faktoren (Belastung, aber auch Entlastung, etwa am Wochenende), physikalische Einflüsse (z. B. Lärm, Lichtblitze) und bei Frauen durch die Menstruation.

Eine Studie (The Lancet) hat gezeigt, dass über 90 % der Migränepatienten durch Ausschalten der Nahrungsmittelallergene eine Linderung erfuhren. Häufig störende Nahrungsmittel sind in Essig eingelegte und vergorene Nahrung, gewürzte Nahrungsmittel mit Lebensmittelzusätzen und Nitraten, Rotwein, Fleischkonserven, Fischkonserven, Hartkäse, Schokolade, Zitrusfrüchte, rote Pflaumen, Avocado, Himbeeren, Weißkohl, Tomaten, Auberginen, Kartoffeln und gebratene Speisen.

Hausmittel und unterstützende Maßnahmen

- Geregelte Lebensweise!
- Bekannte Auslöser meiden, wie z. B. Stress, Käse, Kaffee, Schokolade, Süßigkeiten, Rotwein, Schlafmangel
- Nahrungsmittelallergien beachten und evtl. einen differenzierten Allergietest durchführen lassen, ansonsten bestimmte Nahrungsmittel versuchsweise auslassen
- Koffein kann andererseits beginnende Kopfschmerzen bessern, daher können sich beim mehrwöchigen Auslassversuch von Kof-

fein bzw. koffeinhaltigen Getränken in den ersten Tagen die Beschwerden verschlechtern
- Hormonumstellungen und Wetterwechsel sind ebenfalls mögliche Auslöser, können jedoch leider kaum gemieden werden
- Auf ausreichende Flüssigkeitszufuhr achten, insbesondere bei Kindern auch auf regelmäßige Mahlzeiten
- Gemäßigter Ausdauersport, wie z.B. Walking, Schwimmen, Fahrradfahren, Skilanglauf ...
- Während des Migräneanfalls werden Hinlegen, Reizabschirmung (dunkler, ruhiger Raum) und evtl. Kälteanwendungen auf die Stirn oder eine kühlende Augenkompresse als angenehm empfunden
- Beim Spannungskopfschmerz stehen noch mehr als bei der Migräne ein geregelte Lebensweise, Sport und eine Verbesserung der Stressbewältigung im Vordergrund (Meditation, Autogenes Training, Yoga, Qi-Gong, Tai Chi u.a.)
- Allgemeines Gefäßtraining wie z.B. kalt-warmes Duschen, Armbäder oder kalte Armgüsse
- Auf eine gesunde (ergonomische) Haltung am Arbeitsplatz achten
- Evtl. Manuelle Therapie, Alexander-Technik, Feldenkrais und sanfte Massagen zur Behandlung von Halswirbelsäulenfehlstellungen
- Evtl. psychotherapeutisch unterstützende Behandlungen
- Mit dem Rauchen aufhören
- Heilfasten (vgl. „Naturheilkunde kompakt", Kap. I.2) wirkt sich oft günstig aus, da die Ausscheidung von Stoffwechselprodukten gefördert und die unspezifische Abwehr angeregt wird. Es kann jedoch in den ersten Tagen zu starken Migräneanfällen kommen, die sogar eine Schmerztherapie erfordern. Nach diesen ersten kritischen Tagen wird häufig eine anhaltende Schmerzfreiheit erzielt
- Bei Patienten mit chronischen Kopfschmerzen besteht oft infolge von Stress bzw. langjähriger Fehlernährung eine Übersäuerung (Gewebsazidose). Eine F.X. Mayr-Kur, eine Darmsanierung und anschließend eine Umstellung auf basenreiche Kost (wenig Fleisch, wenig Süßes und wenig fette Speisen, viel Obst und Gemüse, kein Kaffee) können hier weiterhelfen

- Ein Kopfschmerztagebuch kann helfen, die Zusammenhänge zwischen auslösenden äußeren Faktoren und Kopfschmerzen bzw. Migräne aufzudecken

Teemischungen und äußere Anwendungen
- Ein Mulltuch auf Stirnbreite zusammenfalten, mehrere Eisstücke hineingeben und auf die Stirn legen
- Ein kaltes Armbad kann bei Kopfschmerzen Wunder wirken: die Hände und Unterarme ein paar Minuten unter fließend kaltes Wasser halten. Anschließend mit einem rauen Handtuch trockenreiben
- Die Schläfen mit ein paar Tropfen Pfefferminzöl einreiben
- Bei Kopfschmerzen mit Überempfindlichkeit gegen helles Licht und Sehstörungen: 2 TL Augentrostkraut werden mit ¼ l kochendem Wasser überbrüht, 10 Minuten ziehen lassen und dann abseihen. Täglich 2–3 Tassen trinken.
- Entkrampfend bei Kopfschmerzen: 30 g Silberweidenblätter, 30 g Gänsefingerkraut, 25 g Lavendelblüten und jeweils 15 g Primel-, Stiefmütterchen- und Ringelblumenblüten mischen. 2 EL der Mischung mit ½ l kochendem Wasser überbrühen, 15 Minuten ziehen lassen und dann abseihen. Bei akuten Schmerzen diesen Tee innerhalb von 15 Minuten trinken, bei chronischen Beschwerden die doppelte Menge über den Tag verteilt.
- Bei Migräne insbesondere vor dem Einsetzen der Menstruation: 1 TL frische zerhackte Mutterkrautblätter oder ¼ TL der getrockneten Blätter wird ohne weitere Zusätze eingenommen, am besten als 4-wöchige Kur.
- Bei grippalen Kopfschmerzen: 2 EL Holunderblüten oder getrocknete Früchte werden mit ¼ l kochendem Wasser überbrüht. 10 Minuten ziehen lassen und dann abseihen. Täglich 3 Tassen trinken.

Heilpflanzen

Pfefferminzöl und insbesondere das darin enthaltene Menthol vermag äußerlich angewandt Kopfschmerzen zu lindern. Es regt die Kälterezeptoren in der Haut an und entfaltet so eine kühlende Wirkung. 10 % Pfefferminzöl kann bei Spannungskopfschmerzen zweimal im Abstand von 15 Minuten auf die Stirn und Schläfen aufgetragen werden und soll dabei ebenso wirksam sein wie das klassische Schmerzmittel Paracetamol. Auch Eukalyptusöl oder Tigerbalsam sind ähnlich wirksam.

Pestwurzextrakte (Petasites) werden bei Spannungskopfschmerzen und Migräne eingesetzt. Die darin enthaltenen Petasine wirken krampflösend und schmerzstillend. Außerdem scheint die Bildung von Entzündungs- und Schmerzmediatoren (Botenstoffe) gehemmt zu werden.

Die Hauptwirkstoffe von **Mutterkraut** (Chrysanthemum parthenium), die Sesquiterpene, wirken entzündungshemmend. Allerdings sollten sie in ausreichend hoher Dosis eingenommen werden, was kaum mit Tees, sondern nur mit Fertigpräparaten zu gewährleisten ist.

Weitere Heilpflanzen zur Behandlung der psychovegetativen Verstimmung bei Kopfschmerzen und Migräne sind beispielsweise **Johanniskraut** und **Melisse**.

Präparate

Euminz N bzw. JHP Rödler
Lsg. enth: Pfefferminzöl
Anwendung äußerlich z. B. an den Schläfen bei Kopfschmerzen

Johanniskraut-ratiopharm® 425 Hartkapseln
1 Hartkps. enth.: Trockenextrakt aus Johanniskraut 425 mg
Anwendung bei psychovegetativen Störungen, depressiven Verstimmungszuständen, Angst und/oder nervöser Unruhe, auch im Rahmen von Kopfschmerzen

Nemagran®
100 g enthalten: Chrysanthemum parthenium ex herba sicc. Urtink. 100 g
Anwendung bei Kopfschmerzen und Migräne

Nervencreme Fides S Salbe
100 g enth.: Pfefferminzöl 3,33 g, Eukalyptusöl 6,67 g
Anwendung bei neuralgischen Beschwerden (Nervenschmerzen), Brachialgien (Armschmerzen), Muskelschmerzen und Stirnkopfschmerz

Olbas Tropfen
100 g Wasserdampf-Destillat aus: 53 g Pfefferminzöl, 21 g, Cajeputöl, 21 g Eukalyptusöl. Hilfsstoffe: 3 g Wacholderöl, 2 g Wintergrünöl
Anwendung äußerlich bei Kopfschmerzen, Nervenschmerzen, Neuralgie, Erschöpfungszuständen, rheumatischen Beschwerden, Verstauchungen, Wadenkrampf, kleinen Wunden sowie Zahnschmerzen

Petadolex®-Kapseln
1 Kps. enth.: Extr. Rad. Petasit. spiss. (Pestwurz) 25 mg
Anwendung bei Migräne, Nacken- und Rückenschmerzen, Asthma

Salix Bürger® Lösung
1 ml enth.: gerbstofffreien Extrakt aus Weidenrinde
Anwendung bei Kopfschmerzen, fieberhaften Erkrankungen, Schmerzen bei rheumatischen Erkrankungen

Sedariston® Tropfen Flüssigkeit
1 ml enth.: Alkoholische Auszüge aus: Johanniskraut 0,2 ml, Europ. Baldrianwurzel 0,2 ml, Melissenblätter 0,2 ml
Anwendung bei vegetativer Dystonie (nervöse Störungen mit verschiedenen Beschwerden wie Unruhe, Einschlafstörungen, Magendruck, Schwindelgefühl, Kopfschmerzen, Herzklopfen und Herzbeklemmung)

Tiger Balm weiß (Salbe) von Klosterfrau
10 g Salbe enth.: 2,5 g Campher rac., 0,79 g Menthol, 0,15 g Nelkenöl, 1,3 g Cajeputöl, 1,6 g Pfefferminzöl
Anwendung bei Kopfschmerzen, bei Schmerzzuständen in Muskeln und Gelenken bei rheumatischen Erkrankungen und unabhängig davon bei Arthrose, Neuralgie, Ischias, Hexenschuss, Bandscheiben- und Kreuzbandbeschwerden, Muskelverspannungen wie z. B. Nackensteife. Bei Schmerzen durch Sportverletzungen wie Verstauchungen, Prellungen, Zerrungen. Im Zusammenhang mit Sportmassage. Bei Juckreiz durch Insektenstiche.

Nichtpflanzliche Präparate

Magnesium wirkt krampflösend auf die Blutgefäße im Gehirn, und bei starkem Stress ist der Magnesiumbedarf erhöht.

Magnesium Verla® N Dragees
1 Drg. enth.: Magnesium-L-hydrogenglutamat 90 mg, Magnesiumcitrat 205 mg

Schüssler-Salze

Nr. 7 Magnesium phosphoricum
als „heiße Sieben"

Nr. 2 Calcium phosphoricum
bei Schulkopfschmerzen

Nr. 21 Zincum chloratum
bei nervös bedingten Kopfschmerzen

Nr. 3 Ferrum phosphoricum
bei klopfenden, pochenden Kopfschmerzen

Homöopathische Komplexmittel

Iris Similiaplex® Mischung
10 g enth.: Iris Dil. D2 1 g, Gelsemium Dil. D3 1 g, Glonoinum Dil. D4 1 g, Belladonna Dil. D4 1 g, Secale cornutum Dil. D4 1 g, Cyclamen Dil. D3 1 g, Arnica Dil. D4 1 g, Spigelia Dil. D4 1 g, Coffea Dil. D3 1 g, Cocculus Dil. D4 1 g
Anwendung bei Kopfschmerzen und Migräne

Pascodolor® Tropfen
100 g enth.: Iris D3 20 g, Gelsemium D4 20 g, Cyclamen D4 20 g, Paris quadrifolia D4 20 g, Asarum europaeum D4 20 g
Anwendung bei Kopfschmerzen, Migräne

Chirofossat® N Tropfen
100 g enth.: Arnica D3 10 g, Gelsemium D4 12 g, Euphorbium D4 20 g, Argentum colloidale D4 3 g, Calcium carbonic. Hahnemanni D10 6 g, Symphytum D8 20 g, Cobaltum chlorat. D3 4 g
Anwendung bei Kopfschmerzen durch degenerative Erkrankungen der Halswirbelsäule

Homöopathische Einzelmittel

Viele Kopfschmerzen lassen sich durch eine homöopathische Behandlung deutlich bessern, insbesondere, wenn die Symptomatik ausgeprägt ist. Bei chronischen Kopfschmerzen ist eine konstitutionelle Behandlung bei Homöopathen zu empfehlen, wobei die

Begleitsymptome, die psychischen und Allgemeinsymptome bei der Arzneimittelwahl letztlich meist ausschlaggebender sind als die lokale Schmerzsymptomatik.

Bei klaren und ausgeprägten Symptomen können die folgenden Mittel (unter vielen anderen!) gut helfen:

Belladonna
Bei akuten und chronischen Kopfschmerzen sowie bei Migräne sehr hilfreich. Heftiger pulsierender Kopfschmerz, rasende Kopfschmerzen. Verursacht durch Haarwäsche. Beginn im rechten Hinterkopf, Ausstrahlung zur rechten Stirn oder zum Auge. Hände und Füße sind während der Kopfschmerzen kalt. Schlimmer durch Bewegung, Erschütterung, Licht, Sonne, Geräusche. Schlimmer während der Menses. Besserung durch Liegen im dunklen ruhigen Zimmer.

Die Tollkirsche wirkt besonders bei klopfenden, pulsierenden Kopfschmerzen durch Hyperämie.

Bryonia
Chronische Migräne. Die Schmerzen beginnen über dem linken Auge, breiten sich zum Hinterkopf und dann über den ganzen Kopf aus. Schlimmer gegen 21.00 Uhr. Schlimmer durch die geringste Bewegung, beim Husten, beim Treppensteigen. Schlimmer bei Verstopfung. Übelkeit und Schwindel beim Versuch aufzustehen. Besser durch Druck und beim Liegen auf der schmerzhaften Seite.

Typisch für die Zaunrübe ist die Verschlimmerung durch jede kleinste Bewegung.

Calcium phosphoricum
Schulkopfschmerz bei abgemagerten, rasch erschöpften Kindern; Verschlimmerung durch geistige und körperliche Anstrengung, am Ende des Schultages. Kopfschmerzen und Magenschmerzen.

Calciumphosphat hilft insbesondere bei nervösen Schulkopfschmerzen.

Coffea
Kopfschmerzen mit schwerer Schlaflosigkeit. Empfindung wie von einem Nagel im Kopf. Lebhafte Gedankenflut. Überempfindlich gegen Musik, Lärm und Gerüche. Folgen von zu viel Kaffeekonsum. Verschlimmerung durch jegliche Erregung, selbst erfreuliche Nachrichten. Schlimmer durch Gehen. Besser durch kalte Anwendungen, Eis im Mund lutschen.

Typisch für die Kaffeebohne ist die Überempfindlichkeit und Schlaflosigkeit (wie sie viele von uns nach zu viel und zu spätem Kaffeegenuss schon erfahren haben).

Glonoinum
Heftig pulsierende Kopfschmerzen, als würde der Kopf bersten. Nehmen mit Sonnenaufgang zu und mit Sonnenuntergang ab. Sonnenstich. Gerötetes Gesicht.

Schlimmer durch Sonne und Hitze. Besser durch kaltes Waschen und Aufenthalt im Schatten.

Glonoinum ist Nitroglycerin, dessen pulsierende Kopfschmerzen bei zu viel Gebrauch von Nitrospray bekannt sind.

Ignatia

Migräne besonders nach Kummer und Trauer. Kopfschmerzen wie von einem Nagel. Kopfschmerzen in Verbindung mit Krämpfen im Rücken und Nacken. Widersprüchliche Gefühle, Seufzen. Folgen von Aufregung, Liebeskummer, Kränkung. Verschlimmerung durch Rauch und Kaffee. Besser durch Alkohol und warme Anwendungen.

Die Ignazbohne weist hysterische, oft widersprüchliche Symptome auf und ist bei Folgen von Trennungen oft angezeigt.

Natrium muriaticum

Schlimmer morgens beim Erwachen, gegen 10.00 Uhr oder von 10.00–15.00 Uhr. Periodisch auftretende Kopfschmerzen. Bei ernsten und angespannten Schulkindern. Kopfschmerzen mit Blutarmut. Folgen von Kummer. Schlimmer durch Sonne, schlimmer durch Augenanspannung und beim Lesen.

Das homöopathische Kochsalz ist das Hauptmittel für Migräne und Kopfschmerzen.

Nux vomica

Migräne und Spannungskopfschmerzen. Morgendlicher Kopfschmerz mit Übelkeit, nach zu viel Alkohol, Verlangen nach Genussmitteln (Alkohol, Tabak, Kaffee). Kopfschmerzen mit Verstopfung. Reizbare Menschen mit gehetzter Lebensweise. Überempfindlich gegen alle Reize. Schlimmer durch Kälte, durch Alkohol, bei Lärm und durch Licht. Schlimmer durch Ärger, durch geistige Anstrengung. Besser durch Wärme und Ruhe.

Die Brechnuss ist das klassische Mittel für die Folgen von Stress.

Sanguinaria

Migräne und Kopfschmerzen, beginnend in der rechten Schulter oder im Nacken, die in die rechte Stirn oder das Auge ausstrahlen. Kopfschmerzen mit Erbrechen. Kopfschmerzen verschlimmern sich tagsüber, kommen und gehen mit der Sonne. Besser im Schlaf, besser nach Erbrechen.

Die kanadische Blutwurzel ist insbesondere bei rechtsseitigen Kopfschmerzen angezeigt.

Spigelia

Starke Migräne, besonders an der linken Stirn, über dem oder im linken Auge. Stechende Schmerzen, nach hinten in den Kopf ausstrahlend. Kopfschmerzen mit

Herzklopfen oder Herzbeschwerden. Beschwerden steigen und fallen mit der Sonne. Verschlimmerung durch Bewegung, Erschütterung und Rauch.
Das Wurmkraut ist insbesondere für linksseitige Migräne und Kopfschmerzen geeignet.

2 Schwindel, Tinnitus, Reisekrankheit

Schwindel

Beim Schwindel (Vertigo) handelt es sich um eine Gleichgewichtsstörung, die oft mit Übelkeit, Erbrechen und anderen Begleitsymptomen auftritt. Die Patienten fühlen sich beim Stehen, Sitzen oder Gehen unsicher und „taumelig", viele klagen über Benommenheit.

Die vielen möglichen Ursachen von Schwindel sind im Gleichgewichtsorgan des Innenohrs bzw. im Zentralnervensystem lokalisiert. Eine ausführliche medizinische Diagnostik ist erforderlich, um schwere organische Erkrankungen als Ursache auszuschließen. Meist lässt sich jedoch keine klare Diagnose stellen. Häufige Ursachen für Schwindel sind:
- Widersprüchliche Meldungen aus den verschiedenen Sinnesorganen (z. B. bei Sehstörungen)
- Blutdruckregulationsstörungen oder Arteriosklerose der hirnversorgenden Gefäße mit Minderdurchblutung des Gehirns
- Psychische Störungen

Eine Sonderform des Schwindels ist die sogenannte **Menière-Krankheit** mit minuten- bis stundenlangen Anfällen von Drehschwindel, Übelkeit und Erbrechen, manchmal auch verbunden mit Ohrgeräuschen und Hörstörungen. Die Gleichgewichtsstörungen können so schwerwiegend sein, dass selbst das Aufstehen unmöglich wird. Als Ursache werden Elektrolytstörungen im Innenohr angenommen. Das Hörvermögen kann mit zunehmender Krankheitsdauer und wiederkehrenden Anfällen immer mehr abnehmen.

Tinnitus

Der Begriff Tinnitus steht für Ohrgeräusche, die von den Betroffenen subjektiv wahrgenommen werden, aber objektiv nicht vorhanden sind, wie z. B. Brummen, Summen, Pfeifen oder Zischen.

Ursachen können eine verstärkte Lärmbelastung in Freizeit oder Beruf sein, bzw. Erkrankungen des Innenohrs wie Hörsturz oder Menière-Krankheit. Auch Halswirbelsäulenprobleme und Stress können zu einem Tinnitus führen. Oft kann trotz gründlicher Untersuchung keine Ursache gefunden werden.

Manche empfinden den Tinnitus nur in stiller Umgebung als unangenehm und fühlen sich im Alltag nicht wesentlich gestört. Für andere ist er so stark und belastend, dass es zu Depressionen und Angstzuständen kommt.

Hörsturz
Der Hörsturz ist eine plötzlich auftretende, (meist) einseitige Innenohr-Schwerhörigkeit bis hin zur Taubheit, die häufig von Tinnitus begleitet ist. Im Gegensatz zur Menière-Krankheit tritt er ohne Schwindel auf. Ursachen sind wahrscheinlich Durchblutungsstörungen, weshalb der Hörsturz der sofortigen Infusionsbehandlung bedarf. Die Prognose ist umso günstiger, je früher die Therapie mit durchblutungsfördernden Mitteln einsetzt.

Reisekrankheit
Viele Menschen vertragen das Autofahren nicht oder werden auf Schiffen seekrank. Der bei der Kinetose (der sogenannten See- oder Reisekrankheit) auftretende Schwindel ist durch eine Irritation des Gleichgewichtsorgans im Innenohr bedingt und tritt meist zusammen mit Übelkeit und Erbrechen auf.

Hausmittel und unterstützende Maßnahmen

- Tritt der Schwindel zusammen mit Tinnitus (Ohrgeräuschen) auf und ist er stress- bzw. überlastungsbedingt, helfen verschiedenste entspannende Maßnahmen: ein Lavendelbad, gemäßigte Bewegung in der Natur, abends ein Glas Rotwein etc.
- Tritt der Schwindel bei älteren Menschen aufgrund von Durchblutungsstörungen des Gehirns auf, kann eine Tasse Kaffee durchaus hilfreich sein, denn dadurch wird die Gehirndurchblutung verbessert
- Blutdrucksenkende Medikamente können einen Schwindel verursachen. In diesem Fall ist mit dem behandelnden Arzt zu

besprechen, ob die Medikamente reduziert oder gewechselt werden können. Insbesondere bei älteren Menschen führt die Arteriosklerose zu einer mangelhaften Durchblutung des Gehirns und ein allzu tief eingestellter Blutdruck kann phasenweise zu Durchblutungsstörungen und Schwindel führen
- Bei Schwindel aufgrund von zu hohem Blutdruck sind selbstverständlich die schulmedizinischen blutdrucksenkenden Medikamente angezeigt und regelmäßige Blutdruckmessungen erforderlich. Oft kann der Blutdruck aufgrund von zu großer Besorgtheit und Ängsten bezüglich der eigenen Gesundheit (Hypochondrie) in die Höhe schießen und hier können entspannende Präparate bzw. sanfte Kneipp'sche Anwendungen unter Umständen hilfreich sein. Allzu häufiges Blutdruckmessen ist hier eher kontraproduktiv, weil es die Sorgen um die eigene Gesundheit und damit den Blutdruck in die Höhe treibt
- Bei der Menière-Krankheit sollten Reizfaktoren wie Nikotin, Kaffee und Alkohol gemieden werden

Teemischungen
- 15 g Melisse, 20 g Kamille, 20 g Lavendel und 10 g Aglaia odorata mischen, 2 TL der Mischung in einer große Tasse mit kochendem Wasser überbrühen, 10 Minuten ziehen lassen und dann abseihen. 3 x täglich eine Tasse trinken.
- 25 g Thymian, 15 g Engelwurz, 10 g Salbei und 15 g Benicasa hispida mischen. 2 TL der Mischung in einer große Tasse mit kochendem Wasser überbrühen, 10 Minuten ziehen lassen und dann abseihen. 2–3 x täglich eine Tasse trinken.
- 25 g Benediktenwurz, 25 g Baldrian, 10 g Rosmarin, 15 g Abutilon indicum. 2 TL der Mischung in einer große Tasse mit kochendem Wasser überbrühen, 10 Minuten ziehen lassen und dann abseihen. 2–3 x täglich eine Tasse trinken.

Heilpflanzen

Die Blätter von **Ginkgo biloba**, einer über 100 Millionen Jahre alten Baumart, werden zur Verbesserung der Hirnleistung und bei Schwindel und Tinnitus eingesetzt. Die darin enthaltenen Ginkgolide und

Flavonoide verbessern die Fließeigenschaften des Blutes, erweitern die Blutgefäße und schützen vor sogenannten freien Radikalen.

Ingwer kann bei Kreislaufregulationsstörungen, Schwindel bei Wetterfühligkeit und insbesondere bei Seekrankheit hilfreich sein. 2 g Ingwerpulver sollen dabei so wirksam sein wie 100 mg eines synthetischen Arzneimittels gegen Seekrankheit (Diphenhydramin). Ingwerpräparate sind erst für Kinder ab dem 6. Lebensjahr geeignet.

Weißdorn-Präparate steigern die Herzleistung und verbessern damit die Gehirn- und Innenohrdurchblutung.

Präparate

Cefavora® Tropfen
100 g enth.: Ginkgo 1,3 g, Mistel 2,7 g, Weißdorn 7,5 g
Anwendung bei Schwindel aufgrund von Durchblutungsstörungen

Crataegutt® 80 mg/-novo 450
1 Filmtbl. enth.: Trockenextrakt aus Weißdornblättern mit Blüten 80 mg
Anwendung bei Schwindel aufgrund von nachlassender Leistungsfähigkeit des Herzens

Dyscornut®-N Tropfen
100 ml enth.: Rosskastanie 7,5 ml, Bischofskraut 7,5 ml, Hafer 5 ml, gelber Steinklee 5 ml, Mutterkorn D4 5 ml
Anwendung bei Schwindel aufgrund von zerebralen Durchblutungsstörungen

Gingium® Filmtabletten
1 Filmtbl. enth.: Trockenextrakt aus Ginkgo biloba-Blättern 40 mg
Anwendung bei Hirnleistungsstörungen, Schwindel, Tinnitus

Kaveri® 40 Tropfen
1 ml enth.: Trockenextrakt aus Ginkgo biloba-Blättern 40 mg
Anwendung bei Gedächtnisstörungen, Konzentrationsstörungen, depressiver Verstimmung, Schwindel, Ohrensausen, Kopfschmerzen

Presselin Arterien-Tabletten K 5 P
1 Tbl. enth.: Weißdornblätter mit Blüten 25 mg, Weißdornbeeren 25 mg, Johanniskraut 25 mg, Knoblauchzwiebeln 20 mg, Bärlauchkraut 50 mg, Orthosiphonisblätter 25 mg, Mistelkraut 50 mg

Anwendung bei Durchblutungsstörungen mit Schwindelzuständen, nervösen Herzbeschwerden mit Beklemmungsgefühl sowie zur Prophylaxe von altersbedingter Gefäßverkalkung

Rökan® Novo 120 mg Filmtabletten
1 Filmtbl. enth.: Trockenextrakt aus Ginkgo biloba-Blättern 120 mg
Anwendung bei Demenz, Gedächtnis- und Konzentrationsstörung, depressiver Verstimmung, Schwindel, Ohrensausen, Kopfschmerzen

Tebonin® forte 80 mg Filmtabletten
1 Filmtbl. enth.: Trockenextrakt aus Ginkgo biloba-Blättern 80 mg
Anwendung bei Demenz mit Gedächtnis- und Konzentrationsstörungen, depressiver Verstimmung, Schwindel, Ohrensausen, Kopfschmerzen, Vertigo und Tinnitus

Zintona® Kapseln
1 Kps. enth.: Ingwerwurzelstock 250 mg
Anwendung bei Übelkeit, Erbrechen, Schwindel und Kinetosen (Seekrankheit)

Nichtpflanzliche Präparate

Nicotinsäureamid 200 mg Jenapharm® Tabletten
1 Tbl. enth.: Nicotinamid 200 mg
Nikotinsäure kann evtl. bei Schwindelzuständen hilfreich sein

Bei **Reisekrankheit** und Übelkeit in der Schwangerschaft hilft auch ein spezielles, in Apotheken erhältliches **Armband,** welches einen Akupunktur-Punkt knapp oberhalb des Handgelenks (KS6) stimuliert.

Schüssler-Salze

Nr. 3 Ferrum phosphoricum
bei niedrigem Blutdruck und Schwindel

Nr. 21 Zincum chloratum und **Nr. 5 Kalium phosphoricum**
bei Schwindel und Schwäche

Nr. 9 Natrium phosphoricum
bei Reiseübelkeit mit Schwindel

Homöopathische Komplexmittel

Doskar Tropfen Nr. 31 Schwindeltropfen
Zusammensetzung: Conium D4, Veratrum D3, Cocculus D4, China D3, Secale cornutum D3
Anwendung bei Schwindel und Ohrensausen

Similasan homöopathisches Arzneimittel bei Reisebeschwerden
Homöopathische Inhaltsstoffe: Cerium oxalicum D15, Hyoscyamus niger D15, Mandragora e radice siccato D15, Theridion curassavicum D15
Anwendung bei Reisebeschwerden (ob in Auto, Flugzeug, Schiff oder Bahn), Übelkeit und Erbrechen vor der Reise

Vertigoheel® Tabletten oder Tropfen
1 Tbl. enth.: Cocculus D4 210 mg, Conium D3 30 mg, Ambra D6 30 mg, Petroleum D8 30 mg
Anwendung bei Schwindelzuständen

Homöopathische Einzelmittel

Bei anhaltendem Schwindel (nach erfolgter medizinischer Diagnostik!) ist eine konstitutionelle Behandlung beim Homöopathen empfehlenswert. Die folgenden Mittel können unter anderem hilfreich sein.

Bryonia
Starke Schwindelanfälle, oft nach Krankheit und Fieber. Der Patient muss völlig still liegen, kann nicht einmal die Augen bewegen. Beim Versuch vom Bett aufzustehen kommt es zum Erbrechen. Verschlimmerung bei Bewegung.

Calcium carbonicum
Akute und chronische Formen von Schwindel, nach Überarbeitung, Überlastung. Schwindel an hochgelegenen Orten. Schlimmer durch Anstrengung, beim Gehen, durch schnelles Drehen des Kopfes, bei plötzlicher Bewegung.

Cocculus
Schwindel mit der Empfindung, als ob sich das Zimmer dreht, Schwindel mit intensiver Übelkeit. Seekrankheit, Kinetose, Schwindel durch zu wenig Schlaf z. B. wegen Nachtwachen. Schlimmer beim Versuch, vom Bett aufzustehen, beim Heben des Kopfes, beim Fahren im Auto, Schiff, Flugzeug, durch Wein oder Alkohol.

Phosphorus
Hauptmittel bei Schwindel durch Menière-Krankheit, bei chronischem Schwindel sowie Schwindel bei älteren Menschen. Schlimmer morgens beim Aufstehen, beim Aufwärtssehen, im Sitzen, durch Gerüche. Besser durch ausreichend Schlaf.

Silicea
Schwindel in Verbindung mit Nasennebenhöhlenentzündungen und verstopften Ohren. Schwindel bei Menière-Krankheit, bei eher frostigen Naturen. Schlimmer in Rückenlage oder Linksseitenlage, bei Bewegung, beim Fahren und beim Bücken.

3 Depressive Verstimmungen

Depressive Verstimmungen gehen mit einer krankhaft niedergedrückten Stimmung sowie einer Vielzahl psychischer, psychosozialer und körperlicher Symptome einher. Schätzungsweise 15 % aller Menschen leiden mindestens einmal im Leben an einer behandlungsbedürftigen Depressionen.

Als körperlich-physiologische Ursache wird ein Ungleichgewicht der Nervenbotenstoffe wie z. B. von Serotonin und Noradrenalin im Gehirn angenommen. Aber auch seelische Ursachen wie Stress, belastende Lebensumstände, ungelöste psychische Konflikte und negative Erfahrungen, unheilsame Denkmuster und Verarbeitungsstrategien können zu Depressionen führen.

Depressionen sind nicht nur durch eine besondere Schwere und Dauer der Trauer und Niedergeschlagenheit gekennzeichnet, sondern auch qualitativ anders als eine „normale" Traurigkeit. Traurigkeit oder Trauerreaktionen sind eine gesunde psychische Reaktion auf schwerwiegende Ereignisse oder Verluste. Depressionen dagegen verändern die Menschen und können von ihnen alleine oft nicht mehr bewältigt werden.

Depressive Patienten sind niedergeschlagen, bedrückt und freudlos. Einige bezeichnen sich als traurig, andere stellen fest, dass sie nicht einmal mehr echte Traurigkeit empfinden können, vielmehr fühlen sie sich wie leer oder innerlich abgestorben. Oft leiden die Kranken unter dem Fehlen liebevoller Gefühle gegenüber Freunden und Angehörigen. Sich selbst empfinden sie als wertlos, überflüssig oder unzureichend und kritisieren sich und die Umwelt in einem fortwährenden inneren Monolog.

Andere Menschen dagegen, die ebenso schwere Lebenserfahrungen und Verluste hinter sich gebracht haben, sind an dieser Herausforderung innerlich gewachsen und haben ihre Lebenskrisen gemeistert. Das sind diejenigen wenigen alten Menschen, deren Gesichtsfalten Liebe und Weisheit widerspiegeln.

Körperliche Symptome
Manchmal werden „seelische Schmerzen" mehr auf der körperlichen Ebene erlebt. Die Patienten klagen über ein Druck- oder Schweregefühl im Brustbereich, über Gesichtsschmerzen oder schwere Glieder. Typische vegetative Symptome sind Ein- und Durchschlafstörungen mit morgendlichem Früherwachen, Appetitstörungen, Verstopfung und Durchfall, Herzjagen und Schwitzen.

Bei einer larvierten Depression (larviert bedeutet maskiert) stehen die körperlichen Beschwerden so sehr im Vordergrund, dass die depressive Verstimmung gar nicht wahrgenommen wird.

Endogene, psychogene und somatogene Depression
Diese Unterscheidung von Depressionen wird heutzutage kaum noch gebraucht, denn meist handelt es sich um Mischformen.
- Bei endogenen Depressionen wird die Ursache eher im genetischen Bereich bzw. im Gehirnstoffwechsel gesehen
- Bei psychogenen (oder neurotischen) Depressionen werden als Ursache frühkindliche Trennungserfahrungen und Beziehungsstörungen angenommen, die später zu unheilsamen Denkmustern führen
- Bei der somatogenen Depression liegen die Ursachen bei chronischen körperlichen Erkrankungen oder Schmerzen

Hausmittel und unterstützende Maßnahmen

- Zu starker Rückzug und Schonung sind problematisch und verstärken die soziale Isolation
- Körperliche Betätigung, die täglich möglichst in der Sonne und an der frischen Luft ausgeübt wird, hat eine wichtige psychisch aufhellende Wirkung

- Bei Depressionen mit Schlafstörungen helfen eine ruhige Umgebung am Abend, warme Milch als Schlummertrunk sowie Entspannungstechniken
- Der Tag-Nacht-Rhythmus sollte unterstützt und tagsüber der Schlaf eher verhindert werden, weil zu viel Schlafen und vor allem der Schlaf am späten Nachmittag Depressionen verstärken kann
- Manche Depressionen sprechen gut auf Schlafentzug an: z. B. in den frühen Morgenstunden aufstehen
- Da Depressionen verstärkt in der dunklen Jahreszeit auftreten, kann eine Lichttherapie (Sonnenstudio) hilfreich sein
- Zum Abbau von Spannungen helfen z. B. Muskelrelaxation nach Jacobson, Autogenes Training, Qi-Gong oder Yoga
- Omega 3-Fettsäuren, die reichlich im Fisch enthalten sind, scheinen die Stimmungslage zu verbessern
- Psychotherapeutische Gespräche mit erfahrenen Therapeuten, um belastende Themen aufzuarbeiten. (Dabei scheint weniger die psychotherapeutische Richtung eine Rolle für den Erfolg zu spielen, als vielmehr die empathische Qualität der Klient-Therapeut-Beziehung. Die „Chemie" muss also stimmen.)

Teemischungen
- Zur Entspannung und bei nervösen Depressionen: 2 TL Baldrianwurzel mit ¼ l kaltem Wasser übergießen und 12 Stunden ziehen lassen. Nach dem Abseihen diesen kalten Auszug auf Trinktemperatur erwärmen und mit 1 TL Honig süßen. 3 Tassen täglich trinken.
- Stimmungsaufhellender Tee: 2 TL getrocknetes Johanniskraut mit ¼ l kaltem Wasser übergießen und erhitzen. Nach 3 Minuten abseihen und davon täglich 3 Tassen ungesüßt trinken.
- Stimmungsaufhellende Alternative: 1 TL Schwarznesselkraut oder Pulver mit 1 Tasse kochendem Wasser übergießen, 10 Minuten ziehen lassen und dann abseihen. Täglich 2–4 Tassen trinken.
- Zur Gemütsaufheiterung: 10 g Lobelia-Kraut, 50 g Benediktenkraut und 50 g Melisse mischen. 2 TL mit einer Tasse kochendem Wasser übergießen, 10 Minuten ziehen lassen und dann abseihen. Täglich 2 Tassen trinken.

- Bei Depressionen: 10 g Farfarablüten, 45 g Johanniskraut, 15 g Knabenkrautwurzel, 20 g Ehrenpreiswurzel, 20 g Melisse und 25 g Argemone mexicana mischen. 2 TL der Mischung mit einer Tasse kochendem Wasser übergießen, 10 Minuten ziehen lassen und dann abseihen. Täglich 2–3 Tassen trinken.

Heilpflanzen

Die Wirksamkeit von **Johanniskraut** bei Depressionen ist in klinischen Studien und Dokumentationen ausreichend belegt. Hoch dosierte Präparate mit Johanniskraut werden bei nervöser Unruhe, depressiven Verstimmungen und Angstgefühlen eingesetzt. Die Hauptinhaltsstoffe Hypericin und Hyperforin greifen ähnlich wie die synthetischen Antidepressiva in den Neurotransmitterhaushalt im Gehirn ein, allerdings auf eine viel mildere Art. Die antidepressive Wirkung setzt erst nach etwa drei Wochen ein. Für schwere Depressionen ist Johanniskraut nicht geeignet. Johanniskraut sollte morgens eingenommen werden, weil es bei abendlicher Einnahme aufgrund der leicht anregenden Wirkung zu Schlafstörungen kommen kann.

Der **Kava-Kava**-Wurzelstock kommt aus der Südsee und wurde gegen Angst, Spannungs- und Erregungszustände eingesetzt. Die darin enthaltenen Kavalctone wirken krampflösend, muskelentspannend und dämpfen die emotionale Erregbarkeit. Wegen Leberstörungen bei hoher Konzentration wurden hoch dosierte Kava-Kava-Präparate vom Markt genommen.

Bei Depressionen mit Schlafstörungen kann u.a. **Baldrian** als Tee oder Präparat eingesetzt werden.

Bachblüten und Bachblütenmischungen können sehr hilfreich sein und werden individuell nach den vorliegenden seelischen Grundmustern ausgewählt.

Präparate

Baldrian-Dispert® 45 mg Dragees
1 Drg. enth.: Trockenextrakt aus Baldrianwurzel 45 mg
Anwendung bei Unruhezuständen, zur Besserung des Befindens bei nervlicher Belastung

Hyperforat®-forte Tropfen
100 g enth.: Extr. Herba Hyperici fld. 89,7 g (Johanniskraut), Extr. Rad. Rauwolf. sicc. 200 mg
Anwendung bei Depressionen, Erregungszuständen auch im Alter, bei gesteigerter Reizbarkeit

Hypericum STADA® 425 mg Hartkapseln
1 Hartkps. enth.: Trockenextrakt aus Johanniskraut 425 mg
Anwendung bei leichten vorübergehenden depressiven Störungen

Neurapas® balance Filmtabletten
1 Filmtbl. enth.: Trockenextrakt aus Johanniskraut 60 mg, Trockenextrakt aus Baldrianwurzeln 28 mg, Trockenextrakt aus Passionsblumenkraut 32 mg
Anwendung bei leichten depressiven Episoden mit nervöser Unruhe

Neuroplant 1×1 Filmtabletten
1 Filmtbl. enth.: Trockenextrakt aus Johanniskraut 300 mg
Anwendung bei psychovegetativen Störungen, depressiven Verstimmungen, Angst und/oder nervöser Unruhe

Sedariston® Konzentrat Kapseln
1 Kps. enth.: Trockenextrakte aus Johanniskraut 100 mg und Europäischer Baldrianwurzel 50 mg
Anwendung bei leichten depressiven Störungen mit nervöser Unruhe und nervös bedingten Einschlafstörungen

Weitere nichtpflanzliche Präparate

L-Tryptophan-ratiopharm®
1 Filmtbl. enth.: Tryptophan 500 mg
Bei leichten und mittelschweren Depressionen werden gute Erfolge mit der Aminosäure Tryptophan erzielt, die im Gehirn zu Serotonin umgewandelt wird

Magnesium Verla® N Dragees
1 Drg. enth.: Magnesium-L-hydrogenglutamat 90 mg, Magnesiumcitrat 205 mg
Magnesium wirkt entspannend und entkrampfend und soll einen stimmungsaufhellenden Effekt aufweisen

Supradyn®
1 Brausetbl. enth.: Retinolpalmitat (Vit. A) 5 000 I.E., Thiaminnitrat (Vit. B1) 20 mg, Riboflavin-5'-phosphat, Mononatriumsalz $2H_2O$ 6,8 mg (entspr. 5 mg Vit.

Staphisagria
Depressionen und Beschwerden durch unterdrückte Wut, Kummer, Demütigung und Unterdrückung. Weint beim Erzählen der Beschwerden, geringes Selbstwertgefühl, sentimental, romantisch, übermäßige sexuelle Phantasien. Verschlimmerung nach einem kurzen Schläfchen tagsüber.
Das Stephanskraut passt konstitutionell insbesondere für liebenswürdige, unterdrückte Menschen mit Beschwerden durch anhaltenden Kummer und Kränkung.

4 Schlafstörungen und innere Unruhe

Akute Schlafstörungen entstehen infolge von bevorstehenden wichtigen Ereignissen, Prüfungsstress, Konflikten in Partnerschaft oder Familie und ähnlichen Einflüssen. Sie treten auch bei Interkontinentalflügen als sogenannter Jetlag sowie als Folge von schmerzhaften Erkrankungen und quälenden Sorgen auf. Nach Beseitigung der Ursache stellt sich der normale Schlaf wieder ein. Bleibt die Angst vor Schlaflosigkeit allerdings weiter bestehen, kann sich daraus eine chronische Schlafstörung entwickeln.

Chronische Schlafstörungen dauern länger als drei Wochen und ihre Ursachen sind oft unklar.

Einschlafstörungen führen zu einer Verkürzung der Gesamtschlafzeit, weil die Betroffenen lange wach liegen und nicht einschlafen können. Oft sind es quälende Gedanken, die ihnen durch den Kopf gehen und sie am Einschlafen hindern.

Bei **Durchschlafstörungen** wachen die Betroffenen öfter in der Nacht auf und liegen wach, was insgesamt ebenfalls zu einem Schlafdefizit führt.

Frühes Erwachen kommt hauptsächlich bei älteren Menschen vor, weil ihr Schlafbedarf reduziert ist.

Schlafstörungen können auftreten, wenn dem biologischen Schlaf-Wach-Rhythmus nicht entsprochen werden kann. Dies ist z.B. bei (Nacht-)Schichtarbeitern der Fall. Aufgrund des sich häufig ändernden Schlaf-Wach-Rhythmus wird ihr Schlaf oberflächlicher und kürzer. Etwa 80 % der (Nacht-)Schichtarbeiter sind von Schlafstörungen betroffen.

die Tränen zurückhalten, Schluchzen und Seufzen, Kloßgefühl im Hals, Abneigung gegen Trost, plötzliche Stimmungsschwankungen. Verbesserung durch Reisen.
Die Ignazbohne passt konstitutionell insbesondere für romantische und idealistische Menschen mit emotionaler Überempfindlichkeit.

Lycopodium
Depressionen, intellektuell und zurückgezogen, Einzelgänger, weint bei sentimentalen Ereignissen. Ängste um die Gesundheit, bezüglich der Karriere, vermindertes Selbstwertgefühl, graues Haar. Verschlimmerung morgens und in den Nachmittagsstunden (16.00–20.00 Uhr). Verschlimmerung durch Fasten und Auslassen von Mahlzeiten. Verbesserung an der frischen Luft.
Lycopodium sind homöopathisch verriebene Bärlappsporen. Die Minderwertigkeitsgefühle und Depressionen können sich nach einer Phase von Überheblichkeit und übersteigertem Selbstwertgefühl einstellen.

Natrium muriaticum
Probleme durch Kummer, unerwiderte Liebe, Enttäuschung, Depressionen bis hin zur Selbstmordneigung (einen Arzt rufen!). Verschlossen, introvertiert, ernst, perfektionistisch, übermäßig korrekt. Abneigung gegen Trost und gegen Gesellschaft. Traurig, jedoch unfähig zu weinen. Kopfschmerzen, Migräne, Verlangen nach Salz und Saurem. Verschlimmerung durch Sonneneinstrahlung, Verschlimmerung um 10.00 Uhr.
Das homöopathische Kochsalz passt konstitutionell insbesondere für verschlossene, verantwortungsbewusste und von Kummer tief getroffene Menschen.

Pulsatilla
Bricht leicht in Tränen aus, Verlangen nach Zuneigung und Zuspruch, wechselhafte Stimmungen, einmal weinerlich, einmal gereizt. Beschwerden im Zusammenhang mit dem weiblichen Zyklus. Verschlimmerung durch Sonne, Hitze. Verbesserung an der frischen Luft, beim Spazierengehen. Verschlimmerung durch fette reichhaltige Speisen. Verschlimmerung während der Schwangerschaft, vor oder während der Menses.
Die Küchenschelle passt insbesondere für sanfte, schüchterne und leicht beeinflussbare Menschen, die „nahe am Wasser gebaut" sind.

Sepia
Reizbarkeit, Depressionen, Gleichgültigkeit, unwillkürliches Weinen, sarkastische, schneidende Bemerkungen. Emotional distanziert gegenüber der Familie, Abneigung gegen Gesellschaft. Folge von Stress, Kummer, Enttäuschung; Verschlimmerung durch Kälte, Verbesserung durch körperliche Anstrengung und Betätigung, wie Joggen, Tanzen etc.
Sepia ist Tintenfischtinte und (wie Pulsatilla) eher ein Frauenmittel. Emotional gleichgültige, reizbare Menschen mit einem Hang zum unwillkürlichen Weinen.

Similasan Kava-Kava Tabletten
Homöopathische Inhaltsstoffe: Piper methysticum (Kava Kava) D12/D15/D30
Anwendung bei nervösen Angstzuständen, Spannungszuständen, innerer Unruhe, Reizbarkeit sowie geistiger Erschöpfung nach geistiger Überanstrengung (z. B. Examensarbeit)

Infidyston®-Injektionslösung
1 Amp. (5 ml) enth.: Acid. ars. D12, D30, D200, D1000 0,6 ml, Carbo veg. D12, D30, D200 0,6 ml, Kalium carb. D4, D12, D30, D200, D1000 0,6 ml, Latrodectus D12, D30, D200 0,6 ml, Spigelia D4, D12, D30, D200 0,6 ml, Nicotiana tab. D6, D12, D30, D200 0,6 ml, Veratrum alb. D4, D12, D30, D200 0,6 ml
Anwendung als Injektion bei psychischen Blockaden, manischen und depressiven Psychosen, Erregungs-, Unruhe- und Angstzuständen, Herzangst, Weinerlichkeit, Schreckhaftigkeit sowie Erstickungsangst

Homöopathische Einzelmittel
Vorzuziehen ist eine konstitutionelle Behandlung bei erfahrenen Homöopathen.

Acidum phosphoricum
Beschwerden durch Kummer oder enttäuschte Liebe, schwächende Erkrankungen und Drogen- oder Alkoholmissbrauch. Der Patient ist vom Kummer überwältigt, reaktionsunfähig, schwach, deprimiert und apathisch, innerlich wie tot, antwortet langsam, ist vergesslich, gleichgültig. Haarausfall, Verlangen nach Obst und Fruchtsäften. Verbesserung durch Schlaf.
Die Phosphorsäure passt konstitutionell insbesondere für vom Verlust überwältigte oder gleichgültig-apathische Menschen nach Kummer.

Aurum
Tiefste Depressionen, Selbstmordgedanken (einen Arzt rufen!), manisch-depressive Zustände, spirituelle Neigung, Verlangen nach Gebet und Meditation. Alkoholismus und Drogenmissbrauch. Kopfschmerzen, Knochenschmerzen, Beschwerden nach geschäftlichen Rückschlägen und Demütigung. Verbesserung durch Musik. Allgemeine Besserung am Abend. Verschlimmerung der Schmerzen in der Nacht. Gold passt konstitutionell insbesondere für ernste, erfolgreiche Menschen mit melancholischer Ausstrahlung.

Ignatia
Beschwerden durch Kummer und Liebesenttäuschung, stürmische Liebesbeziehungen, Eifersucht, leicht verletzbare Gefühle, leicht beleidigt, verbittert, möchte

B2), Nicotinamid 50 mg, Pyridoxin-HCl (Vit. B6) 10 mg, Calciumpantothenat 11,6 mg, Biotin 0,25 mg, Cyanocobalamin (Vit. B12) 5 µg, Ascorbinsäure (Vit. C) 150 mg, α-Tocopherolacetat (Vit. E) 10 mg, Glycerol-1(2)-dihydrogenphosphat-Gemisch der Calciumsalze $2H_2O$ 262 mg, Eisen(II)-carbonat-Lactose-Saccharose-Komplexe 12,5 mg (entspr. 6 mg Fe_2)
Depressionen und Erschöpfung sprechen evtl. auch gut auf ein hoch dosiertes Multivitamin- und Mineralstoffpräparat an

Vitamin B-Komplex forte-ratiopharm® Dragees
1 Drg. enth.: Thiaminnitrat (Vit. B1) 15 mg, Riboflavin (Vit. B2) 15 mg, Nicotinamid 15 mg, Calciumpantothenat 25 mg, Pyridoxin-HCl (Vit. B6) 10 mg, Cyanocobalamin (Vit. B12) 10 µg, Biotin 0,15 mg
Rekonvaleszenz und Erschöpfungszustände. Vitamin-B-Komplex wirkt sich günstig auf das Nervensystem aus und wirkt seelisch stabilisierend

Schüssler-Salze

Nr. 5 Kalium phosphoricum
als Mittel der ersten Wahl

Nr. 6 Kalium sulfuricum
bei Depressionen mit Ängstlichkeit

Nr. 8 Natrium chloratum
bei Depressionen mit tiefsitzendem Kummer

Nr. 16 Lithium chloratum
bei schweren Depressionen, die in Schüben auftreten

Homöopathische Komplexmittel

Nervoregin® Tabletten
1 Tbl. enth.: Acidum phosphoricum Urtink. 0,16 mg, Anamirta cocculus D3 10 mg, Arnica montana Urtink. 10 mg, Avena sativa Urtink. 20 mg, Crataegus Urtink. 20 mg, Hypericum perforatum Urtink. 10 mg, Passiflora incarnata Urtink. 10 mg, Viscum album Urtink. 10 mg
Anwendung bei psychogenen Reaktionen, nervösen Schwächezuständen, Einschlafstörungen, Depressionen

Im Kindes- und Jugendalter überwiegen Schlafstörungen, die mit Schlafwandeln, Einnässen, Alpträumen und nächtlichen Angstzuständen (Pavor nocturnus) einhergehen.
Als Ursachen für Schlafstörungen kommen in Frage:
- Störendes Licht oder Lärm
- Zu warme oder zu kalte Raumtemperatur
- Zu weiche oder „durchgelegene" Betten
- Bewegungsmangel
- Körperliche Ursachen wie zu hoher oder zu niedriger Blutdruck, Schmerzen, Schilddrüsenhormonstörungen oder auch internistische und neurologische Erkrankungen, z. B. Demenz, Asthma, koronare Herzkrankheit oder Morbus Parkinson
- Übermäßiger Alkohol-, Koffein- und Nikotingenuss
- Störungen des Tag-Nacht-Rhythmus
- Schlafmittelmissbrauch (besonders von Mitteln aus der Gruppe der Benzodiazepine) führt zu verändertem Schlafmuster und Abhängigkeit!
- Bei manchen Menschen: Vollmond oder Wetterwechsel

Mögliche psychische Ursachen von Schlafstörungen sind:
- Erlebnisse (auch freudige) des vergangenen Tages
- Ängste, die Angst vor Krankheiten und deren Folgen
- bei Kindern auch die Angst, verlassen zu werden, z. B. wenn die Eltern sich gerade getrennt haben
- Psychiatrische Erkrankungen, wie z. B. Depression, Schizophrenie und Alkoholkrankheit

Das **Schlafapnoesyndrom** beschreibt ein kurzes Aussetzen der Atemtätigkeit im Schlaf (vor allem außerhalb der Traumphasen) mit kurzzeitiger Sauerstoffunterversorgung des Gehirns. Betroffen sind überwiegend Männer mittleren Alters. Die Patienten klagen über Müdigkeit und Kopfschmerzen, in schweren Fällen kann es zu Herzrhythmusstörungen kommen.

Schulmedizinische Schlaf- und Beruhigungsmittel aus der Reihe der Tranquilizer (Benzodiazepine) führen zwar zu einem kurzfristigen Erfolg, bergen aber in sich eine erhebliche Gefahr der Abhängigkeit. Nach wenigen Tagen, spätestens nach einer Woche tritt eine

Gewöhnung ein. Der Schlaf wird schlechter und die Dosis muss erhöht werden. Letztendlich können Benzodiazepine den natürlichen Schlaf und den gesunden Traum- und Tiefschlafrhythmus anhaltend stören und auf Dauer sogar depressive Störungen verursachen. Tranquilizer sind also bei Schlafstörungen langfristig keine echte Hilfe.

Hausmittel und unterstützende Maßnahmen

- Auf eine gesunde und ausgeglichene Lebensführung achten
- Vor dem Einschlafen ein Glas warme Milch mit Honig trinken. Milch enthält die essentielle Aminosäure Tryptophan, die im Körper zu Serotonin umgebaut wird. Serotonin ist ein Botenstoff, der im Gehirn die Tiefschlafphasen auslöst
- Für optimale Schlafbedingungen sorgen. Das Schlafzimmer sollte ruhig, kühl, dunkel und allgemein ein Ort des Wohlbefindens sein
- Evtl. das Bett probeweise umstellen, um den optimalen Schlafplatz zu ermitteln. Manche Menschen verbringen Jahre oder Jahrzehnte auf einem energetisch ungünstigen Schlafplatz, was zu Schlaflosigkeit bis hin zum Auftreten schwerer Erkrankungen führen kann
- Lesen, Essen und Fernsehen aus dem Bett verbannen
- Ein wichtiger Faktor bei Schlaflosigkeit sind Ehe, Partnerschaft und Sexualität. Sex hat eine entspannende und schlaffördernde Wirkung
- Manchmal sind getrennte Schlafzimmer vor allem bei schnarchenden Zeitgenossen die bessere Lösung
- Wer zu Schlafstörungen neigt, sollte tagsüber auf ein Nickerchen verzichten, um so die nötige Müdigkeit für den Nachtschlaf aufzubauen
- Abends auf aufreibende Tätigkeiten, aufregendes Fernsehen und belastende Gespräche verzichten
- Abends keine schweren Mahlzeiten einnehmen
- Abends keine sportlichen Aktivitäten, dagegen kann ein ruhiger Abendspaziergang durchaus hilfreich sein
- Ab dem frühen Nachmittag auf Kaffee, schwarzen Tee oder Colagetränke verzichten. Die Halbwertszeit von Koffein beträgt 6 Stunden – dann ist erst die Hälfte davon abgebaut

- Eine Ausnahme davon sind ältere Menschen mit niedrigem Blutdruck bzw. mit Durchblutungsstörungen im Gehirn. Hier kann eine Tasse Kaffee am Abend sogar als Schlafmittel wirken, weil sie die Gehirndurchblutung verbessert!
- Ältere Menschen brauchen allgemein weniger Schlaf; 5–7 Stunden können ausreichend sein
- Evtl. Kräuterkissen ausprobieren, die beruhigende ätherische Öle (Melisse, Lavendel, Hopfen) freisetzen
- Bei nächtlichem Aufwachen keine Panik! Diese Zeit kann wunderbar genossen werden, beim Lesen eines (guten) Buchs, beim Hören von Musik, bei Meditation oder mit ruhigen und entspannenden Körperübungen wie Yoga, Qi-Gong und Atemübungen. Die frühen Morgenstunden werden in vielen Traditionen als eine „heilige Zeit" beschrieben und von dieser Stille werden viele Menschen auf ihrem spirituellen Weg inspiriert.

Teemischungen
- 30 g Baldrianwurzel, 10 g Orangenschalen, 20 g Melissenblätter, 10 g Bitterkleeblätter und 10 g Pfefferminzblätter mischen. 2 TL davon mit einer Tasse kochend heißem Wasser übergießen und 10 Minuten ziehen lassen. Vor dem Schlafengehen trinken.
- 30 g Baldrian, 30 g Kamille, 25 g Passionsblume, 15 g Acorus calamus, 25 g Uncaria tomentosa mischen. 2 TL davon mit einer Tasse kochend heißem Wasser übergießen und 10 Minuten ziehen lassen. Vor dem Schlafengehen trinken.
- 20 g Hopfenzapfen, 20 g Melissenblätter, 10 g Baldrianwurzel mischen. 2 TL mit ¼ l lauwarmem Wasser übergießen und 5 Stunden zugedeckt ziehen lassen. Abseihen, auf Trinktemperatur bringen und ½ Stunde vor dem Schlafengehen mit Honig gesüßt trinken.
- Für Kinder: 40 g Melissenblätter, 30 g Hopfenzapfen und 30 g Passionsblume mischen. 2 TL mit einer Tasse kochend heißem Wasser übergießen und 10 Minuten ziehen lassen.
- Baldrianbad: 100 g Baldrianwurzel werden mit 1 l kochendem Wasser übergossen. Den Sud 10 Stunden lang ziehen lassen und dann abseihen. Diese Flüssigkeit dem Badewasser (38 °C) zusetzen und ¼ Stunde lang darin baden.

- Lavendelbad zur Entspannung: 50–60 g Lavendelblüten mit 1 Liter Wasser übergießen, zum Sieden bringen und nach 10 Minuten abseihen. Diesen Absud dem 38 °C warmen Badewasser zugeben und etwa ¼ Stunde baden.
- Essigstrumpf zur Entspannung: 3 EL Essig in ½ l zimmerwarmes Wasser geben. Baumwollkniestrümpfe damit tränken und anziehen. Dann beide Beine mit wollenen Tüchern umwickeln und etwa 1 Stunde belassen.

Heilpflanzen

Baldrian wird vielfältig gegen nervöse Unruhe, Angstzustände und Einschlafstörungen eingesetzt. Die Extrakte aus der Wurzel eignen sich bei leichten und mittelschweren Einschlafstörungen und sollten schon tagsüber eingenommen werden, um die Nervosität insgesamt einzudämmen. Die im Baldrian enthaltenen ätherischen Öle und Valepotriate wirken in niedriger Dosierung erregend und mit zunehmender Menge dann immer mehr beruhigend. Die Präparate sollten daher ausreichend hoch dosiert werden (500–600 mg Baldriantrockenextrakt). Die Wirkung tritt erst nach einigen Tagen ein. Baldrianextrakte werden häufig mit Hopfen, Passionsblume oder Melisse kombiniert, allerdings scheinen die Kombinationen keinen Vorteil gegenüber reinen Baldrianextrakten aufzuweisen.

Die beruhigende Wirkung der **Passionsblume** war schon den amerikanischen Ureinwohnern bekannt, die sie gerne als Heilpflanze verwendeten. Auch in der europäischen Heilpflanzenkunde wird die Passionsblume gerne gegen Schlafstörungen verwendet. Sie enthält Flavonoide, Vitexin, Cumarin, Umbelliferon und Passiflorin und wirkt krampf- und angstlösend, sodass sie auch gegen nervös bedingte Gesundheitsbeschwerden eingesetzt werden kann.

Die **Melisse** (Melissa officinalis, Zitronenmelisse) hat vielfältige Heilwirkungen und musste im Mittelalter sogar per Verordnung in jedem Klostergarten angebaut werden, weil sie schon damals für sehr wertvoll und unentbehrlich gehalten wurde. Sie enthält ätherisches Öl, Bitterstoff, Gerbstoff, Gerbsäure, Harz und Thymol und riecht beim Zerreiben leicht zitronenartig (daher auch der Name Zitronenmelisse). Das Haupteinsatzgebiet der Melisse ist die Beruhigung des Nervensystems, womit sie gegen nervöse Herzbeschwerden, Schlafstörungen, Unruhe, Reizbarkeit und andere nervös bedingte Beschwerden helfen kann.

Präparate

Bad Heilbrunner Schlaf- und Nerventee tassenfertig
100 g enth.: 23,3 g Extrakt aus: Baldrianwurzel 50 g, Melissenblättern 50 g, Hopfenzapfen 12,5 g. Auszugsmittel: Wasser

Baldrian-Dispert® überzogene Tabletten
1 Tbl. enth.: Trockenextrakt aus Baldrianwurzel 100 mg, Trockenextrakt aus Hopfenzapfen 24 mg
Anwendung bei nervös bedingten Einschlafstörungen

Euvegal® Entspannungs- und Einschlafdragees
1 Drg. enth.: Trockenextrakt aus Baldrianwurzeln 160 mg, Trockenextrakt aus Melissenblättern 80 mg
Anwendung bei Unruhezuständen und nervös bedingten Einschlafstörungen

Habstal-Nerv N Flüssigkeit zum Einnehmen
100 g enth.: Passionsblumenkraut-Fluidextrakt 50 g, Baldrianwurzel-Fluidextrakt 50 g
Anwendung bei nervös bedingten Einschlafstörungen und Unruhezuständen

Kneipp® Melisse Pflanzensaft
100 ml enth.: Presssaft aus frischem Melissenkraut 100 ml
Anwendung bei nervös bedingten Einschlafstörungen sowie funktionellen Magen-Darm-Beschwerden

Kytta-Sedativum® f Dragees
1 Drg. enth.: Baldrianwurzel-Trockenextrakt 100 mg, Hopfenzapfen-Trockenextrakt 100 mg, Passionsblumenkraut-Trockenextrakt 90 mg
Anwendung bei Unruhezuständen sowie nervös bedingten Einschlafstörungen

Leukona®-Sedativ-Bad Badezusatz
100 g enth.: Chloralhydrat 10 g (nicht pflanzlich!), 13 g Dickextrakt aus Baldrianwurzeln 40,95 g und Hopfenblüten 7,15 g
Anwendung bei Ein- und Durchschlafstörungen, nervöser Übererregbarkeit, Überfunktion der Schilddrüse, Managersyndrom

Luvased® Dragees
1 Drg. enth.: Baldrianwurzel-Trockenextrakt 75 mg, Hopfenzapfen-Trockenextrakt 70 mg
Anwendung bei Unruhe sowie nervös bedingten Einschlafstörungen

NERVinfant® N Sirup
100 ml enth.: Fluidextrakt aus Hopfenzapfen 10,42 g, Fluidextrakt aus Passionsblumenkraut 52,1 g
Anwendung bei nervös bedingten Einschlafstörungen und Unruhezuständen bei Kindern

Nervoregin® forte
1 Drg. enth.: Baldrianwurzel-Trockenextrakt 80 mg, Hopfenzapfen-Trockenextrakt 20 mg, Passionsblumenkraut-Trockenextrakt 67,5 mg
Anwendung bei nervös bedingten Einschlafstörungen sowie Unruhezuständen

Plantival® novo Dragees
1 Drg. enth.: Trockenextrakt aus Baldrianwurzel 160 mg, Trockenextrakt aus Melissenblättern 80 mg
Anwendung bei nervös bedingten Einschlafstörungen sowie Unruhezuständen

Sedariston® Tropfen Flüssigkeit
1 ml enth.: Alkoholische Auszüge aus: Johanniskraut 0,2 ml, Europ. Baldrianwurzel 0,2 ml, Melissenblätter 0,2 ml
Anwendung bei vegetativer Dystonie (nervöse Störungen mit verschiedenen Beschwerden wie Unruhe, Einschlafstörungen, Magendruck, Schwindelgefühl, Herzklopfen und Herzbeklemmung)

Valdispert® 125 mg Dragees
1 Drg. enth.: Trockenextrakt aus Baldrianwurzel 125 mg
Anwendung bei nervös bedingten Einschlafstörungen und Unruhezuständen

Vivinox N Beruhigungsdragees
1 Drg. enth.: Baldrianwurzel 72 mg, Hopfen 16 mg, Passionsblume 60,9 mg
Anwendung bei nervös bedingten Einschlafstörungen sowie Unruhezuständen

Weitere (nichtpflanzliche) Präparate

L-Tryptophan-ratiopharm®
1 Filmtbl. enth.: Tryptophan 500 mg
Fördert die Schlafbereitschaft, erleichtert das Einschlafen bei Schlafstörungen

Magnesium Verla® N Dragees
1 Drg. enth.: Magnesium-L-hydrogenglutamat 90 mg, Magnesiumcitrat 205 mg
Magnesium wirkt entspannend und entkrampfend und soll einen stimmungsaufhellenden Effekt aufweisen

Schüssler-Salze

Nr. 5 Kalium phosphoricum
bei Schlaflosigkeit durch Nervosität und Ängste

Nr. 7 Magnesium phosphoricum
als „heiße Sieben" vor dem Schlafengehen

Nr. 21 Zincum chloratum
wirkt entspannend und beruhigend

Homöopathische Komplexmittel

Nervoregin® Tabletten
1 Tbl. enth.: Acidum phosphoricum D1 0,16 mg, Anamirta cocculus D3 10 mg, Arnica montana Urtink. (= D1) 10 mg, Avena sativa Urtink. 20 mg, Crataegus Urtink. 20 mg, Hypericum perforatum D1 10 mg, Passiflora incarnata Urtink. 10 mg, Viscum album D1 10 mg
Anwendung bei vegetativer Dystonie, Neurasthenie, psychogenen Reaktionen, nervösen Schwächezuständen, Einschlafstörungen und Depressionen

Zincum valerianicum-Hevert® Tropfen
100 ml enth.: Aconitum napellus D12, Ambra D12, Castoreum D6, Cimicifuga D2, Cocculus D4, Coffea D12, Convallaria D4, Cypripedium pubescens D3, Ignatia D6, Lilium tigrinum D4, Mitchella D3, Moschus D6, Nux vomica D4, Ol. Anisi D4, Passiflora D4, Platinum D8, Valeriana D2, Zincum valerianicum D3 aa 5,556 ml
Anwendung bei Psychoneurosen, Angst, Spannung, agitierten Depressionen und nervösen Schlafstörungen

Homöopathische Einzelmittel

Wenn man bedenkt, dass die chemischen Schlafmittel fast eine Art Narkose bewirken und zudem relativ schnell eine Abhängigkeit hervorrufen, sollte jede Schlaflosigkeit doch unbedingt zuerst mit pflanzlichen oder homöopathischen Mitteln behandelt werden, nicht zu vergessen die unter „Hausmittel" genannten Hinweise zur Schlafhygiene sowie Teemischungen.

Aconitum
Plötzliche panische Angst mit starker Unruhe, Drehen und Umherwerfen im Bett. Schreckt aus dem Schlaf auf, Herzklopfen, Todesängste. Schlaflosigkeit verursacht durch Angst, Furcht, Schreck, Aufregung, Schmerzen, Operationen, Unfall. Verschlimmerung durch kalten, trockenen Wind.

Argentum nitricum
Unruhe, Nervosität, Zittern. Angst, zu verschlafen, zu spät zu kommen, Angst um die eigene Gesundheit, Durchfälle. Verursacht durch Angst vor kommenden Ereignissen, Verabredung, Lampenfieber, Prüfungen. Verbesserung durch Kälte. Verschlimmerung durch Hitze und Wärme.

Arnica
Zerschlagenheitsgefühl, das Bett fühlt sich zu hart an, Ruhelosigkeit im Bett. Verursacht durch körperliche Übermüdung, Verletzungen, Muskelkater, Gehirnerschütterung. Verschlimmerung durch feuchte Kälte oder Erschütterung.

Arsenicum album
Erwacht nach Mitternacht, starke Unruhe, Panikattacken, kann nicht liegen bleiben, ruheloses Umhergehen, Angst um die Gesundheit, Todesfurcht, zwanghaft ordentlich, besorgt. Verursacht durch Angst, Sorgen, Krankheit, Erschöpfung. Verschlimmerung durch Kälte. Verbesserung durch Wärme und heiße Getränke.

Chamomilla
Zornig, gereizt, launisch, kaum zu beruhigen. Weinen im Schlaf, Ruhelosigkeit, große Schmerzempfindlichkeit. Verursacht durch Zorn, Schmerzen, Bauchkoliken, Zahnung bei Kindern. Verbesserung bei Kindern durch Herumtragen. Verschlimmerung nachts und morgens um 9.00 Uhr, Verschlimmerung durch Kaffee.

China
Schwäche durch Verlust von Körpersäften, nervöse Reizbarkeit. Sensibel, empfindlich, mutlos, schläfrig. Albträume, Nachtschweiße, liegt nachts wach im Bett, wachgehalten durch Phantasievorstellungen und großartige Zukunftspläne. Verursacht durch Blutverlust (nach Operationen, durch Menstruation), Durchfall, starkes Schwitzen. Verschlimmerung bei kaltem, feuchtem Wetter, im Herbst. Verbesserung durch festen Druck.

Cocculus
Schwindel und Schwäche, zu müde, um schlafen zu können, erschöpft und schlaflos durch Sorgen um andere, sensibel, mitfühlend, zerbrechlich. Erschöpfung durch anstrengende Kinder- und Krankenpflege, Nachtwachen, Stillen, Zeitumstellung nach langen Flugreisen (= Jetlag). Verschlimmerung durch Nachtwachen, Schlafmangel.

Coffea
Hellwach und aufgedreht, schlaflos durch eine Überfülle an Gedanken, ekstatische Zustände, erregtes Gemüt, überempfindlich gegen Lärm und Sinnesreize, Nervosität, überreiztes Gemüt, Kopfschmerzen. Folgen von Freude und Überraschung. Verschlimmerung durch Kaffee. Verschlimmerung durch Stimulierung und starke Emotionen.

Gelsemium
Innere Nervosität, Zittern, erschöpft und benommen, voller Sorgen. Folgen von Erwartungsangst, Lampenfieber, Prüfungsangst, schlechten Nachrichten. Verschlimmerung durch Erwartungsängste.

Ignatia
Steigert sich in die Nervosität und Unruhe hinein. Seelische Überreaktionen, wechselhafte Stimmungen, Kloßgefühl im Hals, Gefühl zu ersticken, Seufzen. Folgen von Liebeskummer, Sorgen, Enttäuschung, Ärger. Verschlimmerung durch Tabakrauch, Verbesserung durch Reisen.

Nux vomica
Ehrgeizig, überarbeitet, nervös, geht spät zu Bett, kann nicht abschalten. Überempfindlich gegenüber Licht und Geräuschen, morgens unausgeschlafen, gereizt, wütend, Kopfschmerzen. Folgen von Überaktivität, Arbeitswut bei „Workaholics". Folgen von zu viel Alkohol, Genussmitteln, Stimulanzien. Verschlimmerung morgens, Verschlimmerung durch alkoholische Getränke.

Sulfur
Kann wegen der vielen Gedanken im Kopf nicht schlafen, muss die heißen Füße nachts aus dem Bett strecken, Aufwachen um 3.00 Uhr, kann nicht mehr einschlafen. Kontaktfreudig, begeisterungsfähig, chaotisch. Verschlimmerung durch Bettwärme, Verschlimmerung im Winter, Verschlimmerung nachts.

Zincum
Reizbarkeit und Wutausbrüche, übererregt und überempfindlich, konzentrationsunfähig, zerstreut. Nachts unruhige Füße, die am Schlafen hindern, Zuckungen und Ruhelosigkeit, nächtliches Zähneknirschen. Verursacht durch unterdrückte Hautausschläge, unterdrückte Menses. Verschlimmerung durch Wein und alkoholische Getränke.

LITERATUR

Allgeier, K. (Hrsg.): Die besseren Pillen. 2. Aufl. Wilhelm Goldmann Verl. München 2004

Au, F.v.: Die Hausapotheke. Bassermann Verl. München 2007

Augustin, M.; Schmiedel, V.: Leitfaden Naturheilkunde. 4. Aufl. Urban + Fischer, München Jena 2003

Bierbach, E.: Naturheilpraxis heute. 3. Aufl. Urban + Fischer 2006

Boerike, W.: Handbuch der homöopathischen Arzneimittellehre. 2. Aufl. Narayana Verl. Kandern 2008

Feichtinger, Th.: Praxis der Biochemie nach D. Schüßler. 4. Aufl. Haug Verl. 2010

Heepen, G.: Schüßlersalze. Gräfe und Unzer Verl. München 2010

Hochenegg, L.: Das große Buch der Heiltees. Hugendubel Verl. München 2007

Menche, K.: Pflege heute. 3. Aufl. Urban + Fischer München 2004

Morrison, R.: Handbuch der homöopathischen Leitsymptome und Bestätigungssymptome. Kai Kröger Verl. Groß Wittensee 1995

Morrison, R.: Handbuch der Pathologie zur homöopathischen Differentialdiagnose. 2. Aufl. Kai Kröger Verl. Groß Wittensee 2010

Murphy, R.: Klinisches Repertorium der Homöopathie. 2. Aufl. Narayana Verl. Kandern 2008

Schön, J.: Naturheilkunde kompakt. Wilhelm Maudrich Verl. 2010

Schön, J.: Fernlehrgang praktische Homöopathie. Studiengemeinschaft Darmstadt 2005

Schroyens, F.: Synthesis Repertorium homoeopathicum syntheticum. Edition 7. Hahnemann Institut Greifenberg 2005

Internetlinks: www.rote-liste.de, www.epgonline.org, www.heilkraeuter.de

Software: Radar Professional 2010 von Archibel

ALLGEMEINE ABKÜRZUNGEN UND MASSE

Btl. – Beutel
Dil. – Dilution, Lösung
Drg. – Dragee
EL – Esslöffel
entspr. – entspricht
g – Gramm
l – Liter
Lsg. – Lösung
max. – höchstens
mg – Milligramm
Past. – Pastille
stand. – standardisiert
Tbl. – Tablette
TL – Teelöffel
Zpf. – Zäpfchen

DAB – Deutsches Arzneimittelbuch
F.I.P.-E. – Mengenangabe für Enzyme
HAB – Homöopathisches Arzneimittelbuch
I.E. – Internationale Einheiten (Mengenangabe z. B. bei Vitaminen)

ABKÜRZUNGEN AUS DER HOMÖOPATHIE

Hahnem. – nach den Vorschriften von Samuel Hahnemann zubereitet (Begründer der Homöopathie)
Ol. – lat. oleum = Öl
Rad. – lat. radix = Wurzel
Rhiz. – griech. rhizoma = Wurzelstock
sicc. – lat. sicca = in getrockneter Form
solub. – lat. solubilis = löslich
spag. – nach spagyrischen Regeln zubereitete Arznei
stib. – Tartarus stibiatus = Brechweinstein
Trit. – durch Verreibung mit Milchzucker (Trituration) hergestellt
Urtink. – Urtinktur (unverdünnte alkoholische Lösung)
vegetab. – lat. vegetabilis = pflanzlich

SACHREGISTER

1 Arzneimittel und Präparate

ABC-Pflaster 278
Abdomilon® N Flüssigkeit 79
Abropernol® N Tabletten 251
Acidum bencoicum 295
Acidum nitricum 75, 128, 265
Acidum phosphoricum 320
Aconit Schmerzöl 258
Aconitum napellus 24, 39, 46, 112
Aesculus 127, 233, 269,
Aesculus-Heel Tropfen 127
Aescuven® forte Dragees 230
Agiocur® Granulat 119
Agiolax® Granulat 120
Agnesin forte Tropfen 279, 293
Agnolyt® Madaus Hartkapseln 150
Agnucaston® Filmtabletten 150
Agnus Hevert® femin Tropfen 152, 167
Akne-Kapseln (Wala) 238
Allergie-Injektopas Injektionslösung 195
allergo-loges® Tropfen zum Einnehmen 195
Allium cepa 32, 34, 196, 223
Aloe 101, 112, 116, 119, 127
Alumina 122
Amara-Pascoe® 79, 92
anabol-loges® Kapseln 186
Anaesthesulf®-Lotio 258
Angioton® S Lösung zum Einnehmen 205
Angocin® Anti-Infekt N 21, 28, 134
Antimonium crudum 84, 266
Antimonium tartaricum 59
Antistax® Venenkapseln 230
Apis 46, 137, 260
Aplona® Pulver 109
apo-TUSS® spag. Saft 63
Aqualibra® Filmtabletten 134, 142
Ardeycholan® Hartkapseln 101
Argentum nitricum 84, 95, 112, 207, 266, 330
Aristochol® Gallekapseln 101
Aristochol® N Tropfen 79
Arnica comp./Apis Salbe 289
Arnica Kneipp® Salbe 270

Arnika 21, 72, 125, 193, 213, 227, 229, 268, 269–275, 281, 287
Arnika Salbe (Wala) 270
Arnika-Essenz (Weleda) 270
Arsenicum album 35, 65, 84, 95, 113, 138, 180, 196, 207, 252, 260, 330
Arte Rautin® forte S Dragees 211
Arteria-cyl Ho-Len-Complex® Tropfen 226
Arthriselect Tropfen Mischung 293
Arthrodynat P Salbe 289
Arthropas® K Tabletten 294
Arthrosenex® AR Salbe 289
Arthrotabs Filmtabletten 289
Aspecton® DS Hustensaft 54
Asthma-Bomin H Tropfen 63
Asthmavowen®-N Tropfen 56, 64
Aurum 213, 227, 320
Azulon® Kamillen Creme 249

Babix®-Inhalat N 28, 54
Bad Heilbrunner Brust-und Hustentee 53
Bad Heilbrunner Harntee 450 132, 141
Bad Heilbrunner Magen-und Darm-Tee 93
Bad Heilbrunner Schlaf- und Nerventee 327
Baldrian-Dispert® 317, 327
Balneum Hermal® Flüssiger Badezusatz 249
Barium carbonicum 227
Barium jodatum 213
Basica® Vital 94
Basodexan® Creme 250
Bazoton® uno Filmtabletten 172
Belladonna 24, 39, 47, 57, 138, 145, 156, 174, 306
Bellis perennis 273
Berberis Oligoplex Liquidum 294
Berberis vulgaris 145
Bilatin® Fischöl-Kapseln 1000 mg 223
Bioflorin Kapseln 110
Biovital Weißdorn Tonikum 216
Bismutum/Stibium Creme 263

B-Komplex forte-Hevert® Tabletten   258
Borretschöl-Kapseln   249
Brandessenz Wala   249
Bromelain-POS®   30, 63, 271
Bronchialtee 400 N   53, 62
Bronchicum® Elixir   54
Bronchi-Pertu® spag. Saft   56, 64
Bronchipret® TP Filmtabletten   54
Bronchiselect® Tropfen   56
Bronchoforton® Kinderbalsam   29, 54
Bronchoforton® Saft   54
Broncho-Munal® Granulat für Kinder   186
Broncho-Vaxom® Kapseln Kinder/Erwachsene   186
Bryonia   24, 57, 85, 104, 113, 122, 274–275, 281, 296, 306, 313
Bryorheum® Lösung   294
Bullrich's Vital   80

Calcarea sulfurica   241
Calcium 500/-1000 Hexal® Brausetabletten   194
Calcium carbonicum   153, 195, 233, 252, 266, 281, 293, 313
Calculi H Tropfen   144
Calendula   274f.
Calendumed® Creme   270
Canephron® N Dragees   134, 142
Capsamol®-Salbe   289
Carbo vegetabilis   57
Cardioselect N Tropfen   205
Cardiospermum   254
Carisano® Dragees   224
Carito® mono Kapseln   134
Carminativum-Hetterich® Tropfen   79
Carum carvi Zäpfchen   83
Carvomin® Verdauungstropfen   80
Causticum   59, 265, 296
Cefabene® Salbe   193, 249
Cefadian® Filmtabletten   150
Cefadolor® Filmtabletten   289
Cefakliman® N   166
Cefavora® Tropfen   224, 311
Cefawell® Mischung   272
Cetebe® Kapseln   22, 63, 187
Chamomilla   39, 75, 85, 156, 330

Chelidonium   104
China   157, 180, 190, 218, 330
Chirofossat® N Tropfen   294, 305
Chiroplexan H Tropfen   294
Cholagogum Nattermann Artischocke Kapsel   80, 101
Chol-Kugeletten® Neu   120
Cimaphila   174
Cimicifuga   149, 157, 164, 167, 208
Cinnabaris   266
Cistus canadensis Oligoplex Liquidum   195, 252
Cocculus   157, 313, 331
Coccus cacti   60
Coenzym Q10   204
Coffea   208, 306, 331
co-Hypert® spag. Tropfen   212
Colchicum   296
Coldastop® Nasen-Öl   29
Colibiogen® Kinder   81, 194
Collinsona   233
Colocynthis   85, 113, 157, 281
Conium   58, 174, 274
Contramutan®   21, 184
Conva-cyl Ho-Len-Complex® Tropfen   217
Convallaria   208
Convallocor SL 100 Dragees   203
Coradol® Saft   212
cor-loges® Dragees   203
Corvipas® Flüssigkeit   217
Cralonin® Tropfen   217
Crataegus Urtinktur   213
Crataegutt®   203, 311
Cuprum metallicum   65
Cystinol long® Kapseln Hartkapseln   143
Cystinol® N Lösung   134
Cysto-Gastreu® S R18 Tropfen   136
Cysto-Urgenin® Kapseln   135

Dercut® spag. Salbe   252, 259
Dercut® spag. Tropfen   240, 252
Dermatodoron® Gelee   249
Diacard® Mischung   205
Diarrheel® SN Tabletten   112
Diarrhoesan® Flüssigkeit zum Einnehmen   110
Digitalis   203, 207

Döderlein Med Vaginalkapseln 160
Dolichos 255
Dolo-Arthrosetten® H Kapseln 289
Dolo-cyl® Öl – Muskel- und Gelenköl 270, 278, 290
Doppelherz Energie-Tonikum N Flüssigkeit 216
Doppelherz Ginseng Aktiv Flüssigkeit 216
Doskar Tropfen Nr. 31 Schwindeltropfen 313
Drosera rotundifolia 58
Dulcamara 113, 257, 296
Dyscornut®-N Tropfen 226, 311
Dysmenorrhoe-Gastreu® S R75 Tropfen 152

Echinacea Oligoplex Liquidum 188
Echinacin® akut Madaus Mischung 188
Echinacin® Madaus Capsetten® Lutschpastillen 185
Echinacin® Saft Madaus 21
Eicosan® 500/-750 Omega-3-Konzentrat, Kapseln 225
Ekzevowen®-Salbe 195, 252
Eleu-Kokk® überzogene Tablette 185
Eleutheroforce Kapseln 216
Elotrans® Pulver 110
Emser Pastillen 44, 55
Emser® Inhalationslösung 30
Enelbin® Paste 290
Engystol® Tabletten 23
Enteroplant magensaftresistente Kapseln 80
Enzym Lefax® Kautabletten 81
Epogam®/-1000 Kapseln 193, 249
Esberitox® Tabletten 21, 185
Escarol® Dragees 62
Euminz N 303
Eupatorium N Oligoplex® Mischung 23
Eupatorium perfoliatum 25, 183
Euphorbium comp. Nasentropfen 31
Euphrasia 32, 196
Euphrasia officinalis 32
Euvegal® Entspannungs- und Einschlafdragees 327
Evisco® Mistel Urtinktur Tropfen 203
Exhirud®-Salbe 272

Fagorutin Buchweizen-Tabletten 231
Faktu lind Salbe mit Hamamelis 125
Fangotherm® Wärmepackung 278, 290
Femicur® N Kapseln Hartkapseln 151, 165
Femikliman® uno Filmtabletten 165
Ferrum phosphoricum 22, 23, 25, 38, 40, 45, 56, 58, 94, 103, 111, 136, 152, 173, 180f., 188, 190, 217, 232, 259, 272, 305, 312
Ferrum phosphoricum comp. Streukügelchen 23
flexi-loges® Filmtabletten 290
florabio naturreiner Heilpflanzensaft Sonnenhut/Echinacea-Presssaft 185
florabio naturreiner Heilpflanzensaft Weißdorn-Presssaft 203
Floradix Kräuterblut®-S-Saft 179
Floradix® Eisen-Folsäure-Dragees 179
Florafem Dragees 151
Fluor-Zäpfchen S Cosmochema 161
Forapin® E Liniment 278, 290
Furunkulosin® 300 Tabletten 239

Gammacur® Kapseln 193, 250
Gastricholan-L® Flüssigkeit 93
Gastricumeel® Tabletten 94
Gastritol® „Dr. Klein" Tropfen 93
Gastrovegetalin® Lösung 80, 93
GeloMyrtol® forte 29
Gelsemium 25, 113, 158, 331
Gingium® Filmtabletten 311
Gingopret® Filmtabletten 224
Ginseng forte Kapseln 216
Ginseng SL Hartkapseln 185
Glonoinum 306
Goldtropfen-Hetterich® 204
Gripp-Heel® Tabletten 23
Gynoflor® Vaginaltabletten 160

Habstal-Cor N Flüssige Verdünnung zum Einnehmen 206, 218
Habstal-Nerv N Flüssigkeit zum Einnehmen 327
Habstal-Pulm N 56, 64
Halicar® Creme 193, 249
Hamamelis 125, 127, 230, 233

Hametum® Creme   249
Hametum® Creme   249
Hametum® Extrakt Flüssigkeit   73, 239
Hametum® mono Zäpfchen   125
Hämo-ratiopharm® Zäpfchen   126
Haplopappus   218
Harntee 400 TAD N Granulat   132, 141
Harzol® Kapseln   172
Hedelix® Hustensaft   55, 62
Helago®-Pflege-Oel   73
Hepar sulfuris   35, 47, 58, 75, 241, 260
Herz-Punkt® Stärkungstonikum mit Ginseng N Tonikum   216
Heumann Magentee Solu-Vetan®   93
Hevertotox Tropfen   188
Hewenasal SL   31
Hoepixin® N Steinkohlenteerbad Badezusatz, flüssig   250
Horvilan® N   101
Hydrastis canadensis   33
Hylak® N   110
Hyoscyamus niger   58
Hypercard Mixtur   211
Hyperforat®-forte Tropfen   318
Hypericum   274, 281, 318
Hypericum STADA® 425 mg Hartkapseln   318
Hypotonie-Gastreu® R44 Tropfen   218

Iberogast® Tinktur   80
Ignatia   85, 158, 307, 320, 331
Ilon-Abszess-Salbe®   239
Imupret® Tropfen   43
InfectoDell® Lösung zum Auftragen auf die Haut   263
Infectodyspept instant Pulver   110
Infidyston®-Injektionslösung   320
Infi-Symphytum Tropfen   279
Infludo® Mischung   23
Inspirol P   44, 73
Ipecacuanha   58
Iris Similiaplex® Mischung   305
Isla-Moos® Pastillen (Dragees)   55

JHP Rödler   303
Johanniskraut-ratiopharm® 425 Hartkapseln   303

Kalium bichromicum   33
Kalium bromatum   241, 264
Kalium carbonicum   65, 181, 218, 282
Kalium jodatum   173, 212, 226, 282
Kalmia   296
Kaloba-Tropfen   22
Kamillosan® Creme   250
Kamillosan® Konzentrat Lösung   73, 239
Kamillosan® Mund-und Rachenspray   44
Kamistad®-Gel   73
Kaveri® 40 Tropfen   224, 311
Klifem® spag. Tropfen   166
Klimaktoplant® H Tabletten   166
Klimasyx Lösung   166
Klosterfrau Franzbranntwein   272
Kneipp Leber- und Galle-Tee   202
Kneipp® Abführ Tee N   118
Kneipp® Arnika Kühl- & Schmerzgel   270
Kneipp® Arnika Salbe S   290
Kneipp® Birkenblätter Pflanzensaft   135, 143
Kneipp® Blasen- & Nieren-Tee   133, 142
Kneipp® Entwässerung Brennnessel Dragees   135
Kneipp® Ginseng zur Aktivierung Dragees   216
Kneipp® Herzsalbe Unguentum Cardiacum   204
Kneipp® Heupack Herbatherm® N Kompressen   102, 290
Kneipp® Husten-und Bronchial-Tee   53
Kneipp® Melisse Pflanzensaft   327
Kneipp® Mistel-Pflanzensaft   211
Kneipp® Rheuma Salbe   291
Kneipp® Rheumabad spezial   290
Knoblauch-Kapseln N   224
Kohle-Compretten® Tabletten   109
Koliktropfen N Cosmochema   83
Korodin® Herz-Kreislauf-Tropfen   204, 216
Kreosotum   161
Kytta-Balsam® f Creme   271
Kytta-Cor® novo Filmtabletten   204
Kytta-Plasma® f Umschlagpaste   271
Kytta-Rheumabad® N flüssiger Badezusatz   291
Kytta-Sedativum® f Dragees   327
Kytta-Thermopack® Moor-Fangoparaffin Wärme-Packung   291

Lachesis 47, 154, 167, 207, 218
Lactisan® Lösung 160
Lactulose AL Sirup 120
Laryngsan® N Tropfen 44
Leber-Galletropfen S 103
Ledum 29, 55, 274f., 288, 297
Legalon® forte Kapseln 102
Leukona®-Rheuma-Bad N Badezusatz 291
Leukona®-Sedativ-Bad Badezusatz 327
Lilium tigrinum 162
Lindigoa® S Filmtabletten 125
Linola®-Fett Creme W/Ö 250f.
Linusit 120
Lomaherpan® Creme 258
Löwe-Komplex Nr. 3 Tropfen 212
L-Tryptophan-ratiopharm® 318, 328
Luffa comp.-Heel Nasentropfen 31
Luffa Nasentropfen DHU Lösung 33
Luffa operculata 33
Luvased® Dragees 328
Luvos® Heilerde ultrafein 94
Lycopodium 86, 96, 105, 145, 154, 253, 321
Lycopus 208
Lymphomyosot® N Tropfen 188
Lymphozil® forte E Tabletten 23, 189

Magnesium muriaticum 105
Magnesium phosphoricum 13, 83, 94, 111, 144, 152, 158, 173, 188, 205, 212, 232, 251, 259, 279, 293, 305, 329
Magnesium Verla® N Dragees 151, 304, 318, 329
Magnesium-Diasporal® 300 Granulat 151
Majorana/Melissa Vaginaltabletten 160
Makatussin® Tropfen 55, 62
Mastodynon® Tabletten 152
Meditonsin® Lösung 45
Medorrhinum 66, 265
Menodoron® Dilution 151
Mentacur® Kapseln magensaftresistent 80
Mercurius solubilis 33, 40, 47, 75f., 114, 162, 253
metavirulent® Tropfen 23
Mezereum 261
Midro Abführtabletten 120

Midro Tee 118
Minerasol Mineralische Nasensalbe 30
Miroton® N forte Dragees 204
Mistelöl-Kapseln 211
Mucofalk® Apfel/Fit/Orange Granulat 120
Mutaflor® 20 mg/100 mg Kapseln 81
Myrrhinil-Intest® 109

Natrium muriaticum 86, 154, 168, 181, 196, 241, 253, 260, 307, 321
Natrium sulfuricum 31, 63, 66, 74, 82, 103, 105, 161, 166, 173, 226, 251, 264, 293
Neda Früchtewürfel 121
Nemagran® 303
Nephrisan P Kapseln 204
nephro-loges® 135, 143
Nephroselect® M Liquidum 135
Nervencreme Fides S Salbe 303
NERVinfant® N Sirup 328
Nervoregin® forte 328
Nervoregin® Tabletten 319, 329
Neurapas® balance Filmtabletten 318
Neurochol® C 102
Neuroplant 1×1 Filmtabletten 318
Neuroselect Tropfen 166, 206
Nicotinsäureamid 200 mg Jenapharm® Tabletten 312
Nierentropfen Cosmochema® 144
Nisita® Dosierspray Lösung 37
Nisita® Nasensalbe 30
Nr. 1 Calcium fluoratum 74, 126, 212, 226, 232, 264, 272, 279, 293
Nr. 2 Calcium phosphoricum 38, 45, 152, 180, 194, 279, 305
Nr. 3 Ferrum phosphoricum 22, 38, 56, 94, 103, 111, 136, 152, 173, 180, 188, 217, 232, 259, 272, 305, 312
Nr. 4 Kalium chloratum 22, 31, 38, 45, 56, 94, 111, 161, 264, 272, 293
Nr. 5 Kalium phosphoricum 63, 74, 83, 152, 166, 217, 312, 319, 329
Nr. 6 Kalium sulfuricum 22, 31, 38, 45, 56, 63, 188, 251, 259, 319
Nr. 7 Magnesium phosphoricum 63, 83, 94, 111, 144, 152, 173, 188, 205, 212, 232, 251, 259, 279, 293, 305, 329

Nr. 8 Natrium chloratum   30, 63, 121, 152, 161, 194, 251, 259, 319
Nr. 9 Natrium phosphoricum   83, 94, 136, 144, 312
Nr. 10 Natrium sulfuricum   31, 63, 74, 82, 103, 161, 166, 173, 226, 251, 264, 293
Nr. 11 Silicea   38, 45, 74, 121, 126, 136, 166, 212, 232, 240, 272, 293
Nr. 12 Calcium sulfuricum   22, 166, 251
Nr. 13 Kalium arsenicosum   240
Nr. 14 Kalium bromatum   264
Nr. 15 Kalium jodatum   173, 212, 226
Nr. 16 Lithium chloratum   319
Nr. 17 Manganum sulfuricum   180, 205, 293
Nr. 18 Calcium sulfuratum   240
Nr. 19 Cuprum arsenicosum   63, 279
Nr. 20 Kalium aluminium sulfuricum   121
Nr. 21 Zincum chloratum   126, 217, 240, 305, 312, 329
Nr. 22 Calcium carbonicum   195, 293
Nr. 23 Natrium bicarbonicum   240
Nr. 24 Arsenicum jodatum   111
Nux vomica   34, 86, 95, 96, 105, 122, 128, 138, 145, 155, 175, 196, 281, 307, 331
Nux vomica Pentarkan®   95

Oelbad Cordes® Flüssiger Badezusatz   250
Olbas Tropfen   44, 304
Olibanum RA – Weihrauch®   291
Olivysat® Bürger mono Dragees   217, 224
Omni Biotic 10 AAD Btl   110
Omniflora® Akut Hefekapseln   81
Omniflora® N   82
Omnisept Durchfallkapseln Kapseln   110
Opium   122
Optovit actiFLEX Dragees   291
Oralpädon®   111
Orthangin® N forte Kapseln   204
Otovowen® Mischung   38

Paeonia   126, 128
Paeonia comp.-Heel® Tabletten   126

Paidoflor®   82, 111
Paidoflor® Kautabletten   111
Pankreatin 20 000 Laves   81
Pascallerg® Tabletten   195
Pascodolor® Tropfen   305
Pascofemin® Spasmo Mischung   153
Pascofemin® Tabletten   167
Pascotox® Tabletten   189
Perenterol® 50 mg, forte 250 mg, 250 mg   82, 111, 240
Perivar® Rosskaven Retardtabletten   231
Perocur® forte Kapseln   111
Pesendorfer Salbe®   280, 294
Petadolex®-Kapseln   62, 278, 304
Petroselinum   139
Pflüger's Frauentonikum HM   167
Phlebodril® Kapseln   231
Phlogenzym® magensaftresistente Filmtabletten   30, 38, 126, 172, 232, 293
Phönix Arthrophön Tropfen   280
Phönix Bronchophön   56
Phönix Tartarus III/020 Tropfen   103, 144
phöno Ven Tropfen   232
Phosphor = Phosphorus   60, 96, 105, 208, 314
Phytodolor® Tinktur   278, 291
Phytolacca   48
Phyto-Strol® Loges   165
Pinimenthol® Erkältungsbalsam   55
Plantacard® N Lösung   213
Plantival® novo Dragees   328
Plantocur® Granulat   121
Plumbum metallicum   227
Podophyllum   114
Poikiven® T Tropfen   232
Polytar Lösung   250
Posterine® Zäpfchen   125
Praecordin® S Salbe   205
Presselin Arterien-Tabletten K 5 P   311
Presselin® ALL-Tabletten   64
Proaller® spag. Tropfen   195
Propolisept Urtinktur   292
Prospan® Hustenliquid   55
Prosta Fink® Forte 500 mg Kapseln   172
Prostaforton® uno Filmtabletten   172
Prostagutt® uno Kapseln   172
Prostata-Gastreu® N R25 (Tropfen)   173
Pro-Symbioflor®   82

Prunuseisen, Globuli velati 180
Psorinum 254
Pulsatilla = Pulsatilla pratensis 34, 40,
  60, 87, 114, 139, 155, 162, 168, 174,
  242, 321
Pursennid Dragees 121
Pyralvex® Lösung 73

Ranunculus bulbosus 261
Ranunculus Oligoplex® 280
Ranunculus Pentarkan® D 259
Ratanhia 43, 72, 74, 109, 128
Ratanhia comp. Lösung Weleda 74
Raufuncton® N Dragees 212
Rauwolfia Viscomp-Tab Tabletten 213
Ravalgen aktiv Kapseln 224
Remifemin® plus Filmtabletten 165
Remifemin® Tabletten 151, 165
Reneel® NT Tabletten 136
Reparil® 40 Madaus magensaftresistente
  Dragees 271
Reparil®-Gel N 271
Rephalysin® C Dragees 186
Rescue- oder Bach-Blüten-Notfalltropfen 62
Resistan® Tropfen 185
Retterspitz 125, 239, 271
Rheuma-Gastreu® R46 Tropfen 294
Rheuma-Heel® Tabletten 295
Rheuma-Hevert® (Tropfen) 295
Rheuma-Pasc® Tabletten 295
Rheumatab Salicis Tabletten 291
Rhino-Gastreu® N R49 Tropfen 31
Rhinomer® Nasenspray 30
Rhododendron 211, 297
Rhoival® Dragees 135, 172
Rhus toxicodendron 259, 260, 275, 282,
  297
Rhus toxicodendron N Oligoplex®
  Mischung 259
Ribomunyl® uno Granulat 187
Rivoltan® Teufelskralle 480 mg
  Filmtabletten 291
Rökan® 224, 312
Rubisan® Creme 239
Rumex crispus 59
Ruta 274
Rytmopasc® Tropfen 206

Sabadilla 34, 197
Sabal serrulata 175
Salhumin® Rheuma-Bad Pulver für Bäder
  292
Salix Bürger® Lösung 304
Salus Mistel-Tropfen 224
Salus® Echinacea Tropfen 185
Salviathymol® N 44, 73
Salvysat® Bürger 44, 73, 329
Sambuccus 35
Sanaven® Venentabletten Retardtabletten
  231
Sanguinaria 307
Santax® S Kapseln 111
Sarsaparilla 139, 146, 257
Schoenenberger naturreiner Heilpflanzen-
  saft Löwenzahn-Presssaft 102
Schwarzwälder Heublumen-Extrakt 292
Scillacor Tinktur 206
Secale 213, 227
Sedariston® 304, 318, 328
Sedocardin® Tabletten 206
Selenium 175
Sepia 155, 162, 168, 260, 321
Septonsil® spag. Tropfen 45
Sidroga Abführtee neu 118
Sidroga Blasen- und Nierentee 133, 142
Sidroga Leber- & Gallentee N 102
Silibene® 102
Silicea 34, 38, 40, 45, 74, 121, 123, 126,
  136, 166, 212, 227, 232, 240, 242, 272,
  293, 314
Similasan Hemosim Salbe und Globuli 126
Similasan homöopathisches Arzneimittel
  bei Leber-Galle-Beschwerden 103
Similasan homöopathisches Arzneimittel
  bei Magenbrennen 95
Similasan homöopathisches Arzneimittel
  bei Magen-Darm-Beschwerden 112
Similasan homöopathisches Arzneimittel
  bei nervösen Bauchkrämpfen 83
Similasan homöopathisches Arzneimittel
  bei Reisebeschwerden 313
Similasan homöopathisches Arzneimittel
  bei Verstopfung 121
Similasan homöopathisches Arzneimittel
  bei Zahnfleischbeschwerden 74
Similasan Kava-Kava Tabletten 320

Similasan Ohrentropfen 38
Similisan Periosim 38
Sinfrontal® 31
Sinuforton® Kapseln 29
Sinupret® forte 29, 37, 194
Sinuselect® 32
Sinusitis Hevert® SL 32
Solapsor® Bürger Dragees 194
Solco-Derman® Lösung 263
Soledum® Kapseln 29, 55
Solidacur® 600 mg Filmtabletten 135, 143
Solidagoren® 135, 143
Spascupreel Tabletten 153
Spasmo gallo sanol® N Dragees 102
Spigelia 208, 307
Spitzwegerich Presssaft 43
Spongia tosta 59
Staphysagria 139
Steicardin® N Mischung flüssiger Verdünnungen zum Einnehmen 206
Sticta pulmonaria 59
Strontium carbonicum 275
Styptysat® Bürger überzogene Tabletten 151
Sulfur 87, 106, 114, 123, 128, 156, 168, 175, 242, 254, 331
Supradyn® 187, 318
Symbioflor® 187

Tabakum 218
Talso® Uno N Weichkapseln 173
Tannacomp® Filmtabletten 109
Taxofit Vitamin A 2500 240
Tebonin® 225, 312
Teer-Linola®-Fett Creme W/Ö 251
Tellurium 282
Teufelskralle-ratiopharm® Tabletten 292
Thuja 21, 175, 183, 262–265
Thuja Oligoplex Liquidum 264
Thuja-Essenz 263
Thymipin® N Hustensaft 62
Tiger Balm weiß (Salbe) von Klosterfrau 278, 304
Tocovital® 600 Kapseln 292
Tonsillopas® Tropfen 45
Tonsiotren® H Tabletten 46
Tonsipret® Tropfen 45
Töpfer Kinder-Kleiebad 250
toxi-loges® Tropfen 24, 189
Toxiselect® Tropfen 189
Traumeel 272, 273, 280
Tromcardin 205
Tuberkulinum 254

Ulgastrin® Neu 93
Ullus Magenkapseln N 93
Umckaloabo® 22, 185
Unigamol® Kapseln 194
Unizink® 50 Magensaftresistente Filmtabletten 240
Urodil phyto Dragees 143
Uroselect Tabletten 137, 173
Urotruw® N Mischung 137
Uro-Vaxom® Kapseln 136, 187
Uvalysat® Bürger überzogene Tabletten 136
Uzara® Dragees N/-Lösung N 109

Vagiflor® Vaginalzäpfchen 161
Valdispert® 125 mg Dragees 328
Valverde® Knoblauch Kapseln 225
Vasa-Gastreu® N R63 Tropfen 226
Venalot® novo Depot Retardkapseln 231
Venobiase® Brausetabletten 231
Venoplant retard S Retardtabletten 231
Venoselect® N Tropfen 232
Venostasin S Retardkapseln 231
Venostasin® N-Salbe 271
Veratrum album 115, 218
Verintex® spag. intern Tropfen 264
Verrucid® Lösung 263
Verrumal® Lösung 264
Vertigoheel® Tabletten oder Tropfen 313
Viburcol® N Zäpfchen 24, 39, 83
Virudermin® Gel 258
Viru-Salvysat® Viskose-Lösung 258
Viscophyll® Tropfen 225
Vitagutt® Knoblauch 300 Kapseln 225
Vital-Kapseln ratiopharm 217
Vitamin A+E-Hevert® Dragees 225
Vitamin B Komplex Lichtenstein N/-forte N Dragees 251
Vitamin B-Komplex forte-ratiopharm® Dragees 319
Vivinox N Beruhigungsdragees 328

Weleda Arnika-Gelee   271
Weleda Hämorrhoidalzäpfchen   126
Weleda Lavendelöl 10 % Ölige Einreibung
   151
Weleda-Rheumasalbe M   292
Wick® Inhalierstift N   30
Wobe-Mugos® E Salbe   259
Wobenzym® N magensaftresistente
   Tabletten   22, 225, 259, 272, 293

Zeel® Tabletten   295
Zentramin Bastian® N Lösung zum
   Trinken   251
Zincum   331
Zincum valerianicum-Hevert® Tropfen
   329
Zinkorotat 20/POS® magensaftresistente
   Tabletten   22, 240
Zinkorotat POS® magensaftresistente
   Tabletten   251
Zintona® Kapseln   80, 312

2 Diagnosen und Krankheitsbilder

Abwehrschwäche 18f., 37, 51, 68f., 181–190, 256, 262
Akne (Akne vulgaris) 149, 235–242, 252, 259, 137, 138, 184
Allergie 593 65, 82, 107, 125, 190–197, 243, 245f., 269, 287, 300
Allergisches Kontaktekzem 191
Analfissuren 115, 120, 121, 125, 126, 128
Anämie (→ Blutarmut) 152, 177–181
Angina pectoris 202f., 206, 209, 218
Angina tonsillaris (→ Mandelentzündung, Tonsillitis) 41, 43–47, 181
Aphthen 68, 73–75
Arrhythmie (→ Herzrhythmusstörung) 200, 203
Arterielle Verschlusskrankheit 219
Arteriosklerose 209, 212f., 219–227
Arthritis 280, 283f., 290–296
Arthritis, rheumatoide (→ primär chronische Polyarthritis, RA, cP bzw. pcP) 283
Arthritis urica (→ Gicht) 283
Arthrose 280, 282–295, 304
Asthma bronchiale (Asthma, → Bronchialasthma) 49f., 60–65, 190, 195, 243, 245
Atopie 65, 243, 245
Ausfluss (→ Fluor) 154–156, 159, 160–162, 168, 170

Bandscheibenvorfall (Bandscheibenprolaps, → Diskusprolaps) 275f.
Beinvenenentzündung (→ Thrombophlebitis) 228, 232f.
Beinvenenthrombose (→ Phlebothrombose) 228, 230
Blasenentzündung (→ Zystitis) 129–132, 137–139, 144
Blutarmut 177–181, 190, 307
Bluterguss (→ Hämatom) 267–275
Bluthochdruck (→ arterielle Hypertonie) 92, 200, 207, 208–213, 219, 221, 225, 227

Bronchialasthma (→ Asthma bronchiale) 56, 60, 64
Bronchitis, chronische 49, 62, 66

Candidose 68
Cholelithiasis (→ Gallensteinleiden) 98
chronisch-venöse Insuffizienz (CVI) 228
Claudicatio intermittens (→ Schaufensterkrankheit) 219f., 224–226
Colitis ulcerosa 106, 114, 288
Colon irritabile (→ Reizdarmsyndrom) 76
Condylomata acuminata (→ Feigwarzen) 262
Contusio (→ Prellung) 267
COPD (→ Lungenemphysem) 49

Dehydration 107, 110f.
Dellwarzen (→ Mollusca contagiosa) 261–265
Demenz 219, 224f., 312, 323
Depression, endogene 315
Depression, larvierte 315
Depressionen, psychogene (neurotische) 315
Depression, somatogene 315
Diarrhoe (→ Durchfall) 81f., 106f., 109–111
Dickdarmkarzinom 115
Diskusprolaps (→ Bandscheibenvorfall) 276
Distorsion (→ Verstauchung) 268, 270, 290
Dornwarzen 261f., 264
Durchfall (→ Diarrhoe) 81–87, 94f., 105, 106–115, 119, 120, 123, 128, 218, 242, 254, 315, 330
Durchschlafstörung 315, 322, 327
Dysmenorrhoe 147f., 151f., 156
Dysregulation, orthostatische (orthostatische Hypotonie) 214, 217
Dysurie 130

343

Einschlafstörung 304, 318f., 322,
326–329
Ekzem 64f., 82, 194f., 240, 242–254,
259, 263
Ekzem, atopisches (→ Neurodermitis)
193f.
Endometriose 147, 156
Epiglottiskrampf (→ Kehlkopfkrampf) 52
Extrasystolen (→ Herzstolpern) 200

Feigwarzen (→ Condylomata acuminata)
261–263
Fettleber (Leberverfettung) 97
Fettstoffwechselstörungen (→ Hyperlipoproteinämie, Hyperlipidämie) 97,
219–221
Feuchtblattern (Varizellen, → Windpocken) 255
Fieber 19–25, 35, 39f., 41, 48, 50, 57f.,
130, 138, 170, 174, 183, 207, 255, 313
Fieberbläschen (→ Herpes labialis) 69,
253, 255, 257
Fluor (→ Ausfluss) 159–161

Gallenkolik 85f., 98
Gallensteinleiden (→ Cholelithiasis) 98
Gastritis, akute (→ akute Magenschleimhautentzündung, Magenverstimmung)
80, 88, 178
Gelbsucht (→ Ikterus) 97, 104f.
Gicht (→ Arthritis urica) 57, 144, 181,
279, 282–286, 292–297
Gichtniere 284
Gingivitis (→ Zahnfleischentzündung) 69
Gonarthrose 283, 292
Gürtelrose (→ Herpes zoster) 255–259,
287

Halsschmerzen (→ Pharyngitis) 19,
41–46, 50, 52, 55
Hämatom (→ Bluterguss) 267, 270–272
Hämorrhoiden 115, 120–123, 123–128,
232f., 239, 271
Harnröhrenentzündung (→ Urethritis)
129, 144

Helicobacter pylori 88
Herpes genitalis 255
Herpes labialis (→ Lippenherpes, Fieberbläschen) 44, 69, 74f., 255, 258
Herpes zoster (→ Gürtelrose) 255f., 258,
261, 287
Herzklopfen (→ Palpitation) 24, 163,
166, 177, 199, 205–208, 209, 218, 304,
308, 328, 330
Herzmuskelerkrankung (→ Kardiomyopathie) 200, 218
Herzmuskelschwäche (Herzinsuffizienz)
50, 199–202, 218
Herzrasen (→ Tachykardie) 200
Herzrhythmusstörung (→ Arrhythmie)
200, 206–208, 218, 323
Herzstolpern (→ Extrasystolen) 200
Hexenschuss (→ Lumbago) 272,
277–279, 281, 286, 291, 304
Hörsturz 309
Husten (akute Bronchitis) 17, 33, 41, 44,
48–60, 65, 137f., 145, 182, 200, 276,
282, 306, 308
Hyperlipoproteinämie (→ Fettstoffwechselstörungen) 220
Hypochondrie 310
Hypotonie 180, 205, 214, 215, 217f.
Hypertonie, arterielle (→ Bluthochdruck)
200, 208f., 219, 221, 227

Ikterus (→ Gelbsucht) 97
Infarkt 12, 209, 217, 219, 220
Insult, apoplektischer (→ Schlaganfall) 219
Innenohr-Schwerhörigkeit 309
Ischialgie (Ischiassyndrom) 276–282, 291

Kardiomyopathie (→ Herzmuskelerkrankung) 200
Karies 69f., 74–76
Kehlkopfentzündung (→ Laryngitis) 50f.,
59
Kehlkopfkrampf (→ Epiglottiskrampf) 52
Keilbeinhöhlenentzündung (→ Sinusitis
sphenoidalis) 26
Kieferhöhlenentzündung (→ Sinusitis
maxillaris) 26

Kinetose (See- oder Reisekrankheit,
  → Reisekrankheit) 80, 309, 312f.
Klimakterium (klimakterisches Syndrom,
  → Wechseljahresbeschwerden) 153f.,
  163–168, 207f., 218, 219
Kolpitis (→ Scheidenentzündung) 159f.
Komedonen (→ Mitesser) 236
Kontaktekzem 190–192, 238, 242, 244
Kopfschmerzen 26, 35, 77, 147, 165, 190,
  209, 299–308, 323
Koronare Herzkrankheit (KHK) 200,
  219, 323
Krampfadern (→ Varizen) 123, 125,
  227–233, 269, 271

Laryngitis (→ Kehlkopfentzündung)
  44, 50
Leberinsuffizienz 97
Leberzirrhose (→ Schrumpfleber)
  97, 100, 102
Lippenherpes (→ Herpes labialis,
  Fieberbläschen) 69, 259f.
Linksherzinsuffizienz 200
Lumbago (→ Hexenschuss) 277, 279f.,
  289, 294f.
Lumboischialgie 277, 280
Lungenemphysem (→ COPD) 49, 60
Luxation (→ Verrenkung) 268

Magengeschwür (→ Ulcus ventriculi)
  88–90, 95
Magenschleimhautentzündung 84, 88–96,
  105, 178
Magenverstimmung 88, 93
Mandelentzündung (→ Tonsillitis) 41,
  43–47, 182
Menière-Krankheit 308–310, 314
Migräne 62, 168, 208, 213, 278,
  300–308, 321
Migräne, komplizierte (Migraine
  accompagnee) 300
Mitesser (→ Komedonen) 236f.
Mittelohrentzündung (→ Otitis media)
  17f., 35–40
Mittelohrkatarrh (→ seröse Otitis) 40
Mollusca contagiosa (→ Dellwarzen) 262

Morbus Crohn 106
Mundschleimhautentzündung (→
  Stomatitis) 68, 72f.
Mundsoor 68f., 72

Nächtliche Angstzustände (→ Pavor
  nocturnus) 323
Nasennebenhöhlenentzündung (→ Sinusitis)
  17f., 25f., 31, 33, 182, 314
Neurodermitis (atopische Dermatitis,
  → atopisches Ekzem, endogenes Ekzem)
  15, 64, 81, 190, 193–195, 238, 240,
  242–254, 259, 262
Nieren- und Nierenbeckenentzündung
  (→ Pyelonephritis) 129, 130–134,
  137f., 145
Nierengrieß 132–136, 140–145
Nierensteinleiden (Nephrolithiasis,
  → Urolithiasis) 140
Nykturie 200

Ödem (→ Schwellung) 92, 147, 200,
  203, 226, 229f., 269, 290
Otitis media (→ Mittelohrentzündung)
  35, 37
Otitis, seröse (→ Mittelohrkatarrh) 40
Otorrhoe (Ohrlaufen) 35

Palpitation (→ Herzklopfen) 199
Parodontose 69, 74
Pavor nocturnus (→ Nächtliche Angst-
  zustände) 323
Periphere arterielle Verschlusskrankheit
  (pAVK) 219
Pharyngitis (→ Halsschmerzen) 41, 44
Phlebothrombose (→ Beinvenen-
  thrombose) 228
Plaque (→ Zahnbelag) 69f., 219
Podagra 284
Polyarthritis, primär chronische
  (→ rheumatoide Arthritis) 283, 294
Polypen 115, 264
Prämenstruelles Syndrom (PMS) 162
Prellung (→ Contusio) 267–274, 287,
  290, 292, 304

Prostatavergrößerung (Prostatahyperplasie, Prostataadenom, benigne Prostatahyperplasie, BPH) 130, 169–175
Prostatitis 170f., 174f.
Pyelonephritis (→ Nierenbeckenentzündung) 130

Rechtsherzinsuffizienz 49, 97, 200
Reisekrankheit (→ Kinetose) 80, 308f., 312
Reizblase 130, 134f., 137, 173
Reizdarmsyndrom (Reizkolon, → Colon irritabile) 76, 80f., 86, 120
Rekonvaleszenz 180, 183–186, 190, 216, 319
Rhagaden 68, 73
Rheumatische Beschwerden (Rheuma) 81, 157, 167, 190, 258f., 265, 269, 272, 275, 278–280, 282–297, 304
Rückenschmerzen 17, 62, 127, 145, 208, 218, 233, 275–291, 304

Schaufensterkrankheit (→ Claudicatio intermittens) 219f.
Scheidenentzündung (→ Kolpitis) 159
Schlafapnoesyndrom 232
Schlaflosigkeit 149, 164, 166, 208, 213, 227, 306, 322–324, 329f.
Schlafstörungen 83, 163, 165f., 216, 304, 316–319, 322–329
Schlaganfall (Apoplexie, → apoplektischer Insult) 163, 209, 219f.
Schnupfen 17, 25–35, 36–38, 41, 44, 48f., 59, 182, 196f.
Schrumpfleber (→ Leberzirrhose) 97
Schwellung (→ Ödem) 26, 46, 63, 137, 147, 150f., 200, 229, 269–274, 293
Schwindel (→ Vertigo) 32, 58, 80, 84, 157, 163, 177, 203, 209, 213, 218, 224–227, 304, 306, 308–314, 328, 331
Seborrhoe (→ Talgdrüsensekretion) 235, 239, 250
Sinusitis (→ Nebenhöhlenentzündung) 21, 26, 28f., 32f., 37, 54f., 186
Sinusitis frontalis (→ Stirnhöhlenentzündung) 26

Sinusitis maxillaris (→ Kieferhöhlenentzündung) 26
Sinusitis sphenoidalis (→ Keilbeinhöhlenentzündung) 26
Spannungskopfschmerz 299–303, 307
Stachelwarzen 261
Stirnhöhlenentzündung (→ Sinusitis frontalis) 26, 33
Stomatitis (→ Mundschleimhautentzündung) 68

Talgdrüsensekretion (→ Seborrhoe) 235
Tachykardie (→ Herzrasen) 200, 211
Teerstuhl 88
Thrombophlebitis 228, 232
Tinnitus (Ohrgeräusche) 224f., 308–312
Tonsillitis 21, 28, 37, 41, 45
Tubenkatarrh 36, 40

Ulcus duodeni (→ Zwölffingerdarmgeschwür) 88
Ulcus ventriculi (→ Magengeschwür) 80, 88
Ulkuskrankheit (peptisches Ulkus) 88
Unterschenkelgeschwür (Ulcus cruris) 229, 232
Urethritis (→ Harnröhrenentzündung) 129
Urolithiasis (→ Nierensteinleiden) 140
Uterus myomatosus 147

Varizen (→ Krampfadern) 227
Verrenkung (→ Luxation) 167–271
Verrucae vulgares (→ gewöhnliche Warzen) 261
Verstauchung (→ Distorsion) 267–275, 287, 304
Verstimmungen, depressive 149f., 164–166, 181, 211, 314–318
Vertigo (→ Schwindel) 308, 312

Warzen (Verrucae) 261–266, 296
Warzen, gewöhnliche (→ Verrucae vulgares) 261–264

Warzen, seborrhoeische 261
Wechseljahresbeschwerden
 ($\rightarrow$ Klimakterium, klimakterisches Syndrom) 151, 163–167
Windpocken (Varizellen,
 $\rightarrow$ Feuchtblattern) 181, 255, 258

Zahnbelag ($\rightarrow$ Plaque) 69
Zahnfleischentzündung ($\rightarrow$ Gingivitis) 69, 74
Zwölffingerdarmgeschwür ($\rightarrow$ Ulcus duodeni) 88f., 91f.
Zyanose 200
Zystitis 129, 131

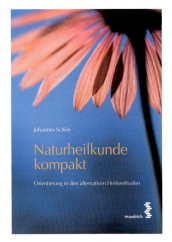

Johannes Schön

Naturheilkunde kompakt
Orientierung in den alternativen Heilmethoden

maudrich 2010
192 Seiten, durchgehend farbig,
zahlr. Abb., broschiert
€ 19,90 (A) | € 19,40 (D) | sFr 33,50
ISBN 978-3-85175-918-1

Dieses Buch führt in die Welt der Naturheilkunde ein und vermittelt Denkanstöße zu einem tieferen Verständnis von Krankheit und naturheilkundlicher Heilung. Die Popularität der Naturheilverfahren ist hoch: eine Vielzahl der Menschen würde wenn möglich eine naturheilkundliche Heilung gegenüber einer Behandlung mit schulmedizinischen Medikamenten bevorzugen. Diese unterdrücken meist nur die Symptome der gesundheitlichen Störung und müssen daher laufend eingenommen werden. Die Menschen leben damit zwar länger, sie werden aber nicht gesünder und die Kosten des Gesundheitswesens explodieren. Naturheilverfahren dagegen unterstützen die körpereigene Selbstregulation und -heilung.

Das Buch ist leicht verständlich geschrieben und bietet **interessierten Laien** somit eine Orientierung, um sich zu einer für sie geeigneten Therapie zu entschließen. **Medizinstudenten, Ärzten und Therapeuten** vermittelt es ein Naturheilkunde-Basiswissen, um Patienten in solchen Fragen kompetent beraten zu können. Vielleicht erweckt es auch Interesse für eine weitergehende Fortbildung, um Naturheilverfahren später in das eigene therapeutische Konzept zu integrieren.

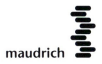